W0268733

J. Koscielny   H. Kiesewetter
F. Jung   A. Haaß (Hrsg.)

# Hämodilution

*Mit 91 Abbildungen und 80 Tabellen*

*Mit Beiträgen von*

B. Angelkort, R. Bach, G. Berg, B. Bertram, L. Bette, A. Birk,
J. Blume, H. Böhme, I. Bulik, I. Decker, J. Dyckmans, S. Erlenwein,
H. Förster, M. Gerhards, A. Haaß, G. Hamann, L. Heilmann,
T. Holbach, R. Hubertus, F. Jung, U. Kässer, H. Kiesewetter,
W. Kolepke, J. Koscielny, G. Leipnitz, C. Mrowietz, M. Reim,
H. Schieffer, W. Schimetta, J. Schwab, J. Simon, S. Spitzer, M. Stoll,
T. Tormann, J. Treib, W. Vogel, P. Waldhausen, E. Wenzel, H.-J. Wilhelm,
S. Wolf

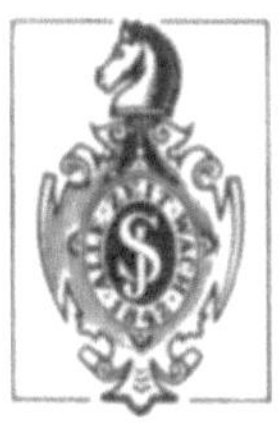

Springer-Verlag
Berlin   Heidelberg   New York
London   Paris   Tokyo
Hong Kong   Barcelona
Budapest

Dr. med. J. Koscielny
Prof. Dr. med., Dr.-Ing. H. Kiesewetter
Dr.-Ing. F. Jung
Abteilung für Klinische
Hämostaseologie und Transfusionsmedizin
Universitätskliniken
W-6650 Homburg/Saar

Prof. Dr. med. A. Haaß
Universitätsnervenklinik - Neurologie,
Universitätskliniken
W-6650 Homburg/Saar

ISBN-13: 978-3-540-54479-1       e-ISBN-13: 978-3-642-93506-0
DOI: 10.1007/978-3-642-93506-0

Die Deutsche Bibliothek – CIP-Einheitsaufnahme
Hämodilution / J. Koscielny ... (Hrsg). Mit Beitr. von
B. Angelkort ... – Berlin ; Heidelberg ; New York ; London ;
Paris ; Tokyo , Hong Kong ; Barcelona ; Budapest : Springer, 1991
NE: Koscielny, Jürgen [Hrsg.]; Angelkort, B.



2127/3140-543210 – Gedruckt auf säurefreiem Papier

# Inhaltsverzeichnis

# Autorenverzeichnis

Angelkort, B., Prof. Dr. med.
Medizinische Klinik Nord im Klinikzentrum Nord der Städtischen Kliniken
Dortmund, Münster Str. 240, 4600 Dortmund

Bach, R., Dr. med.
Medizinische Klink und Poliklinik, Innere Medizin III. Universitätsklinik des
Saarlandes, 6650 Homburg/Saar

Berg, G., Dr. med.
Medizinische Klinik und Poliklinik, Innere Medizin III. Universitätsklinik des
Saarlandes, 6650 Homburg/Saar

Bertram, B., Dr. med.
Augenklinik der Medizinischen Fakultät RWTH Aachen, Pauwelsstraße,
5100 Aachen

Bette, L., Prof. Dr. med. (†)
Medizinische Klinik und Poliklinik, Innere Medizin III,
Universitätsklinik des Saarlandes, 6650 Homburg/Saar

Birk, A., Dr. med.
Zentrum für Gefäß- und Kreislauferkrankungen, 5100 Aachen

Blume, J., Dr. med.
Gemeinschaftspraxis für Angiologie, Katschof 3, 5100 Aachen

Böhme, H., Prof. Dr. med.
Institut für Gefäßerkrankungen, Zentralkrankenhaus Gauting,
Unterbrunner Str. 85, 8035 Gauting/München

Bulik, I., Dr. med.
Institut für Gefäßerkrankungen, Zentralkrankenhaus Gauting,
Unterbrunner Str. 85, 8035 Gauting/München

Decker, I., Dr. med.
Universitätsnervenklinik – Neurologie, Universitätsklinik des Saarlandes,
6650 Homburg/Saar

Dyckmans, J., Dr. med.
Medizinische Klinik und Poliklinik, Innere Medizin III, Universitätsklinik des Saarlandes, 6650 Homburg/Saar

Erlenwein, S.,
Abteilung für Klinische Hämostaseologie und Transfusionsmedizin, Universitätsklinik des Saarlandes, 6650 Homburg/Saar

Förster, H., Prof. Dr. med.
Zentrum für Anaesthesiologie und Wiederbelebung, Klinikum der Johann Wolfgang Goethe-Universität, 6000 Frankfurt am Main 70

Gerhards, M., Dipl.-Ing.
Zentrum für Gefäß- und Kreislauferkrankungen, 5100 Aachen

Haaß, A., Prof. Dr. med.
Universitätsnervenklinik – Neurologie, Universitätsklinik des Saarlandes, 6650 Homburg/Saar

Hamann, G., Dr. med.
Universitätsnervenklinik – Neurologie, Universitätsklinik des Saarlandes, 6650 Homburg/Saar

Heilmann, L., Prof. Dr. med.
Stadtkrankenhaus Rüsselsheim, Abteilung für Gynäkologie und Geburtshilfe, August-Bebel-Str. 59, 6090 Rüsselsheim

Holbach, T., Dr. med.
Abteilung für Chirurgie, St. Elisabeth-Krankenhaus, 6648 Wadern/Saar

Hubertus, R.,
Abteilung für Klinische Hämostaseologie und Transfusionsmedizin, Universitätsklinik des Saarlandes, 6650 Homburg/Saar

Jung, F., Dr.-Ing.
Abteilung für Klinische Hämostaseologie und Transfusionsmedizin, Universitätsklinik des Saarlandes, 6650 Homburg/Saar

Kässer, U., Dr. med.
Abteilung für Kardiologie, Robert-Bosch-Krankenhaus, 7000 Stuttgart 50

Kiesewetter, H., Prof. Dr. med., Dr.-Ing.
Abteilung für Klinische Hämostaseologie und Transfusionsmedizin,
Universitätsklinik des Saarlandes, 6650 Homburg/Saar

Kolepke, W., Dr. med.
Abteilung für Klinische Hämostaseologie und Transfusionsmedizin,
Universitätsklinik des Saarlandes, 6650 Homburg/Saar

Koscielny, J., Dr. med.
Abteilung für Klinische Hämostaseologie und Transfusionsmedizin,
Universitätsklinik des Saarlandes, 6650 Homburg/Saar

Leipnitz, G., Dr. med.
Abteilung für Klinische Hämostaseologie und Transfusionsmedizin,
Universitätsklinik des Saarlandes, 6650 Homburg/Saar

Mrowietz, C., Dipl.-Ing.
Abteilung für Klinische Hämostaseologie und Transfusionsmedizin,
Universitätsklinik des Saarlandes, 6650 Homburg/Saar

Reim, M. Prof. Dr. med.
Augenklinik der Medizinischen Fakultät RWTH Aachen, Pauwelsstraße,
5100 Aachen

Schieffer, H., Prof. Dr. med.
Medizinische Klinik und Poliklinik, Innere Medizin III, Universitätsklinik des
Saarlandes, 6650 Homburg/Saar

Schimetta, W., Dr. rer. nat.
Abteilung für „Infusionen und klinische Ernährung",
Laevosan Gesellschaft mbH, Estermannstr. 17, A-4020 Linz

Schwab, J., Dr. med.
Abteilung für Geriartrie, Jakobi Krankenhaus, 4440 Rheine

Simon, J., Dr. med.
Fachabteilung für Anästhesie, Caritas-Krankenhaus Dillingen,
6638 Dillingen/Saar

Spitzer, S., Dr. med.
Medizinische Klinik und Poliklinik, Innere Medizin III, Universitätsklinik des
Saarlandes, 6650 Homburg/Saar

Stoll, M.,
Universitätsnervenklinik – Neurologie, Universitätsklinik des Saarlandes,
6650 Homburg/Saar

Tormann, T., Dr. med.
Institut für Anästhesie, Universitätsklinik des Saarlandes,
6650 Homburg/Saar

Treib, J.,
Universitätsnervenklinik – Neurologie, Universitätsklinik des Saarlandes,
6650 Homburg/Saar

# Verwendete Abkürzungen

| | |
|---|---|
| α | Bunsenscher Löslichkeitskoeffizient |
| α-Amyl | α-Amylaseaktivität |
| AAV | Ast-Arterien-Verschluß |
| ADP | Adenosin-Di-Phosphat |
| Albumin | Albuminkonzentration im Serum |
| ART | Arm-Retina-Zeit (Time) |
| ASS | Acetylsalicylsäure |
| ATP | Adenosin-Tri-Phosphat |
| AV | Atrio-Ventrikulär |
| AVP | Arterio-Venöse-Passagezeit |
| Bf | mittlerer Blutfluß |
| BfAcc | mittlerer Blutfluß in der Arteria carotis communis |
| Bfkap | mittlerer kapillärer Blutfluß |
| BGA | Blutgasanalyse |
| BSG | Blutkörperchensenkungsgeschwindigkeit |
| c | Konzentration |
| $CaO_2$ | Sauerstoffgehalt des arteriellen Blutes insgesamt |
| $CaO_{2chem}$ | Sauerstoffgehalt des chemisch gebundenen Blutsauerstoffs |
| $CaO_{2phys}$ | Sauerstoffgehalt des physikalisch gelösten Blutsauerstoffs |
| CBF | Cerebrale Durchblutung |
| CBV | Cerebrale Blutvolumen |
| CCS | Canadian Cardiovascular Society |
| $CMRO_2$ | Cerebrale Sauerstoff-Metabolismus |
| CPP | Cerebrale Perfusionsdruck |
| CT | Computertomogramm/graphie |
| d | Erythrozytensäulendurchmesser |
| dia | diastolisch |
| DrH | Dauer der reaktiven Hyperämie |
| E | Erythrozyt |
| EDTA | Ethylendiamintetraessigsäure |
| EF | Ejektionsfraktion |
| Esl | Erythrozytensäulenlänge |
| f | Herzfrequenz |
| F | Frauen |
| FBG | Farbstoff-Bolus-Geschwindigkeit |
| FEBK | Freie Eisenbindungskapazität |
| FZ | Sehschärfe, um Finger zu zählen |
| GFR | Glomeruläre Filtrations-Rate |
| hyp | hypervolämisch |
| Haes | Hydroxyäthylstärke |
| Hb | Hämoglobinkonzentration |
| $Hb_{kap}$ | Hämoglobinkonzentration in der Mikrostrombahn |
| HD | Hämodilution |
| Hkt | systemischer Hämatokrit |
| $Hkt_{kap}$ | Hämatokrit in der Mikrostrombahn (Kapillarhämatokrit) |
| HZV | Herz-Zeit-Volumen |
| iso | isovolämisch |
| ICB | Intrakranielle Blutung |
| ICP | Intrakranieller Druck |
| $I_\varnothing$ | Streuintensität |
| IUGR | idiopathische fetale Wachstumsretardierung |
| KHK | Koronare Herz-Krankheit |
| Lactat | Plasma-Lactatkonzentration |
| LDF | Laser-Doppler-Flux |
| LS | Sehschärfe, um Licht-Schein wahrzunehmen |
| M | Männer |
| MAVIS | Mobile Artery And Vein Imaging Systems |
| MCHC | Mean Corpuscular Hemoglobin Concentration |
| MCV | Mean Corpuscular Volume |
| Md | Median |
| Mg | Molekulargewicht |
| MIKRO | Mikrozirkulationsstörung |
| MN | Mittlere Molekülzahl (Zahlenmittel) |
| Mw | Mittelwert |
| MW | Mittleres Molekulargewicht (Gewichtsmittel) |
| $n_{nach}$ | Erythrozytenzahl nach Hämodilution in der Erythrozytensäule |
| $n_{PL}$ | fehlende Anzahl von Erythrozyten in der Plasmalücke |
| $n_{vor}$ | Erythrozytenzahl vor Hämodilution in der Erythrozytensäule |

| | |
|---|---|
| NG | Neugeborenengewicht |
| NYHA | New York Heart Association |
| OEF | Sauerstoffextraktionsrate |
| p | Signifikanzniveau |
| $pCO_2$ | Kohlendioxidpartialdruck |
| pH | pH-Wert im Blut (arteriell) |
| p. i. | post infusionem (nach Infusionsende) |
| $pO_2$ | Sauerstoffpartialdruck |
| $pO_2$-art | arterieller Sauerstoffpartialdruck |
| $pO_2$-im | intramuskulärer Sauerstoffpartialdruck im M. tibialis ant. |
| $pO_2$-kap | kapillärer Sauerstoffpartialdruck |
| $pO_2$-tc | transkutaner Sauerstoffpartialdruck |
| $pO_2$-tcA | anteriorer antebrachialer Sauerstoffpartialdruck (transkutan) |
| $pO_2$-tCb | transkonjunktivaler Sauerstoffpartialdruck |
| $pO_2$-tcF | dorso-pedaler Sauerstoffpartialdruck (transkutan) |
| $pO_2$-ven | venöser Sauerstoffpartialdruck |
| PAI | Plasminogen-Aktivator-Inhibitor |
| PAVK | Periphere Arterielle Verschlußkrankheit |
| PET | Positronen-Emissions-Tomogramm/graphie |
| Pln | Plasmalückenlänge nach Hämodilution |
| Plv | Plasmalückenlänge vor Hämodilution |
| PM | Perinatale Mortalität |
| Protein | Gesamteiweißkonzentration im Serum |
| PR | Plättchen-Reaktivitätsindex nach Grotemeyer |
| PRIND | Prolongiertes reversibles ischämisches neurolog. Defizit |
| PTT | Partielle Thromboplastinzeit |
| PU | Perfusion-Unit (Einheit der Laser-Doppler-Methode) |
| PV | Plasma-Viskosität |
| Pyruvat | Pyruvatkonzentration im Plasma |
| r | Erythrozytensäulenradius |
| RCF | Ristocitin-Cofaktor |
| RIND | Reversibles ischämisches neurologisches Defizit |
| RR | Blutdruck (gemessen nach Riva Rocci) |
| s | Standardabweichung |
| sem | standard error of the mean |
| s-TA | spontane Thrombozyten-Aggregation |
| sys | systolisch |
| SAE | Subkortikale ateriosklerotische Enzephalopathie |
| SEA | Standardisierter Erythrozyten-Aggregationsindex |
| SER | Standardisierter Erythrozyten-Rigiditätsindex |
| $SO_2$ | Sauerstoffsättigung |
| SPECT | Single-Photonen-Emissions-Computertomogramm/graphie |
| SSSG | Scandinavian Stroke Study Group |
| SSW | Schwangerschaftswochen |
| STK | Sauerstoff-Transport-Kapazität des arteriellen Bluts |
| t-PA | „tissue plasminogen-activator" |
| T | Thrombozyt |
| TEBK | Totale Eisenbindungskapazität |
| TIA | Transitorisch ischämische Attacke |
| TZ | Thrombozyten-Zahl |
| UE | Ungebundene Eisenbindungskapazität (Serum-Eisen) |
| v | mittlere kapilläre Erythrozytengeschwindigkeit |
| $v_{max}$ | mittlere maximale kapilläre Erythrozytengeschwindigkeit nach dreiminütiger Ischämie |
| $v_{Ruhe}$ | mittlere kapilläre Erythrozytengeschwindigkeit in Ruhe |
| vWF | von Willebrandt-Faktor |
| $V_E$ | Zellvolumen eines Erythrozyten |
| ZAV | Zentral-Arterien-Verschluß |
| Zm | mittlere Erythrozytenzahl pro Mikrometer Kapillare |
| ZVD | Zentraler Venen-Druck |
| ZVK | Zentraler Venen-Katheter |

# EINLEITUNG

Die Hämodilution ist eine Therapie zur Behandlung von Gefäßleiden. Bei Patienten mit arteriellen Verschlußerkrankungen ist eine Hämodilution meist von klinischem Nutzen, wenn der systemische Hämatokrit gleich oder größer als 45 % ist.

Neben der Anwendung bei cerebralen [10, 97, 131, 278, 348, 351], retinalen [209, 210, 397, 398], otogenen [392] und peripheren Durchblutungsstörungen [6, 55, 175, 176, 177, 228, 258, 266, 302, 388] wird die Hämodilution vermehrt in der Gynäkologie bei Plazentaminderdurchblutung [124] und in der Kardiologie bei der koronaren (ischämischen) Herzkrankheit [178, 234] sowie neuerdings bei der Herzinsuffizienz [226, 352] mit einer Hyperviskosität eingesetzt.

Im Jahre 1989 waren Kreislauferkrankungen mit 50 % (342.700 Todesfälle) die häufigste Todesursache in der Bundesrepublik Deutschland [349]. Hiervon verstarben fast 40 % an einer koronaren Herzkrankheit (KHK) [349].

In den letzten Jahren haben empirische Belege die Modellvorstellung erhärten können, daß zwischen den klassischen Risikofaktoren und der Fließfähigkeit des Blutes ein Zusammenhang besteht [5, 188, 233]. Auch in der Aachen-Studie [188] konnte eine signifikante Häufung pathologisch erhöhter rheologischer Parameter bei Gefäßerkrankungen mit entsprechenden Risikofaktoren gefunden werden [191]. Die Inzidenz von arteriellen Gefäßverschlüssen verdoppelt sich schon bei einer leicht eingeschränkten Fließfähigkeit des Blutes [191, 197]. Für den Blutfluß in minderperfundierten Arealen kann die Fließfähigkeit des Blutes sogar zum limitierenden Faktor werden [190, 195, 322].

Ein **erhöhter Hämatokrit** oder **Hämoglobingehalt** des Blutes konnte in anderen epidemiologischen Studien als Risikogröße für Gefäßkrankheiten identifiziert werden [30, 38, 166, 345]. Die therapeutische Senkung des Hämatokritwertes bei Durchblutungsstörungen wurde schon seit dem Altertum vorgenommen [21]. Eine Reduktion des Hämatokritwertes ist zwar gleichbedeutend mit einer Verminderung der Sauerstoffträger, also der Sauerstoffkapazität (Sauerstoffgehalt) des Blutes, andererseits bewirkt sie aber eine Steigerung der Fließfähigkeit des Blutes, erniedrigt demnach die scheinbare Blutviskosität. Theoretische, tierexperimentelle und klinische Untersuchungen sprechen dafür, daß die Viskositätserniedrigung den Sauerstoffkapazitätsverlust bis zu einem Hämatokrit zwischen 38 % und 42 % bei Patienten mit Durchblutungsstörungen überkompensiert, also die Sauerstofftransportrate (Sauerstofftransportkapazität) sogar gesteigert wird [41, 105, 189, 278].

# I. EISENSTOFFWECHSEL

*J. Koscielny, H. Kiesewetter*

## 1. Theoretische Grundlagen

Die Eisenkonzentration beim Mann beträgt im Mittel 60 mg Eisen (Fe) pro Kilogramm Körpergewicht (KG). Dies entspricht einer Gesamteisenmenge von 4200 mg bei einem 70 kg schweren Mann. Bei Frauen ist die Konzentration mit circa 50 mg Eisen pro kg Körpergewicht niedriger und entsprechend auch die Gesamtmenge von 3000 mg bei einer 60 kg schweren Frau [201, 236, 335]. Diese Gesamteisenmenge verteilt sich näherungsweise für einen 70 kg schweren Mann (60 kg schwere Frau) wie folgt im Körper:

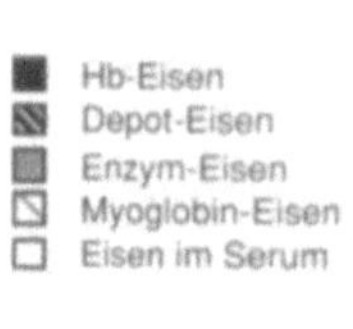
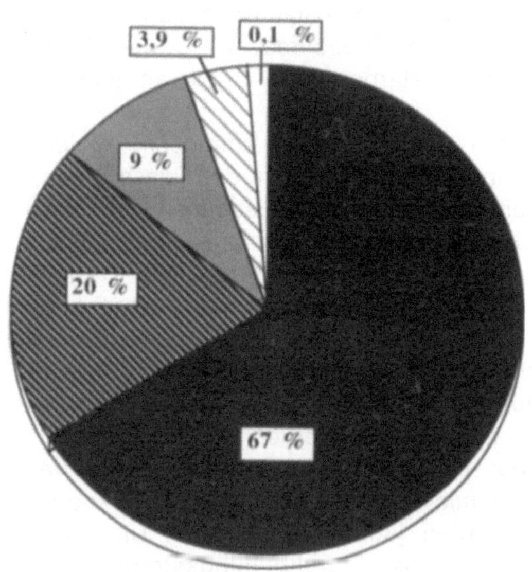


1.  *Hämoglobingebundenes Eisen (Hb-Eisen): 67 % ≈ 2800 (2000) mg*

2.  *Depot-Eisen (Ferritin/Hämosiderin): 20 % ≈ 840 (600) mg*

3.  *Enzymgebundenes Eisen (Cytochrome, Apo-Ferritine etc.): 9 % ≈ 380 (270) mg*

4.  *Myoglobingebundenes Eisen (vorwiegend im Muskelgewebe): 3,9% ≈ 170 (120) mg*

5.  *Eisen im Serum (gebunden an S-Transferrin und S-Ferritin, ungebundenes S-Eisen): 0,1 % ≈ 5-7 mg*

Abbildung 1:   Eisenverteilung im menschlichen Körper (Werte für Frauen in Klammern)

Der tägliche Bedarf richtet sich nach dem täglichen Verlust. So benötigt ein stoffwechselgesunder Mann 1 mg, eine Frau 2 mg und eine Schwangere 3 mg Eisen pro Tag [236, 335]. Täglich werden 66% des Eisens über den Gastrointestinaltrakt und 30% über die Haut mit dem Schweiß sowie 4% wahrscheinlich durch Mikroblutungen verloren [236, 335].
Mit 1000 Kcal einer mitteleuropäischen Mahlzeit werden ungefähr 6 mg absorbierbares Eisen zugeführt. Dies entspricht einer täglichen durchschnittlichen Zufuhr von 11 bis 17 mg Eisen pro Tag mit der Nahrung.
Maximal können Eisenmengen bis 100 mg Eisen pro Tag bei entsprechend eisenhaltiger Nahrung (z.B. hoher Fleischanteil) resorbiert werden [236, 335]. Da maximal 25 mg Eisen pro Tag durch die Hämoglobinsynthese (größter Eisenbedarf) verbraucht werden können, ist eine Resorption in dieser Größenordnung ausreichend, wobei das darüber hinaus aufgenommene Eisen als Depot-Eisen gespeichert werden kann [236, 329, 347].
Als Parameter des Eisenhaushaltes dienen folgende im Blutserum gemessene Größen:


1. SERUM-TRANSFERRIN (TEBK)
(spez. Eisenspeicherprotein des Blutes = totale Eisenbindungskapazität)
gemessen: gebundene Eisenmenge
Referenzbereich: 250 - 400 µg/100 ml


2. SERUM-EISEN (UE)
(ungebundenes Eisen im Blut = Eisenbindungskapazität)
gemessen: freie Eisenmenge im Serum
Referenzbereich: 55 - 170 µg/100 ml          CAVE: circadiane Rhythmik


Freie Eisenbindungskapazität (FEBK), abgeleitet
FEBK = TEBK - UE


3. SERUM-FERRITIN
(ubiquitäres Eisenspeicherprotein, aber nur im Serum meßbar)
gemessen: Proteinkonzentration
Referenzbereich: 1,2 - 30 µg/100 ml (12 - 300 ng/ml) [WHO]


Die Ferritin-Konzentration im Blutserum und das Depoteisen korrelieren im allgemeinen miteinander [329, 347]. *1 ng Ferritin in 1 ml Serum entspricht ungefähr 8 mg Speichereisen.*
Abbildung 2 zeigt die Referenzbereiche für die im Blutserum meßbaren Parameter des Eisenhaushaltes.

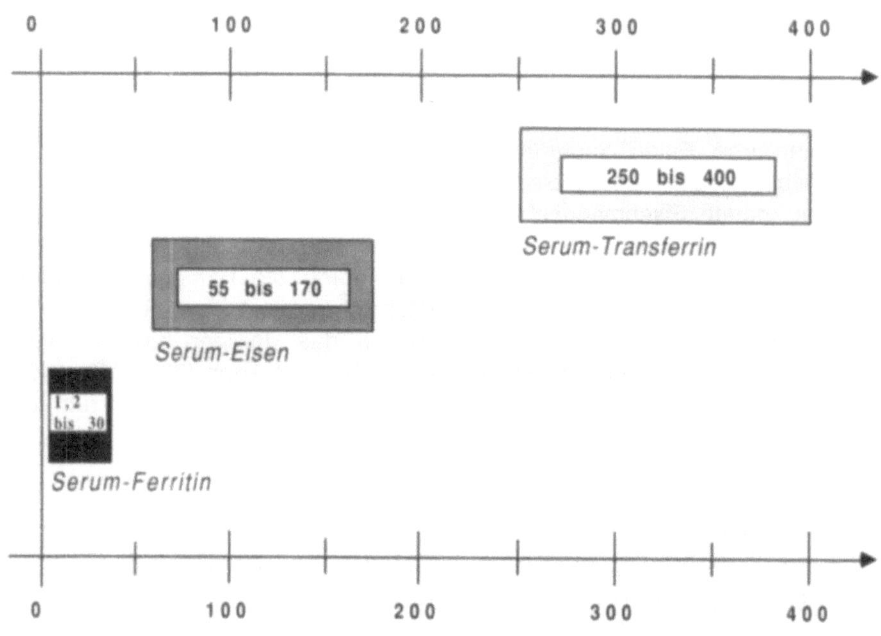



Abbildung 2:  Referenzbereiche in µg pro 100 ml Serum für die im Blut meßbaren
Parameter des Eisenhaushaltes

Die Berechnung des Hämoglobineisengehaltes des gesamten Blutes (=
Hb-Eisen) basiert auf der Annahme, daß 1 g Hb (= Hämoglobin) 3,4 mg
Eisen enthalten [201, 236, 329, 335, 347]. Weiterhin gehen das
abgeschätzte Gesamtblutvolumen und die gemessene Hämoglobinkonzentration in die Rechnung ein:

*a.). Durchschnittswerte für den Mann:*

**3,4 mg Eisen/1 g Hb   x 15,5 g Hb/100 ml x 5250 ml ≈**

**2800 mg hämoglobingebundenes Eisen (Hb-Eisen)**

Der Berechnung liegen folgende Annahmen zugrunde:
- Körpergewicht (KG): 70 kg
- Hämoglobinkonzentration (Hb-Wert): 15,5 g Hb/100 ml Blut
- Gesamtblutvolumen (V): 5250 ml (aus 75 ml Blut/kg KG)

*b.) Durchschnittswerte für die Frau:*

**3,4 mg Eisen/1 g Hb   x 15 g Hb/100 ml x 3900 ml** ≈

**2000 mg hämoglobingebundenes Eisen (Hb-Eisen)**

Der Berechnung liegen folgende Annahmen zugrunde:
- Körpergewicht (KG): 60 kg
- Hämoglobinkonzentration (Hb-Wert): 15 g Hb/100 ml Blut
- Gesamtblutvolumen (V): 3900 ml (aus 65 ml Blut/kg KG)

## 2. Abschätzung von Hämodilutionsintervallen

Eine Blutentnahme von **500 ml** (=Aderlaß) geht mit einem mittleren
Verlust von **260 mg** (230 mg) Hb-Eisen einher. Das Blutbild bleibt
nahezu unverändert. Der intravasale Hb-Eisenverlust wird aus dem
Eisendepot aufgefüllt [335, 347]. Somit läßt sich für das Eisendepot
maximal eine Abnahme von 31% (38%) - von 840 mg (600 mg) auf 580 mg
(370 mg) Eisen -, für das Gesamteisen eine von 6% (8%) - von 4200 mg
(3000 mg) auf 3940 mg (2770 mg) Eisen - sowie eine Reduktion des
Serum-Ferritins um maximal 33 (29) ng/ml errechnen (in Klammern die
Werte für Frauen). Durch eine vermehrte Resorption ist eine
Eisendepotauffüllung innerhalb von 2 Wochen zu erwarten. Von einer
**Eisendepoterschöpfung** ist bei einem **Blutverlust** von durch-
schnittlich **1500 (1300) ml** auszugehen. Weitere Blutverluste nach
einer Eisendepoterschöpfung führen zu einer Anämie [335, 347].
Zur Abschätzung von Hämodilutionsintervallen wird von einer erhöhten
Hämoglobinkonzentration des Blutes (Hb) von 17 g/dl bei den vorher
aufgeführten Durchschnittswerten für Körpergewicht, Blutvolumen,
Gesamteisen, hämoglobingebundenes Eisen (Hb-Eisen), Serum-Eisen
(S-Eisen), Serum-Transferrin (S-Transferrin) und Serum-Ferritin
(S-Ferritin) ausgegangen.

**Das Hämodilutionsziel ist das Erreichen einer Hämoglobin-
konzentration von 12 - 13 g/dl (Hämatokrit 40 - 42%) und deren
Konstanthaltung.**

Die Hämodilutionsschritte sollen mit Aderlässen von 500 ml bzw. von
250 ml Blut und vollständiger Volumensubstitution durch Hydroxyäthylstärke (=**HD**) erfolgen (nachfolgende Abbildungen).
Es wird eine mäßiggradig gesteigerte Hämoglobinsynthese von 10 mg
Eisenumsatz pro Tag und eine maximal gesteigerte Hämoglobinsynthese
von 25 mg Eisenumsatz pro Tag für die Parameteränderungen
angenommen. In den Abbildungen werden die im Blutserum meßbaren
Parameter dargestellt.

## Hämodilutionsintervalle  mit  500  ml  Aderlaß

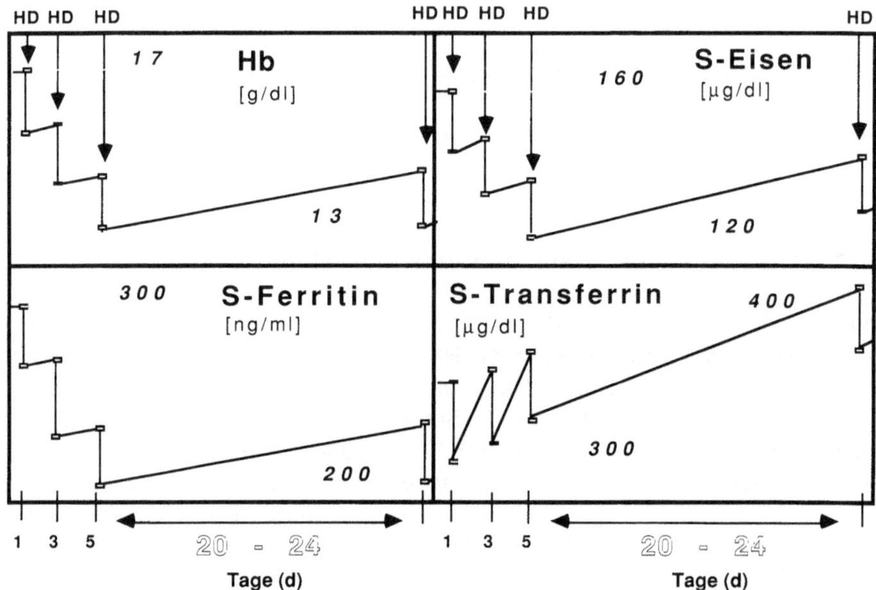


Abbildung 3a:   Parameteränderungen  und  Hämodilutionsintervalle  bei  einer  Hb-Synthese  von 10 mg Eisenumsatz pro Tag

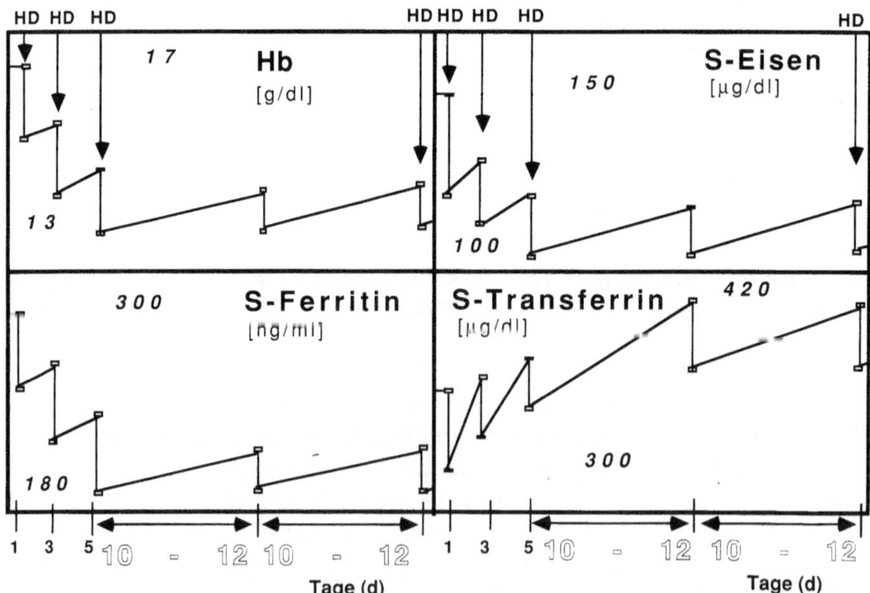


Abbildung 3b: Parameteränderungen  und  Hämodilutionsintervalle  bei  einer  Hb-Synthese  von 25 mg Eisenumsatz pro Tag

## Hämodilutionsintervalle mit 250 ml Aderlaß

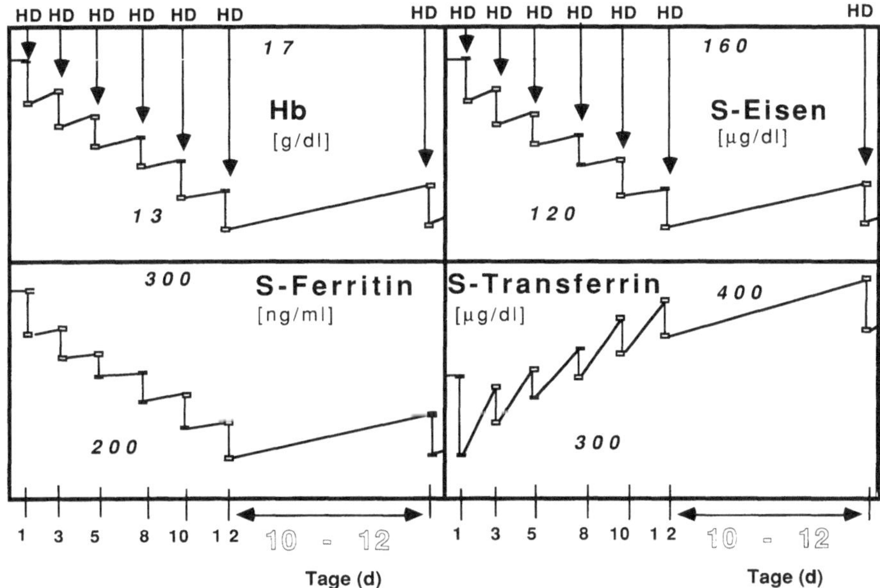

Abbildung 4a: Parameteränderungen und Hämodilutionsintervalle bei einer Hb-Synthese von 10 mg Eisenumsatz pro Tag

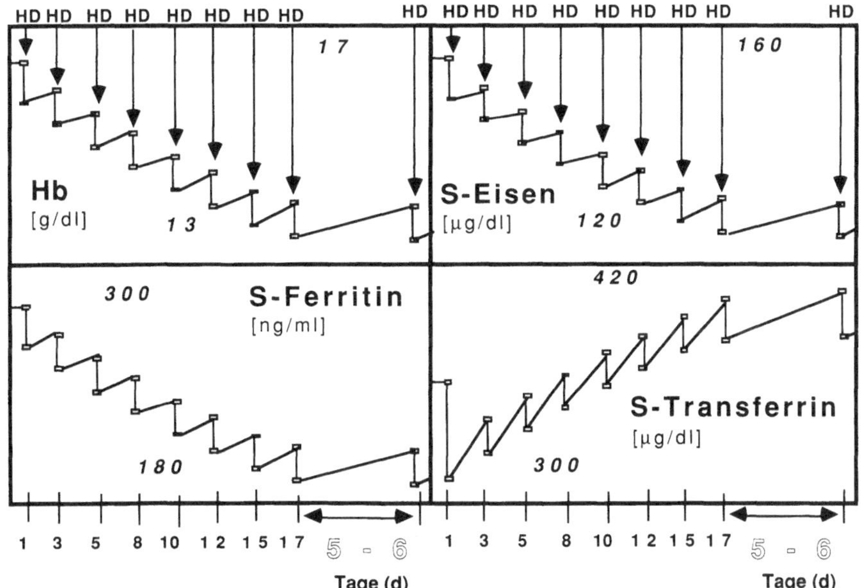

Abbildung 4b: Parameteränderungen und Hämodilutionsintervalle bei einer Hb-Synthese von 25 mg Eisenumsatz pro Tag

Somit ergeben sich aus dem Eisenstoffwechsel folgende Hämodilutionsintervalle.

1. Für eine Hämodilution mit **250 ml Aderlaß** gilt:
   - Bei *mäßiggradig* gesteigerter *Hämoglobinsynthese* sollte am **1./3./5./8./10./12.** **Tag** und anschließend alle **10 - 12 Tage** hämodiluiert werden.
   - Bei *maximal* gesteigerter *Hämoglobinsynthese* sollte am **1./3./5./8./10./12./15./17. Tag** und anschließend alle **5 - 6 Tage** hämodiluiert werden.

2. Für eine Hämodilution mit **500 ml Aderlaß** gilt:
   - Bei *mäßiggradig* gesteigerter *Hämoglobinsynthese* sollte am **1./3./5. Tag** und anschließend alle **20 - 24 Tage** hämodiluiert werden.
   - Bei *maximal* gesteigerter *Hämoglobinsynthese* sollte am **1./3./5. Tag** und anschließend alle **10 - 12 Tage** hämodiluiert werden.

**Hämodilutionsintervalle** (bei mäßiggradig gesteigerter Hämoglobinsynthese)

**I. Infusion von 250 ml Haes bei gleichzeitigem oder nachgeschaltetem Aderlaß von 250 ml**

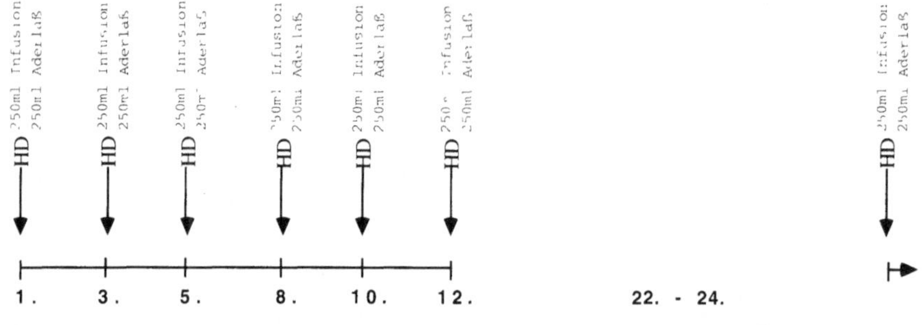


**II. Infusion von 500 ml Haes bei gleichzeitigem oder nachgeschaltetem Aderlaß von 500 ml**

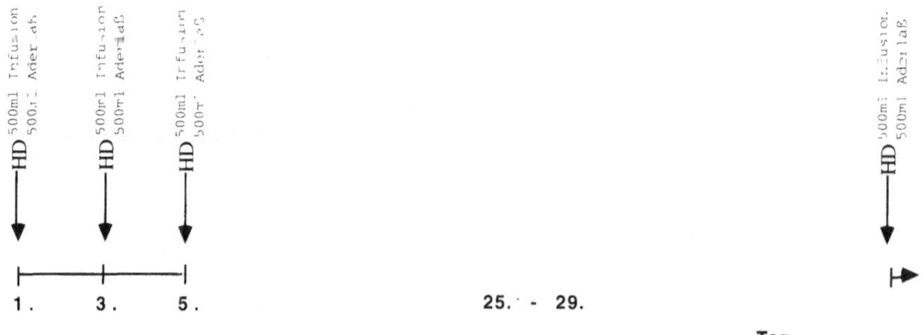


Abbildung 5: Hämodilutionsintervalle bei mäßiggradig gesteigerter Hämoglobinsynthese bei einem Aderlaß von 250 ml und 500 ml (vergleiche Abbildungen 3a und 4a)

## II. KLINISCHE ERFAHRUNG

Bei der klinischen Anwendung der Hämodilution stimmen die Aderlaß-intervalle mit theoretisch vorherberechneten gut überein [180, 182, 184, 187]. Somit ist normalerweise mit einer mäßiggradig gesteigerten Hämoglobinsynthese zu rechnen. Nachfolgend werden einige klinische Anwendungsbeobachtungen mit der Hämodilution beschrieben, bei denen der Zielhämatokrit 40 % betrug.

## 1. HÄMODILUTION BEI DER PERIPHEREN ARTERIELLEN VERSCHLUSSKRANKHEIT (PAVK)

*H. Kiesewetter, B. Angelkort, J. Blume, F. Jung, S. Spitzer, M. Gerhards, E. Wenzel*

### 1.1. Patienten

Die im folgenden beschriebenen 5 Untersuchungen wurden ausnahmslos an Patienten mit peripherer arterieller Verschlußkrankheit im Stadium II nach Fontaine (PAVK II) durchgeführt, die mindestens seit 6 Monaten bestand. Es handelte sich um ambulante Patienten beiderlei Geschlechts zwischen 40 und 75 Jahren mit Verschlüssen vom Ober- und/oder Unterschenkeltyp bei hämodynamisch freier Arteria iliaca externa und Arteria profunda femoris. Die mittlere schmerzfreie Gehstrecke lag bei Aufnahme zwischen 80 und 300 m (gemessen auf dem Laufbandergo-meter). Die Gehstrecken in der Run-In-Phase durften zwischen 3 Messungen an verschiedenen Tagen nur um maximal 30 % schwanken. Die Dopplerdrücke über den peripheren Arterien mußten in Ruhe größer als 50 mmHg sein.
Ausgeschlossen waren Patienten mit hämodynamisch wirksamen Stenosen in der Arteria iliaca externa oder der Arteria profunda femoris, mit Endangiitis obliterans, nichtvaskulär bedingter Gehbehinderung, operativen Eingriffen in den vorangegangenen 3 Monaten, z. B. Gefäßoperationen oder Sympathektomie, Zustand nach Hirninfarkt mit Gangstörungen, schwerer cerebrovaskulärer Insuffizienz, schweren internistischen, nicht ausreichend kompensierten Erkrankungen bzw. Funktionsstörungen von Herz, Kreislauf, Leber, Nieren und Lunge, nicht einstellbarer Hyper- oder Hypotension (RR systolisch > 180 mmHg bzw. < 110 mmHg), portaler Hypertension, Niereninsuffizienz mit einem Serumkreatinin gleich oder größer 2,0 mg/dl, einer Therapie mit Antikoagulantien, rheologisch bzw. vasoaktiv wirkender Medikation, Analgetika oder Antiphlogistika, die nicht mindestens 4 Wochen vorher abgesetzt worden waren. Desweiteren wurden Patienten ausgeschlossen, bei denen eine Neueinstellung oder Korrektur einer Therapie mit Herzglykosiden, Diuretika, Antidiabetika, Antiarrhythmika und Calcium-antagonisten vorgenommen wurde [120].

## 1.2. Verdünnung bei kleinen Hämatokritwerten

*H. Kiesewetter, J. Blume, F. Jung, S. Spitzer, M. Gerhards, E. Wenzel*

Im Rahmen einer doppelblinden, placebokontrollierten randomisierten Untersuchung mit zwei Kontrollgruppen [176] sollte geklärt werden, ob die iso- und hypervolämische Hämodilution mit 10% Haes 200/0,5 (HAES steril® 10 %, Fresenius AG) bei nur mäßig hohen Hämatokritwerten bis 46% kombiniert mit Gefäßsport wirksamer ist als die iso- und hypervolämische Hämodilution mit Ringerlactat kombiniert mit Gefäßsport bzw. Gefäßsport alleine. Es wurden insgesamt 75 Patienten aus 108 ambulanten ausgewählt.

### Kombinierte iso- und hypervolämische Hämodilution bei PAVK II

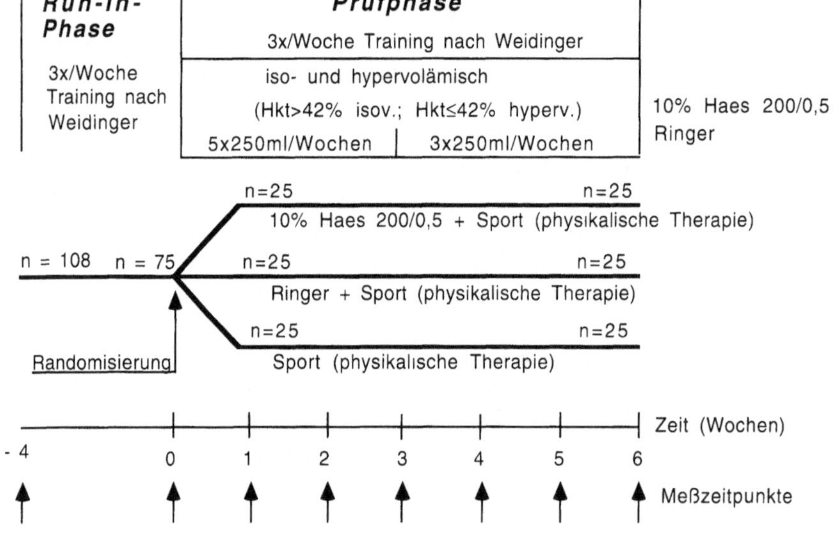


Abbildung 6:  Studienablauf

Die Behandlungsdauer jedes einzelnen Patienten betrug 10 Wochen (4 Wochen Run-In-Phase und 6 Wochen Therapiephase). In dieser Zeit wurden die Patienten dreimal wöchentlich, jeweils 45 Minuten lang, nach dem Programm von WEIDINGER [387] physikalisch therapiert. In der sechswöchigen Therapiephase wurden die Patienten in der Haes- und Ringergruppe zusätzlich diluiert. Die Dilutionen wurden in den ersten 3 Wochen fünfmal; in den letzten 3 Wochen nur dreimal durchgeführt. Bei

Hämatokritwerten von 43 % und mehr wurde ein Aderlaß von 250 ml vorgenommen und das Blut zeitgleich über einen zweiten Zugang durch 250 ml 10% Haes 200/0,5 bzw. Ringerlactat ersetzt. Bei Hämatokritwerten kleiner als 43 % wurden entweder 250 ml Haes oder 250 ml Ringerlactat hypervolämisch verabreicht. Insgesamt wurden pro Patient 6000 ml Hydroxyäthylstärkelösung infundiert. Die durchschnittlich entnommene Blutmenge bewegte sich bei 1200 ml. Die dritte Gruppe diente als zweite Kontrollgruppe (siehe Abbildung 6). Die Patienten der 3 Gruppen waren im Hinblick auf wichtige demographische Daten, Risikofaktoren, Begleiterkrankungen und Begleitmedikation strukturgleich.

Die konfirmatorische Zielgröße war die schmerzfreie Gehstrecke, wesentliche explorative Parameter waren Plasmaviskosität und Erythrozytenaggregation.

Die schmerzfreie Gehstrecke änderte sich in der Haes-Gruppe von 216 m auf 311 m um 44 %, in der Ringer-Gruppe von 214 m auf 258 m um 20 %, in der Sport-Gruppe von 213 m auf 242 m um 14 % (Abbildung 7).

Die Zunahme der Gehstrecke war in der Haes-Gruppe signifikant größer ($p < 0.05$) als die Zunahmen der beiden anderen Gruppen.

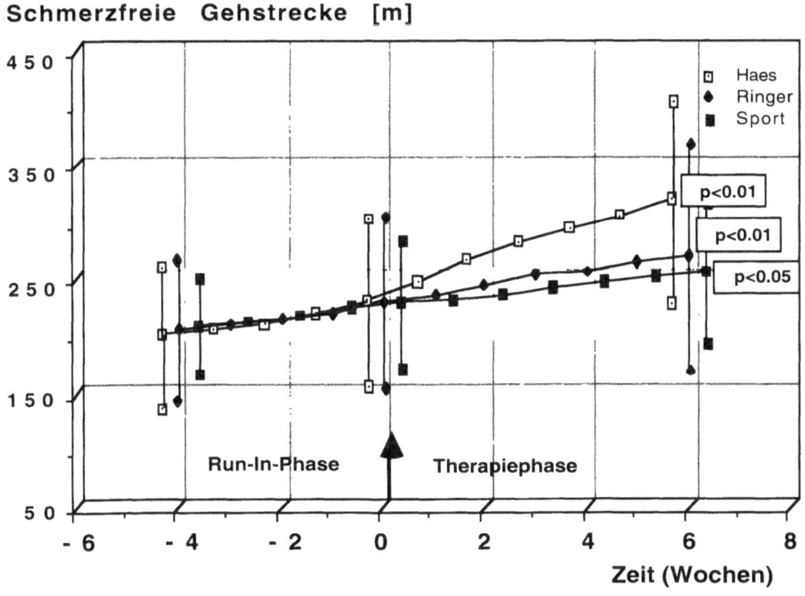


Abbildung 7: Schmerzfreie Gehstrecke für die drei Gruppen über den Behandlungszeitraum (p : Signifikanzniveau im Zeitreihenvergleich - Initialwert zu letztem Wert; Grenzen des 1 s-Bereiches mit derselben Symbolik wie die jeweiligen mittleren Meßpunkte)

**Hämatokrit   [%]**

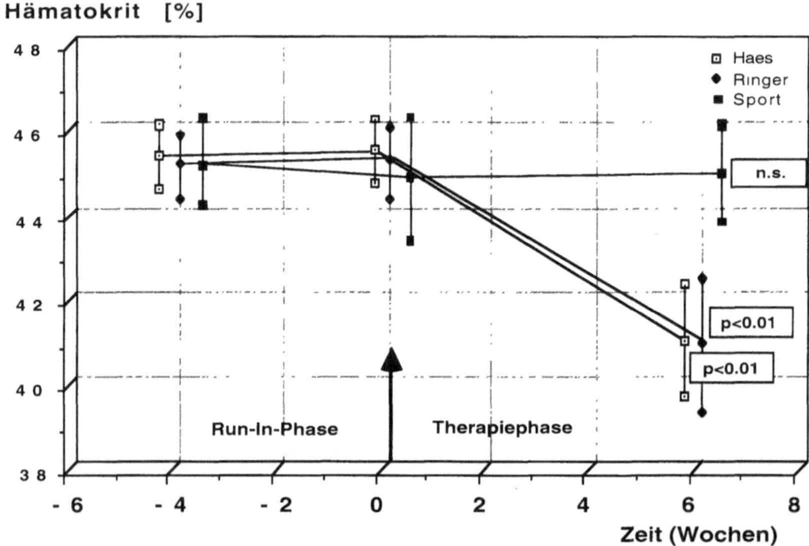


Abbildung 8:   Verlauf des Hämatokritwertes für die drei Gruppen (p : Signifikanzniveau im Zeitreihenvergleich - Initialwert zu letztem Wert; Grenzen des 1 s-Bereiches mit derselben Symbolik wie die jeweiligen mittleren Meßpunkte)

**Plasmaviskosität   [mPas]**

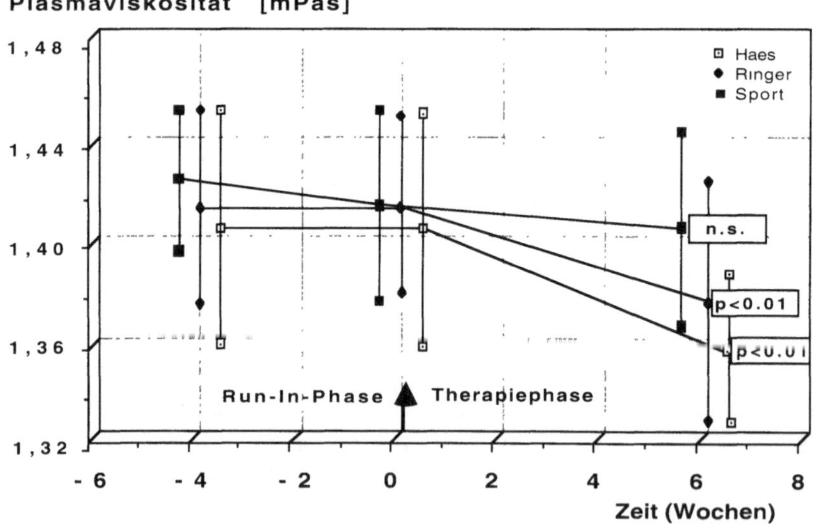


Abbildung 9:   Entwicklung der Plasmaviskosität der drei Gruppen über den Behandlungszeitraum. (p : Signifikanzniveau im Zeitreihenvergleich - Initialwert zu letztem Wert; Grenzen des 1 s-Bereiches mit derselben Symbolik wie die jeweiligen mittleren Meßpunkte)

Nach dem Gefäßsport als Monotherapie wies der Hämatokrit keine Veränderung auf. Sowohl in der Ringer- als auch in der Haes-Gruppe waren signifikante Abnahmen des Hämatokritwertes zu beobachten (Abb. 8).
Der zeitliche Verlauf der Plasmaviskosität ist in der Abbildung 9 zu sehen. In der Haes-Gruppe ist die Abnahme am deutlichsten ausgeprägt, sie betrug 3 % Dasselbe gilt für die Erythrozytenaggregation, die in der Abbildung 10 dargestellt ist. Die Abnahme betrug hier 11 %.

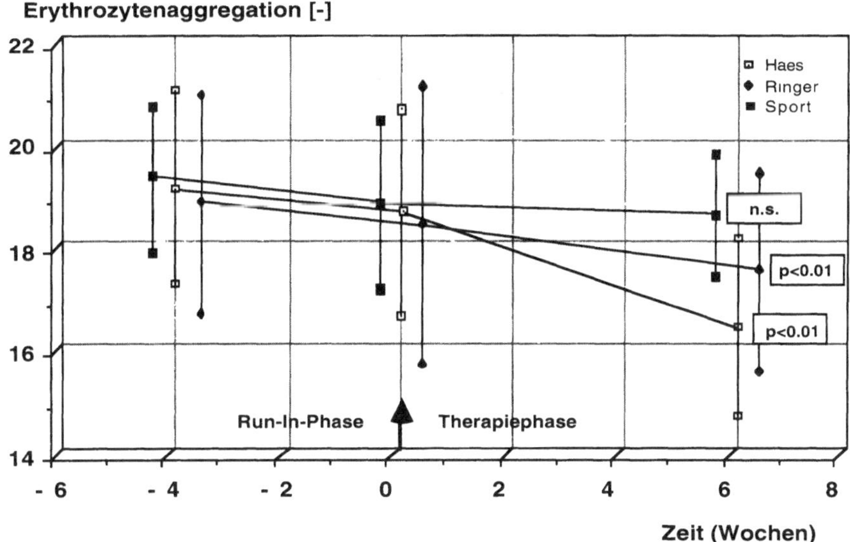


Abbildung 10: Entwicklung der Erythrozytenaggregation der drei Gruppen über den Behandlungszeitraum. (p: Signifikanzniveau im Zeitreihenvergleich -Initialwert zu letztem Wert; Grenzen des 1 s-Bereiches mit derselben Symbolik wie die jeweiligen mittleren Meßpunkte)

Im Rahmen dieser Untersuchung  konnte demonstriert werden, daß die kombinierte iso- und hypervolämische Hämodilution mit 10% Haes 200/0,5 der Hämodilution mit kristalloider Lösung signifikant überlegen ist.

***Merke:***

**Der klinische Benefit mit Gefäßsport wird durch eine Kombination mit der Hämodilution auch bei kleinem Ausgangshämatokrit noch deutlich signifikant gesteigert.**

## 1.3. Hydroxyäthylstärke oder Dextran

*H. Kiesewetter, F. Jung, J. Blume, M. Gerhards*

In einer doppelblinden Untersuchung [187] wurde die klinische Wirksamkeit von Hydroxyäthylstärke (HAES steril® 10%, Fresenius AG) mit der von Dextran 40 10% verglichen. Nach Dextrangabe waren bereits mehrfach Steigerungen der Unterschenkeldurchblutung beschrieben worden [32, 89, 313, 405].
Es wurden aus ambulanten Patienten mit PAVK II 60 randomisiert ausgewählt, die den oben beschriebenen Ein- und Ausschlußkriterien genügten (Seite 9). Die Patienten waren mindestens 6 Monate regelmäßig physikalisch therapiert worden, und zwar drei- bis fünfmal pro Woche nach dem Regime von WEIDINGER [387]. Mit Beginn der "Run-In-Phase" wurden die Patienten aus den Sportgruppen herausgenommen, jedoch angehalten, ihre Bewegungsgewohnheiten beizubehalten.

**Vergleichsuntersuchung:    Hydroxyäthylstärke - Dextran bei PAVK II**

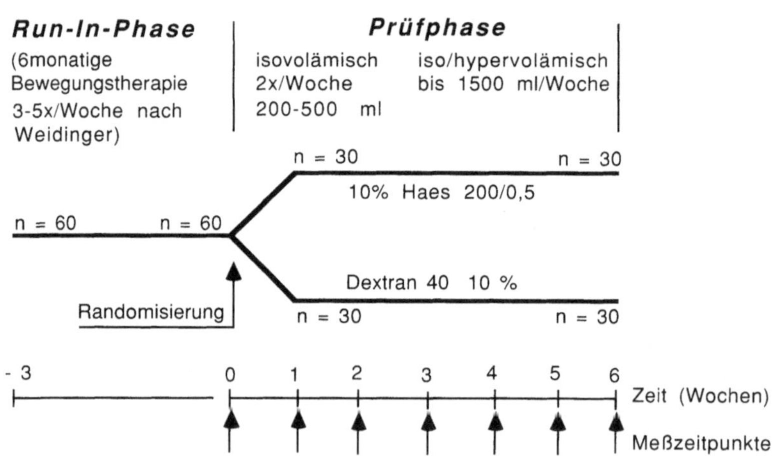


Abbildung 11: Studienablauf

Während der 6-wöchigen Behandlungsphase wurde der Hämatokrit in 4 bis 8 Sitzungen isovolämisch abgesenkt. Hierzu wurden jeweils 200-500 ml Blut entnommen und dieses durch 10% Haes 200/0,5 bzw. Dextran 40 10% gleichzeitig isovolämisch ersetzt. Aderlässe wurden immer dann durchgeführt, wenn der Hämatokrit 43% und mehr war, im anderen Fall wurde eine hypervolämische Hämodilution mit 500 ml vorgenommen. Im allgemeinen waren 4 bis 8 isovolämische und 6 bis 8 hypervolämische Dilutionssitzungen notwendig. Die demographischen Daten, Risikofaktoren, Begleiterkrankungen und die Begleitmedikation waren in beiden Patientengruppen strukturähnlich.

Die schmerzfreie Gehstrecke änderte sich in der Haes-Gruppe von 189 auf 281 m um 44 % und in der Dextran-Gruppe von 193 auf 246 m um 28 % (Abbildung 12). Der Unterschied ist beim Vergleich beider vorher strukturgleichen Gruppen signifikant auf dem 5 %-Niveau.

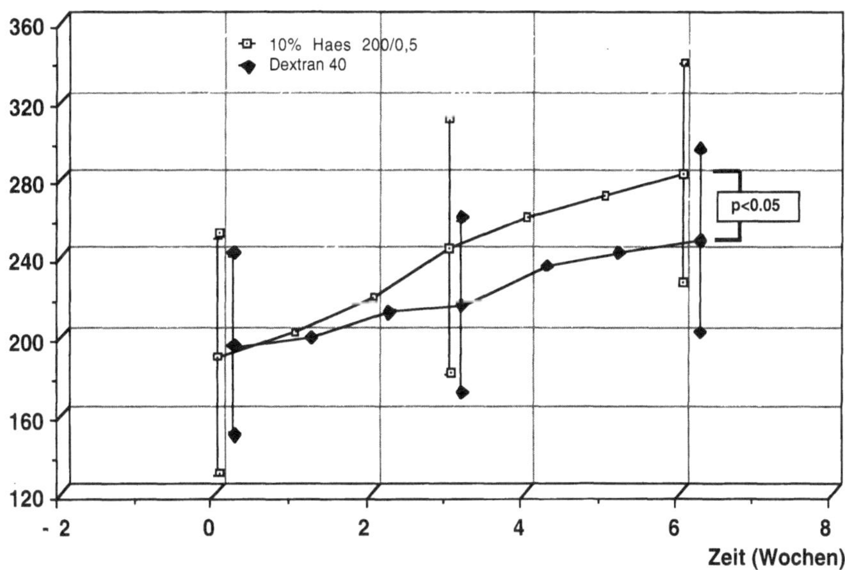


Abbildung 12: Schmerzfreie Gehstrecke für die zwei Gruppen über den Behandlungszeitraum (p: Signifikanzniveau im Gruppenvergleich - Initialwert zu letztem Wert; Grenzen des 1 s-Bereiches mit derselben Symbolik wie die jeweiligen gemittelten Meßpunkte)

Die Plasmaviskosität nahm in der Haes-Gruppe um 6 % ab, während sie in der Dextran-Gruppe fast konstant blieb. Dasselbe galt für die Erythrozytenaggregation, die in der Haes-Gruppe um 13 % abnahm.

### *Merke:*

HAES steril[®] 10 % (200/0,5) ist bei der Behandlung der PAVK II dem Dextran 40 10 % klinisch signifikant überlegen.

## 1.4.  Rheologisch  ausgerichtete  Therapie

*H. Kiesewetter, F. Jung*

Da bei den vorgestellten Untersuchungen eine klinische Besserung im allgemeinen mit einer deutlichen Steigerung der Fließfähigkeit des Blutes, speziell des Blutplasmas, verbunden war, wurde an einem Kollektiv von 198 Patienten mit PAVK II, die den oben genannten Ein- und Ausschlußkriterien genügten, eine Therapie nach rheologischen Gesichtspunkten durchgeführt [179]. Alle Patienten wurden bei Eintritt in die Untersuchung intensiv physikalisch therapiert, und zwar, wenn eben möglich, täglich eine Stunde nach einer Kombination der Programme von KRAUSE [218], SCHOOP [328] und WEIDINGER [387] (Abbildung 13).

### Kombinationstherapie  bei  PAVK  II

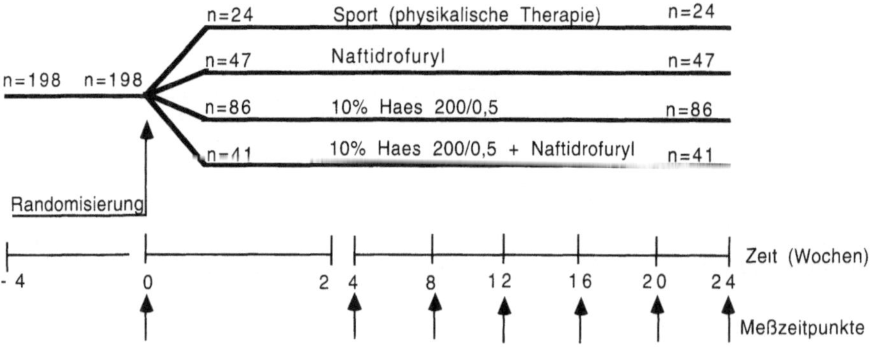



Abbildung 13:  Studienablauf

Einer Gruppe von 47 Patienten mit eingeschränkter Erythrozytenverformbarkeit und einer Plasmaviskosität zwischen 1,34 und 1,39 mPas wurde zusätzlich in den ersten 14 Tagen 400 mg Naftidrofuryl (Dusodril®, Lipha Arzneimittel GmbH) intravenös und ab der dritten Woche täglich 600 mg oral verabreicht. Eine weitere Gruppe von 86 Patienten, bei denen der Hämatokrit größer als 42 % und die Plasmaviskosität kleiner als 1,39 mPas waren, wurde kombiniert iso- und hypervolämisch diluiert. Hierzu wurden in den ersten Wochen zweimal wöchentlich 200-400 ml Blut entnommen und diese gleichzeitig isovolämisch durch 10% Haes 200/0,5 (HAES steril® 10 %, Fresenius AG) ersetzt. Nach dieser Einstellungsphase wurde in den ersten 3 Monaten zweimal wöchentlich 500 ml 10% Haes 200/0,5 hypervolämisch verabreicht, in den letzten 3 Monaten nur noch einmal pro Woche. Überstieg der Hämatokrit 42 %, wurde wiederum isovolämisch diluiert. Die vierte Behandlungsgruppe bestand aus 41 Patienten mit stark eingeschränkter Fließfähigkeit des Blutes. Bei diesen Patienten waren Hämatokrit, Plasmaviskosität und bei einigen auch die Erythrozytenrigidität erhöht. Diese Gruppe wurde mit einer Kombination der beiden oben beschriebenen Behandlungsformen (Hämodilution, Naftidrofurylgabe) therapiert. Die Behandlungsgruppen waren bis auf die rheologischen Parameter strukturgleich.

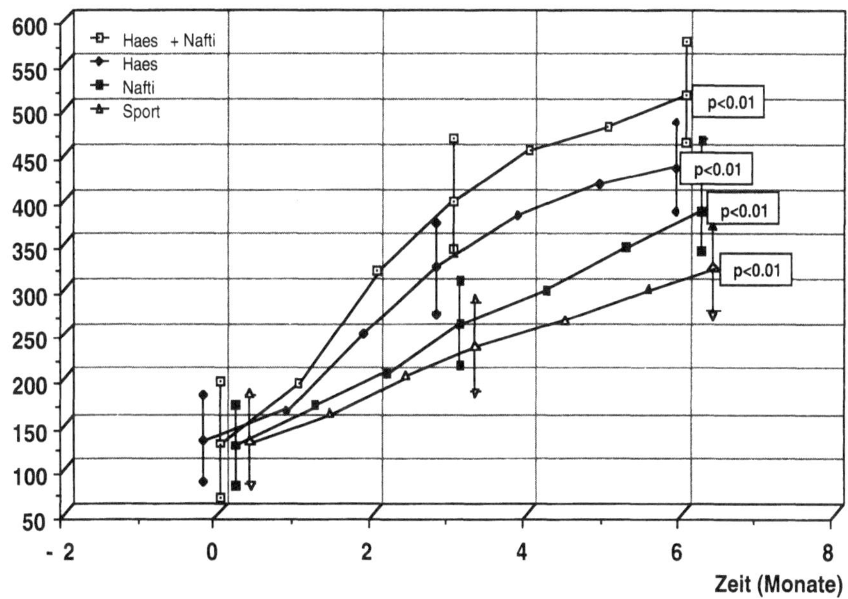


Abbildung 14:  Schmerzfreie Gehstrecke für die vier Gruppen über den Behandlungszeitraum (p: Signifikanzniveau im Zeitreihenvergleich - Initialwert zu letztem Wert; Grenzen des 1 s-Bereiches mit derselben Symbolik wie die jeweiligen mittleren Meßpunkte)

Die schmerzfreie Gehstrecke änderte sich in der Sport-Gruppe von 126 auf 337 m um 168 %, in der Naftidrofuryl-Gruppe von 118 auf 393 m um 233 %, in der Haes-Gruppe von 132 auf 431 m um 227 % und in der Haes+Naftidrofuryl-Gruppe von 124 auf 514 m um 315 %. Es zeigt sich eindeutig, daß die Gehstreckenzunahme in der Kombinationsgruppe Gefäßsport, Hämodilution und Naftidrofuryl am größten war, gefolgt von der Kombination Hämodilution und Gefäßsport bzw. Naftidrofuryl und Gefäßsport. Am kleinsten war die Gehstreckenzunahme in der Gruppe, in der Gefäßsport als Monotherapie betrieben wurde (Abbildung 14).

**Hämorheologische Parameter für die Haes-Gruppe**

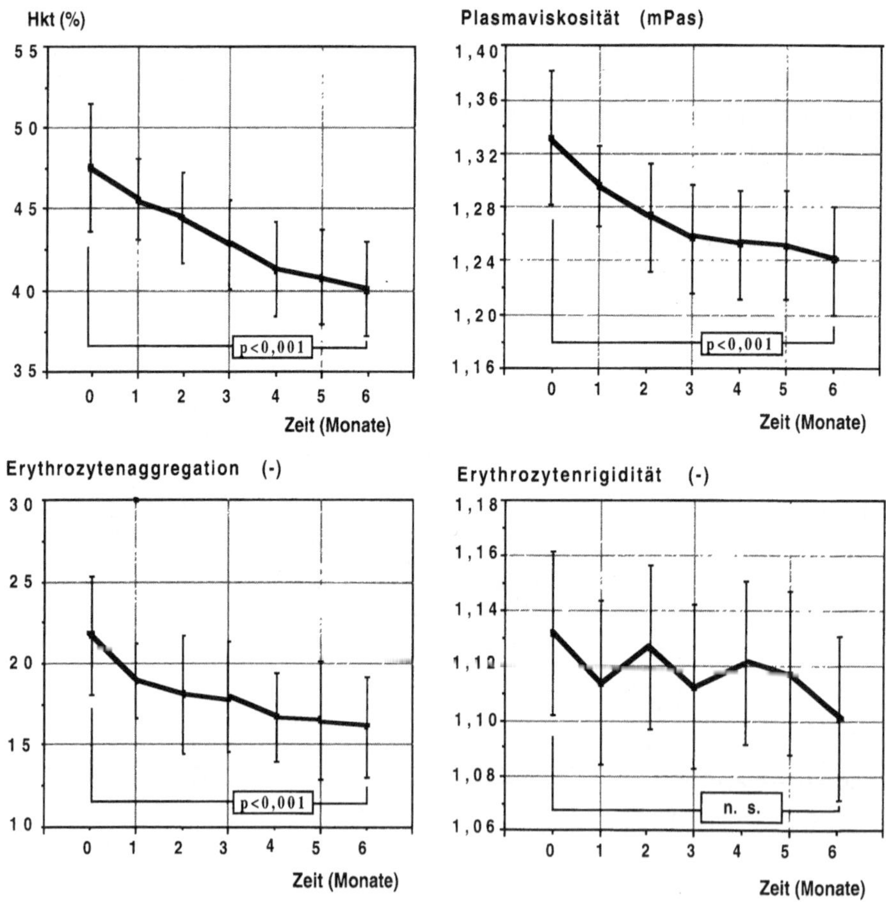


Abbildung 15: Hämorheologische Parameter für die mit Haes behandelte Gruppe über den Behandlungszeitraum (p: Signifikanzniveau im Zeitreihenvergleich - Initialwert zu letztem Wert)

In den Hämodilutionsgruppen wurde der Hämatokrit auf 40 % eingestellt, die Plasmaviskosität sank in der Haes-Gruppe um 7 % und in der Haes+Naftidrofuryl-Gruppe um 10 % signifikant ab. In den Naftidrofuryl-Gruppen konnte daneben noch die Erythrozytenrigidität reduziert werden, und zwar um 12 % in der Naftidrofuryl-Gruppe und um 14 % in der Haes+Naftidrofuryl-Gruppe. In den Abbildungen 15 und 16 sind die rheologischen Parameter der Haes- und  Haes+Naftidrofuryl-Gruppe vor Beginn und während der Behandlung dargestellt.

**Hämorheologische Parameter für die Haes+Naftidrofuryl-Gruppe**

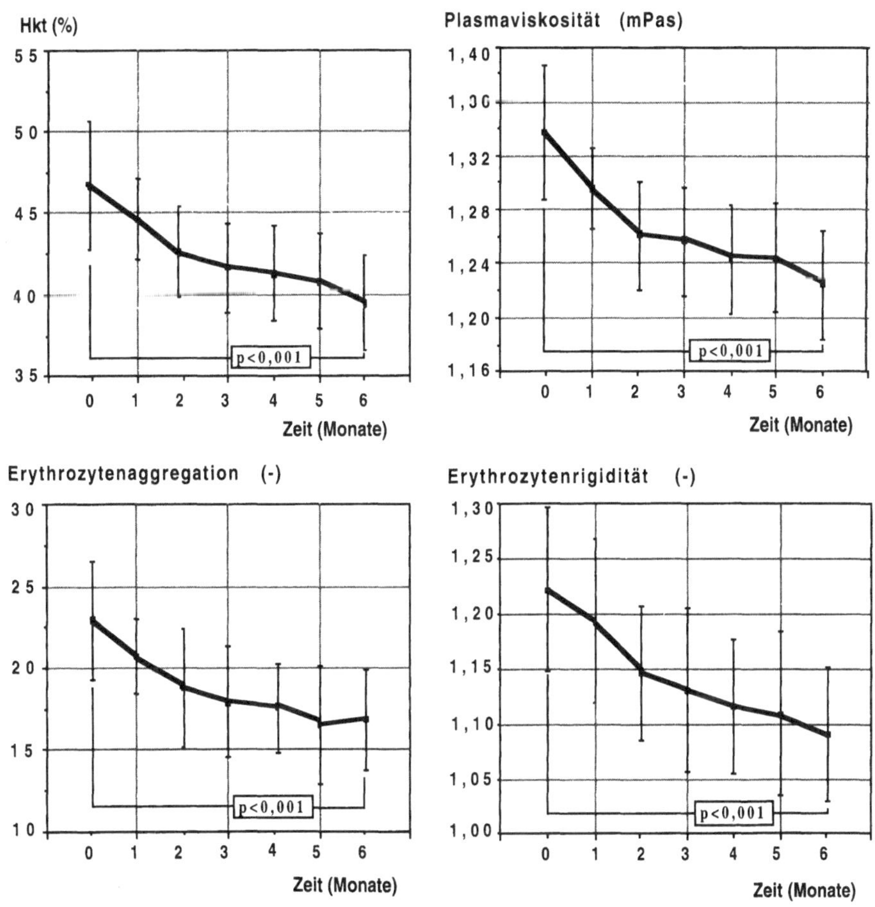


Abbildung 16:  Hämorheologische Parameter für die mit Haes und Naftidrofuryl behandelte Gruppe über den Behandlungszeitraum (p: Signifikanzniveau im Zeitreihenvergleich - Initialwert zu letztem Wert)

Der starken Gehstreckenzuwächse sind darauf zurückzuführen, daß ein sehr intensives Gehtraining an vorher untrainierten Patienten durchgeführt wurde und ein großer Prozentsatz (mehr als 50%) im Verlaufe des Trainings eine schmerzfreie Gehstrecke von mehr als 1000 m laufen konnte. Mit diesem Gefäßtraining konnte zwar eine tendenzielle Verbesserung der Fließfähigkeit des Blutes erzielt werden, es wurden jedoch keine signifikanten Unterschiede nachgewiesen. Eine Verbesserung der Fließfähigkeit des Blutes wird erst mit einer rheologischen Zusatztherapie erzielt.

**_Merke:_**

> **Eine rheologische Ergänzungstherapie zum Gefäßsport, die nach den spezifischen Defekten der Fließfähigkeit des Blutes ausgerichtet ist, bringt einen größeren klinischen Gewinn als Gefäßsport alleine.**

## 1.5. Beutelplasmapherese als sinnvolle Ergänzung

*H. Kiesewetter, J. Blume, F. Jung, M. Gerhards, G. Leipnitz, S. Spitzer, E. Wenzel*

Bei 40 bis 50 % der Patienten mit PAVK sind die Hämatokritwerte nicht soweit erhöht, daß eine Hämodilution mit Aderlaß zur Hämatokritabsenkung sinnvoll erscheint. Auf der anderen Seite weisen die Gefäßpatienten häufig stark erhöhte Plasmaviskositäten auf [191, 192]. Aus diesem Grunde wurde in der vorgestellten Untersuchung [173] getestet, ob eine Beutelplasmapherese unter Konstanthalten des Hämatokritwertes in Kombination mit gymnastischen Übungen eine signifikante Steigerung der schmerzfreien Gehstrecke bewirken kann. In einer doppelblinden, placebokontrollierten Studie wurden insgesamt 60 Patienten mit PAVK II in 3 Gruppen zu jeweils 20 Patienten aufgeteilt. Neben einer Gefäßgymnastik, dreimal wöchentlich, wurde den Patienten zweimal wöchentlich, insgesamt über 6 Wochen, jeweils 300 ml Blut entnommen, das Plasma in der Haes- und Laevulose-Gruppe verworfen und in der ersten Gruppe durch 10% Haes 200/0,5 (HAES steril® 10 %, Fresenius AG) und in der zweiten Gruppe durch Laevulose 5 % ersetzt. In der dritten Gruppe wurde das Eigenblut unverändert retransfundiert (Abbildung 17).

**Beutelplasmapherese bei Patienten mit PAVK II**

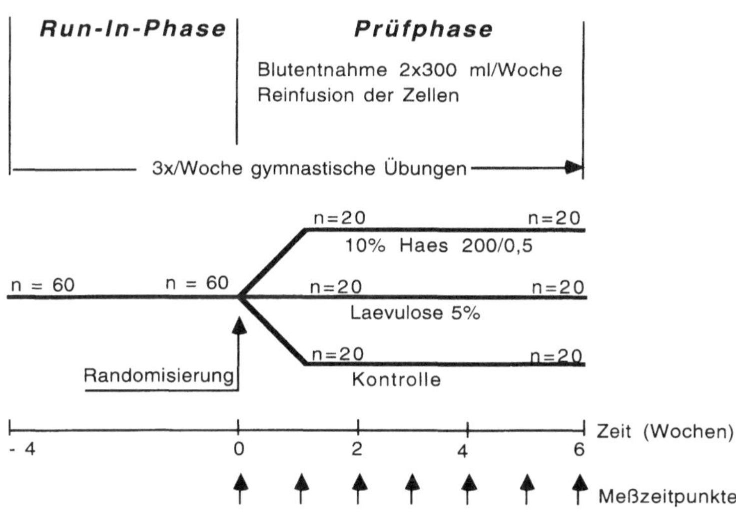


Abbildung 17: Studienablauf

Die 3 Behandlungsgruppen waren im Hinblick auf die wichtigsten demographischen Daten, Risikofaktoren, Begleiterkrankungen und Begleitmedikation strukturgleich.

Die schmerzfreie Gehstrecke änderte sich in der Haes-Gruppe von 153 auf 183 m um 21 %, in der Laevulose-Gruppe von 147 auf 154 m um 5 % und in der Plasma-Gruppe nur von 140 auf 142 m um 1 %. Im Gruppenvergleich unterscheidet sich nur die Haes-Gruppe signifikant von den anderen, und zwar auf dem 5 %-Niveau (Abbildung 18).

**Schmerzfreie Gehstrecke [m]**

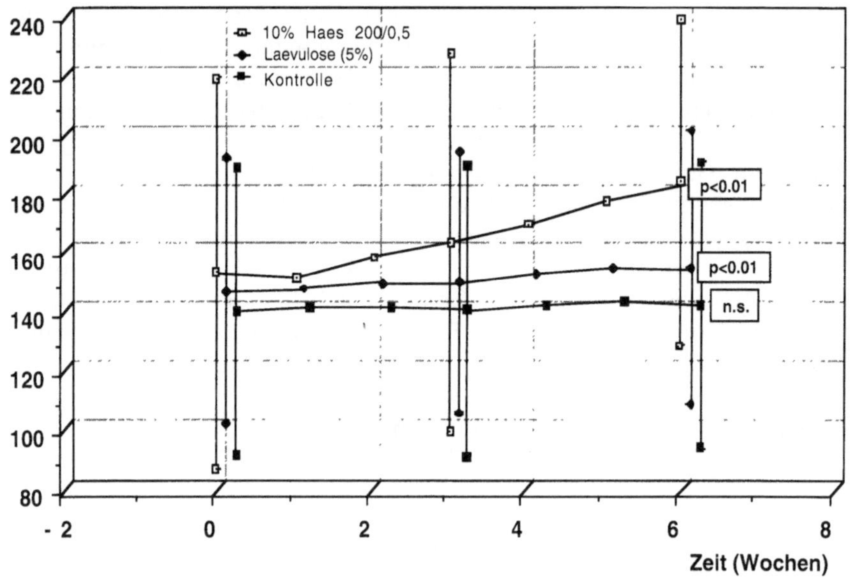


Abbildung 18:  Schmerzfreie Gehstrecke für die drei Gruppen über den Behandlungszeitraum (p: Signifikanzniveau im Zeitreihenvergleich - Initialwert
zu letztem Wert; Grenzen des 1 s-Bereiches mit derselben Symbolik
wie die jeweiligen mittleren Meßpunkte)

Die Plasmaviskosität nahm in der Haes-Gruppe signifikant um 3 % ab, in der Laevulose-Gruppe nur um 1 % (Abbildung 19), die Erythrozyten-aggregation in der Haes-Gruppe um 11 % und in der Laevulose-Gruppe um 5 % (Abbildung 20). Der Hämatokritwert zeigte sich nach den 12 Plasmapheresesitzungen nahezu unverändert.

**_Merke:_**

> **Die alleinige Verdünnung des Blutplasmas führt zu einer signifikanten Zunahme der schmerzfreien Gehstrecke.**

**Plasmaviskosität   [mPas]**

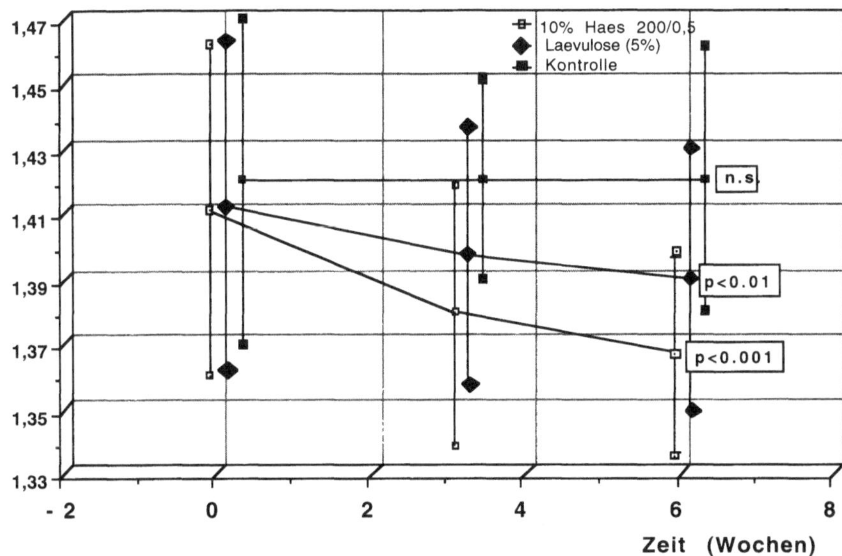


Abbildung 19:  Verlauf der Plasmaviskosität in den drei Gruppen   (p: Signifikanzniveau im Zeitreihenvergleich - Initialwert zu letztem Wert; Grenzen des 1 s-Bereiches mit derselben Symbolik wie die jeweiligen mittleren Meßpunkte)

**Erythrozytenaggregation [-]**

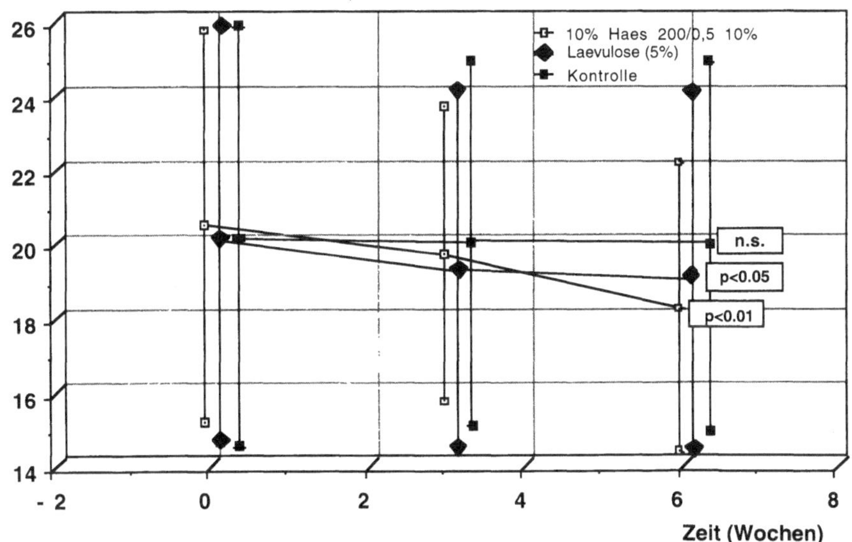


Abbildung 20:  Verlauf der Erythrozytenaggregation der drei Gruppen über den Behandlungszeitraum (p: Signifikanzniveau im Zeitreihenvergleich - Initialwert zu letztem Wert; Grenzen des 1 s-Berciches mit derselben Symbolik wie die jeweiligen mittleren Meßpunkte)

## 1.6. Verdünnung bei multimorbiden Patienten

*H. Kiesewetter, J. Blume, F. Jung, S. Spitzer, R. Bach, A. Birk, H. Schieffer, E. Wenzel*

Die Behandlung multimorbider Patienten mit peripherer arterieller Verschlußkrankheit (PAVK) kann wegen konkomitierender Erkrankungen wie der koronaren Herzkrankheit, der chronisch obstruktiven Lungenerkrankung, der arteriellen Hypertonie oder dem Diabetes mellitus ein komplexes Problem sein. Die Hämodilution kann eine klinisch wirksame Therapie auch für einen Teil der Begleiterkrankungen sein. Es muß allerdings eine kolloidale Lösung Verwendung finden, die dünnflüssig ist und die als isoonkotische Substanz *keine* zusätzliche intravasale Volumenwirkung hat. Hydroxyäthylstärke 200/0,5 6% (HAES steril® 6%, Fresenius AG) erfüllt diese Forderungen.

**Hämodilution mit 6% Haes 200/0,5 bei multimorbiden Patienten mit PAVK II**

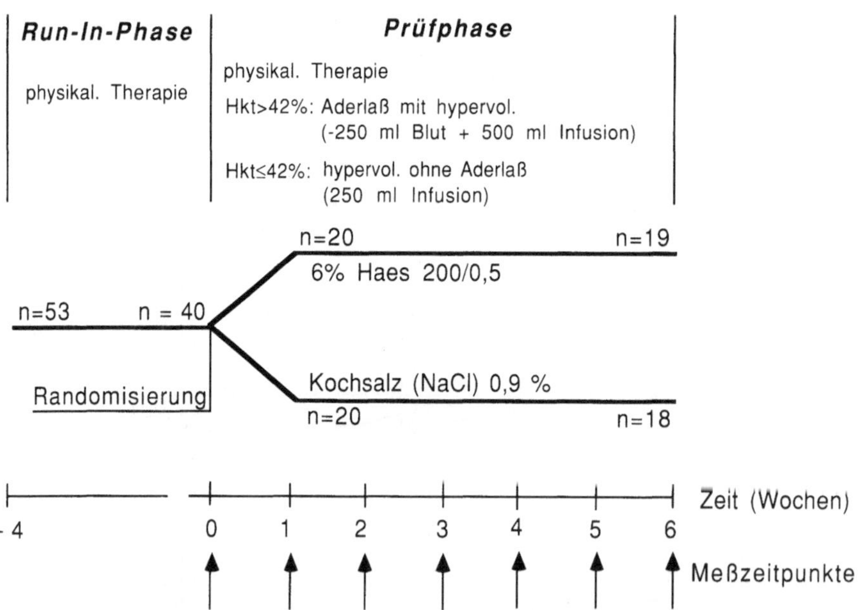


Abbildung 21:   Studienablauf

Es handelt sich um eine randomisierte doppelblinde, placebokontrollierte Studie an 40 Patienten mit PAVK im Stadium II [175]. Alle Patienten führten zehn Wochen lang (zweimal wöchentlich) gymnastische Übungen durch. In der sechswöchigen Therapiephase wurden die Patienten zu-

sätzlich zur physikalischen Therapie diluiert (Abbildung 21).
Dabei wurde bei allen Patienten der Hämatokrit zwischen 38 und 42% eingestellt. Aus diesem Grund wurde den Patienten anfänglich (im Mittel 14 Tage lang) zwei- bis dreimal wöchentlich 250 ml Blut entnommen und hypervolämisch ersetzt. Danach wurde bei allen Patienten wöchentlich der Hämatokrit und die Plasmaviskosität kontrolliert, um die entsprechende Hämodilution vornehmen zu können. Bei einem Hämatokritwert größer 42% wurde eine hypervolämische Hämodilution (500 ml 6% Haes 200/0,5 bzw. 500 ml Kochsalz) mit Aderlaß von 250 ml vollzogen, bei Hämatokritwerten gleich oder kleiner als 42% eine alleinige hypervolämische Dilution (250 ml 6% Haes 200/0,5 oder 250 ml Kochsalz).

Aderlässe von im Mittel 1,7 l mit Volumensubstitution durch Kochsalz führten zu einer signifikanten Steigerung der schmerzfreien Gehstrecke von 173 m auf 206 m, also um 19%. Die Steigerung der schmerzfreien Gehstrecke in der Haes-Gruppe war deutlich höher; sie änderte sich von 175 m auf 238 m um 36%. Der Unterschied war im Vergleich der vorher strukturgleichen Gruppen auf dem 5%-Niveau signifikant (Abbildung 22).

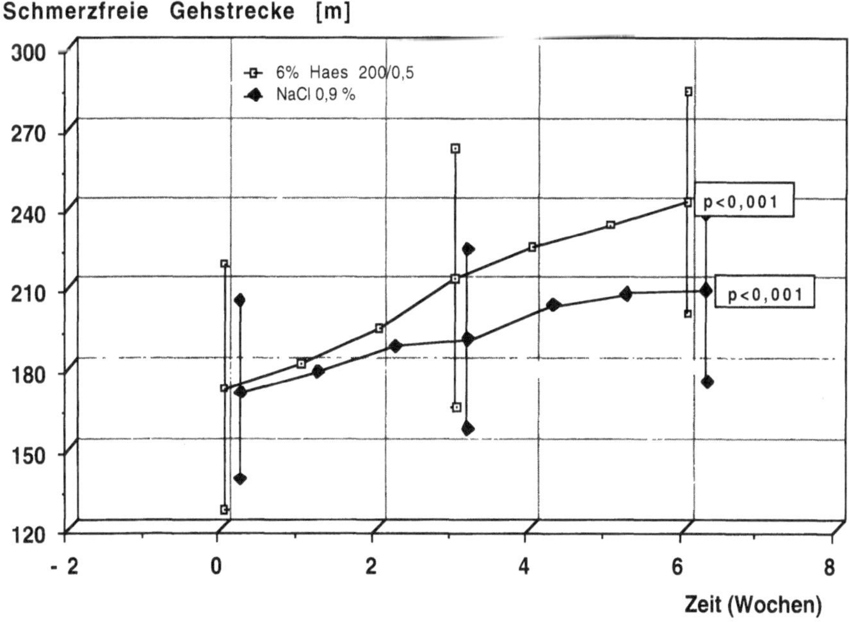



Abbildung 22: Schmerzfreie Gehstrecke für die zwei Gruppen über den Behandlungszeitraum (p: Signifikanzniveau im Zeitreihenvergleich - Initialwert
zu letztem Wert; Grenzen des 1 s-Bereiches mit derselben Symbolik
wie die jeweiligen mittleren Meßpunkte)

Die Plasmaviskositätsabnahmen von 3,5% in der Verum-Gruppe und von 1,4% in der "Placebo-Gruppe" unterscheiden sich signifikant, die Erythrozytenaggregationsabnahmen von  6,1% in der Verum-Gruppe und von 4,4% in der "Placebo-Gruppe"  nur tendenziell (Abbildung 23).

**Hämorheologische Parameter für die mit Haes behandelte Gruppe**

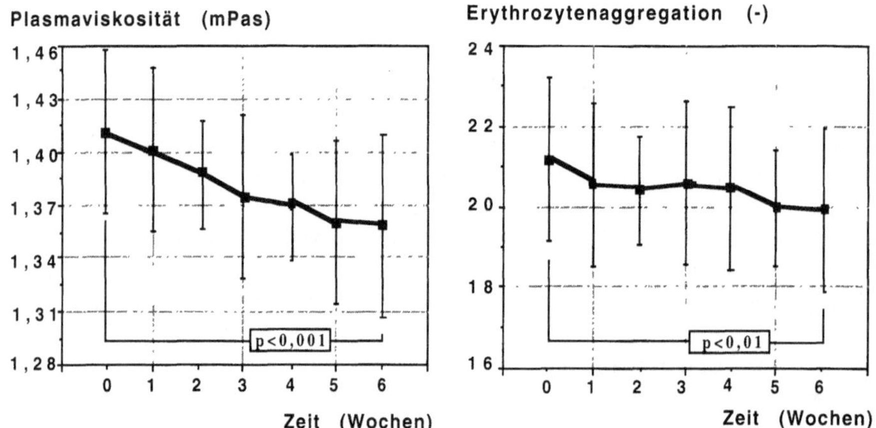


Abbildung 23:  Hämorheologische Parameter (Plasmaviskosität, Erythrozytenaggregation) für die mit Haes behandelte Gruppe über den Behandlungszeitraum (p: Signifikanzniveau im Zeitreihenvergleich - Initialwert zu letztem Wert)

Bei 10 Patienten der Verumgruppe kam es zu einer Reduktion des systemischen arteriellen Bluthochdruckes. Die Anfallshäufigkeit der pektanginösen Anfälle nahm in der Verumgruppe ab.

**_Merke:_**

Eine Hämodilution mit einer isoonkotischen  HAES steril[®] 6%  (200/0,5) -Lösung bei multimorbiden Patienten mit  PAVK bringt einen deutlichen Zuwachs der Gehstrecke und einen Benefit für die Begleiterkrankungen.

## 1.7. Dilution bei Patienten mit PAVK (Stadium II - IV) und koronarer Herzkrankheit

*H. Böhme, I. Bulik*

Wegen der hohen Koinzidenz der peripheren arteriellen Verschlußkrankheit (PAVK) und der koronaren Herzkrankheit (KHK) leiden fast alle Patienten mit einer PAVK im Stadium III bzw. IV (mehr als 90%) auch an einer KHK [265]. Zudem wird bereits bei 50 % der Patienten mit einer PAVK im Stadium II eine KHK gefunden [44]. In der vorgestellten Studie [29] sollte geprüft werden, ob Patienten mit koronarer Herzkrankheit (KHK) und peripherer arterieller Verschlußkrankheit (PAVK) von der Hämodilution profitieren.

### Hämodilutionstherapie bei Patienten mit PAVK (Stadium II - IV) und koronarer Herzkrankheit

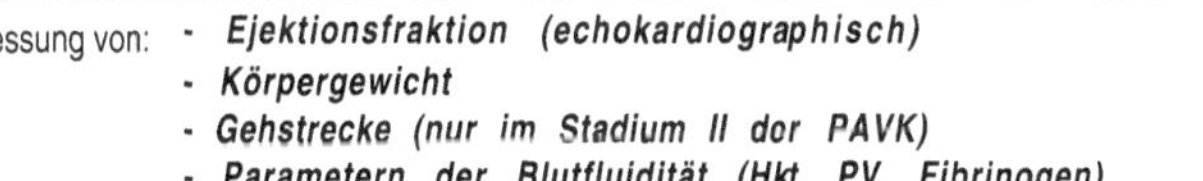


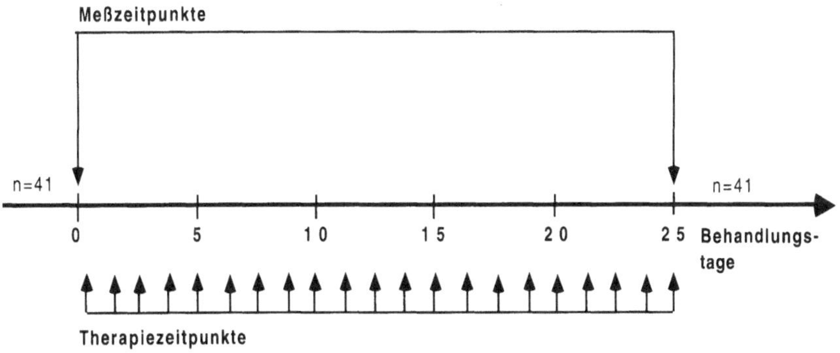


Abbildung 24:  Studienplan für die Hämodilution mit 10% Haes 200/0,5 bei Patienten PAVK (Stadium II-IV) und koronarer Herzkrankheit

Die Patienten im Stadium II und III wurden 25 Tage mit 250 ml 10% Haes 200/0,5 diluiert. Im Stadium IV wurde solange diluiert, bis die Ulzera abgeheilt waren, längstens jedoch auch 25 Tage (Abbildung 24).

Alle Patienten im Stadium III und IV (n=16) waren angiographiert. Eine konservative Therapie war indiziert, da eine gefäßchirurgische Rekanalisation, eine perkutane transluminale Angioplastie (PTA) sowie eine Fibrinolyse (lokal oder systemisch) aufgrund der bestehenden Ausschlußkriterien nicht möglich waren. Die meisten der Patienten im Stadium III und IV wiesen einen Zustand nach einem Hinterwandinfarkt (n=12), nur 4 einen Zustand nach einem ausgedehnten Vorderwandinfarkt mit eingeschränkter Ejektionsfraktion (EF) auf. Bei den übrigen Patienten (n=25) lag eine PAVK im Stadium II vor, wobei 24 einen Hinterwandinfarkt und nur ein Patient einen ausgedehnten Vorderwandinfarkt in ihrer Vorgeschichte   hatten.

Bei den 5 Patienten mit ausgedehntem Vorderwandinfarkt und eingeschränkter Ejektionsfraktion (EF) kam es unter der nach obigen Schema durchgeführten hypervolämischen Hämodilution schon nach 3 bis 14 Infusionstagen trotz begleitender Diuretika-Gabe zur Linksherzinsuffizienz mit konsekutiver Zunahme des Körpergewichtes. Die Patienten im Stadium II und Zustand nach Hinterwandinfarkt (n=24) zeigten eine Verbesserung der Gehstrecke (ohne Zunahme der Anfallshäufigkeit der Angina pectoris) von im Mittel 198 m vor Therapiebeginn auf 412 m nach Therapieende, also um 108 %.

Die 2 Patienten im Stadium III konnten in ein Stadium II überführt werden. Bei 10 der 14 Patienten im Stadium IV konnte der Ruheschmerz beseitigt werden. Die Nekrosen heilten in 6 Fällen vollständig ab, fünfmal nur partiell und in 3 Fällen blieben sie unverändert.

Der systemische Hämatokrit wurde insgesamt signifikant reduziert. Bei den meisten Patienten wurde die Plasmaviskosität gesenkt und zwar besonders dann, wenn sie vorher stark erhöht war. Bei den Patienten mit Vorderwandinfarkt stiegen im Rahmen der Dekompensation unter der Hämodilution die Plasmaviskosität und die Fibrinogenkonzentration an.

**_Merke:_**

---

**Sogar im Stadium IV der PAVK mit koronarer Herzkrankheit (KHK) ist eine tägliche hypervolämische Hämodilution über 25 Tage möglich und führt zu einem klinischen Erfolg, allerdings sollten Patienten mit einem Zustand nach ausgedehntem Vorderwandinfarkt und eingeschränkter Ejektionsfraktion nicht hypervolämisch diluiert werden.**

---

## 1.8. Allgemeine  Schlußfolgerungen

*H. Kiesewetter, B. Angelkort, H. Böhme*

Die iso- und die hypervolämische Hämodilution sowie die Beutelplasmapherese sind sinnvolle Ersatz- oder Zusatzmaßnahmen zum
physikalischen Training bei der PAVK im Stadium II [55, 173, 175, 177,
183,  187, 266, 389]. Auch als Zusatzbehandlung zur Ulkusbehandlung im
Stadium IV nach FONTAINE ist die Dilution möglich [28, 302, 303]. Die
Analyse der einzelnen Studien erlaubt eine grundsätzliche Therapie-
empfehlung, die sich nach hämorheologischen Gesichtspunkten ausrichtet
(Tabelle 1). Als rheologische Parameter müssen Hämatokrit und
Plasmaviskosität gemessen werden (spezielle Therapieempfehlungen in
Kapitel IV, 6.).

Tabelle 1:      Allgemeines Therapieschema

*1)*      *Hämodilution*   (Kreatinin < 2 mg/dl)

| | | | | |
|---|---|---|---|---|
| *Hkt* | *(%)* | 40 - 42 | 43 - 45 | > 45 |
| *Infusion* | *(ml)* | 250 - 500 | 500 | 500 |
| *Aderlaß* | *(ml)* | - | 250 | 250 - 500 |

| | | | |
|---|---|---|---|
| *PV* | *(mPas)* | ≤ 1,39 | > 1,39 |
| *Kolloid* | | 10% Haes 200/0,5 | 6% Haes 200/0,5 |

*2)*      *Beutelplasmapherese*   (Kreatinin < 2 mg/dl)

| | | | |
|---|---|---|---|
| *PV* | *(mPas)* | ≤ 1,39 | > 1,39 |
| *Kolloid* | | 10% Haes 200/0,5 | 6% Haes 200/0,5 |

Die wichtigsten Kontraindikationen für eine Hämodilution mit Hydroxyäthylstärke sind in der
Tabelle 2 zusammengefaßt.

Tabelle 2:      Kontraindikationen

- schwere  hämorrhagische  Diathese
- Herzinfarkt  in  den  letzten  6  Wochen
- Ejektionsfraktion  unter  30%,  Hauptstamm-Stenose/-Äquivalente  >  60%
- instabile  Angina  pectoris,  Crescendo-Angina,  Angina  im  CCS-Stadium  IV
- Herzinsuffizienz  im  Stadium  III  und  IV  (NYHA)
- hämodynamisch  relevantes  Herzvitium
- Zustand  nach  kardialer  Dekompensation,  Synkope   kardialer  Genese
- Arrhythmie  Lown  IVb  und  V,  höhergradige  SA-  und  AV-Blockierung
- Herzfrequenz  unter  50/min  bzw.  über  100/min  in  Ruhe
- deutlich  reduzierter  Allgemeinzustand
- andere  schwerwiegende  Erkrankungen,  z.B.  hämatologische  Systemerkrankung,
  Leberzirrhose,  Niereninsuffizienz  (Kreatinin  >  2  mg/dl),  cerebrales
  Krampfleiden
- bekannte  "Haes-Allergie"

Ein Überfüllen des Gefäßsystems bewirkt bei noch erhaltener vasomotorischer Reserve eine periphere Vasodilatation und damit ein Herabsetzen des peripheren Widerstandes [55]. Bei Hämatokritwerten über 45% und ausgeprägter klinischer Symptomatik ist die hypervolämische Hämodilution mit Aderlässen wirksam. Bei multimorbiden Patienten und solchen mit Plasmaviskositäten über 1,39 mPas ist 6% Haes 200/0,5 der Vorzug zu geben [175]. Für Patienten, bei denen eine kardiale Dekompensation durch die Hypervolämie möglich erscheint, bietet sich alternativ die isovolämische Hämodilution an, wenn die Hämatokritwerte größer als 42% sind. Dies gilt auch für Patienten mit ausgepräger Arteriolosklerose (erschöpfte vasomotorische Reserve).

***Merke:***

**Bei Hämatokritwerten unter 40% und bei Plasmaviskositäten bis zu 1,39 mPas ist die Gabe vasoaktiver Substanzen mit rheologischer Wirkkomponente als Monotherapie sinnvoll, wenn zusätzlich auf eine *ausreichende Flüssigkeitszufuhr* geachtet wird. Empfehlenswert sind Naftidrofuryl (Dusodril®) oder Pentoxifyllin (Trental®) [172, 174]. Nach Überschreiten einer kritischen Plasmaviskosität (Werte oberhalb von 1,39 mPas) sollten Beutelplasmapheresesitzungen durchgeführt werden, da das Verschlußrisiko bei einer so ausgeprägt erhöhten Plasmaviskosität deutlich zunimmt. Bei stark eingeschränkter Fließfähigkeit des Blutes (Hkt > 45%, PV > 1,39 mPas) ist eine Kombination von Hämodilution bzw. Plasmapherese und "Rheologika" erfolgversprechend. Auf eine ausreichende zusätzliche Flüssigkeitszufuhr ist außerdem zu achten.**

# 2. Hämodilution bei Patienten mit ischämischer Herzerkrankung

*R. Bach, S. Erlenwein, W. Vogel, J. Dyckmans, G. Berg, H. Schieffer, L. Bette*

1969 fanden DITZEL und Mitarbeiter [46] nach Untersuchungen mit Dextran an Patienten mit frischem Herzinfarkt in der Verumgruppe eine höhere Letalität als in der Kontrollgruppe. Seither gilt die koronare Herzerkrankung als Kontraindikation für eine Hämodilutionsbehandlung.
Auch in einer neueren Arbeit von LESCHKE und Mitarbeitern [234] wird bei Patienten mit koronarer Herzkrankheit (KHK) vor einer Hämodilution mit einer Hämatokritabsenkung auf 30% gewarnt [321].
Aufgrund der Verfügbarkeit der erheblich besser als Dextran verträglichen Hydroxyäthylstärke und der positiven Erfahrungen mit einer milden isovolämischen Hämodilution (Zielhämatokrit 38% bis 40%) bei Patienten mit peripherer arterieller Verschlußkrankheit (PAVK) [55, 176, 182, 388] wurde die klinische Wirksamkeit auch bei Patienten mit ischämischer Herzerkrankung geprüft.

## 2.1. Patienten

Es handelte sich um 100 Patienten mit koronarer 1-, 2-, 3-Gefäßerkrankung bzw. kardialer Mikroangiopathie und stabiler Angina pectoris, im mittleren Alter von 56 Jahren, Blutdrücken von 140/80 mmHg und einer Pulsfrequenz von 72 pro Minute. Alle Patienten waren wegen vermuteter oder gesicherter koronarer Herzerkrankung zur Durchführung einer diagnostischen Koronarangiographie stationär aufgenommen worden. Eine detaillierte Patientenbeschreibung ist der Originalarbeit zu entnehmen [178]. Als Ausschlußkriterien galten die in der Tabelle 2 (Kapitel II, 1.8.) aufgelisteten Kontraindikationen.

## 2.2. Isovolämische Einmaldilution

Zur Hämodilution wurde den Patienten in circa 30 Minuten 500 ml (HAES steril® 10% der Firma Fresenius AG) über eine Armvene infundiert und parallel dazu an einer kontralateralen Armvene ein Aderlaß von 500 ml Blut durchgeführt. Die Gesamtdauer der Hämodilution betrug einschließlich der Vorbereitungen circa 45 Minuten.
Vor und nach der Hämodilution erfolgten eine Nagelfalzkapillaroskopie [163], eine Blutentnahme mit Bestimmung der rheologischen Parameter und eine Ergometerbelastung. Die zeitliche Abfolge der einzelnen Maßnahmen ist in Abbildung 25 dargestellt. Bei der Ergometerbelastung wurde zunächst auf der ersten Stufe (1 W/kg Körpergewicht), dann auf der zweiten Stufe (1,5 W/kg KG) und zuletzt auf der dritten Stufe (2W/kg

KG) eine Konstanz der Kreislaufgrößen angestrebt, die in der Regel jeweils nach 3 Minuten erreicht war. Der Belastungsabbruch erfolgte unter Berücksichtigung allgemeingültiger Abbruchkriterien [243], belastungslimitierender Symptome oder muskulärer Erschöpfung. Die Erholungsphase dauerte solange, bis sich die Kreislaufwerte den Ausgangsruhewerten näherten und die möglichen kardialen Beschwerden abgeklungen waren.

## Hämodilution bei ischämischer Herzkrankheit

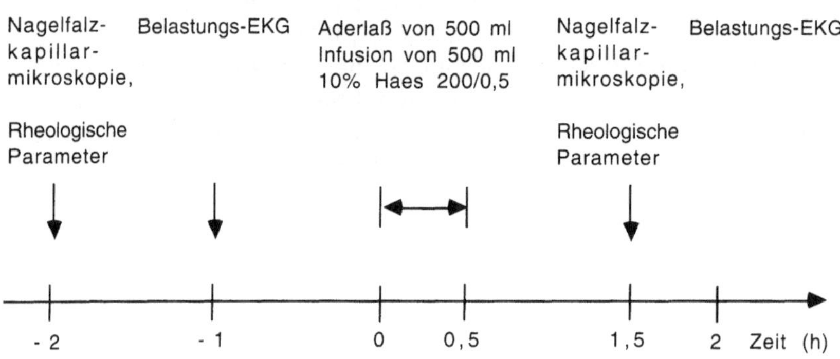


Abbildung 25:    Studienablauf

Die Ruhe- und Belastungsdrücke nahmen nach der Hämodilution signifikant ab, die maximale Frequenz bei Belastung signifikant zu.
Als klinischer Benefit wurde gewertet, wenn eines oder mehr als eines der fünf folgenden Kriterien durch die Hämodilution gebessert wurde (Tabelle 3).

Tabelle 3:    Klinische Kriterien vor und nach Hämodilution

|  | *vor* | *nach* | *Signifikanzniveau (p)* |
|---|---|---|---|
| Angina pectoris | 28 | 16 | n.s. |
| Dyspnoe | 31 | 15 | p<0,01 |
| Arrhythmie | 17 | 13 | n.s. |
| ST-Streckensenkung | 18 | 17 | n.s. |
| Druck x Frequenz [mmHg/min] | 22.983 | 21.803 | p<0,05 |

Das Symptom Dyspnoe nahm durch die Hämodilution signifikant ab (auf dem 1%-Niveau), ebenfalls das Druck x Frequenz-Produkt (auf dem 5% Niveau). Vor der Hämodilution wurde bei 71 Patienten wegen muskulärer Erschöpfung, bei den restlichen 29 wegen kardialer Symptome und der anderen genannten Kriterien abgebrochen, nach der Hämodilution bei 80 wegen muskulärer Erschöpfung, bei den restlichen 20 wegen kardialer

Symptome und der anderen genannten Kriterien.

Die klinische Beurteilung der isovolämischen Hämodilution wurde so vorgenommen, daß bei Besserung von einem der 5 Parameter (Tabelle 3) von guter, bei mehr als einem von sehr guter, bei Konstanz der Parameter von keiner Besserung, bei Verschlechterung von einem Parameter von leichter, bei mehr als einem Parameter von starker Verschlechterung gesprochen wurde. 10 Patienten zeigten mit dieser Klassifizierung eine sehr gute Besserung, 42 eine gute Besserung, 30 keine Besserung, 15 eine leichte Verschlechterung und 3 eine starke Verschlechterung.

Die Ruhegeschwindigkeit in den nutritiven Hautkapillaren nahm um 26,5% signifikant von 0,34 mm/s auf 0,43 mm/s im Mittel (p<0,01) zu, die mittlere maximale Geschwindigkeit nach dreiminütiger Ischämie um 58% (von 0,67 mm/s auf 1,06 mm/s, p<0,01). Die Dauer der reaktiven Hyperämie wurde nur tendenziell von 125 s auf 138 s gesteigert. Der systemische Hämatokrit wurde von 45% auf 38% (p<0,01), die Plasmaviskosität von 1,36 mPas auf 1,34 mPas (p<0,05) und die Erythrozytenaggregation von 15,2 auf 12,4 (p<0,05) signifikant abgesenkt. Erythrozytenrigidität und spontane Thrombozytenaggregation änderten sich nicht.

## 2.3. Schlußfolgerungen

In mehreren epidemiologischen Studien konnte gesichert werden, daß hohe Hämatokritwerte als Risikofaktor für den Myokardinfarkt zu werten sind [38, 165, 345]. Nach eigenen Erfahrungen wird eine Hämatokritabsenkung auf Werte zwischen 38% und 40% in der Regel gut toleriert.

Über 50% der Patienten mit ischämischer Herzerkrankung zeigten nach einmaliger isovolämischer Hämodilution mit 10% Haes 200/0,5 (Hämatokritabsenkung auf 38%) eine sehr gute oder gute Besserung ihrer Angina pectoris.

Bei Patienten mit schwerer Koronarer Herzerkrankung und pectanginösen Beschwerden sollte eine isovolämische Hämodilution versucht werden, wenn mit einer konservativen Therapie die Belastbarkeit nur unzureichend gebessert wird bzw. eine PTCA oder Bypassoperation nicht möglich sind oder ohne befriedigendes Ergebnis durchgeführt wurden. Der klinische Erfolg korreliert mit der am Nagelfalz kapillarmikroskopisch gemessenen Verlängerung der reaktiven Hyperämie nach dreiminütigem Stau (bei 300 mmHg) am Oberarm.

*__Merke:__*

> **Die Vorbehalte gegenüber einer Hämodilution bei der ischämischen Herzerkrankung sollten nicht aufrechterhalten werden. Allerdings muß der klinische Benefit der ersten Hämodilution durch ein Belastungs-EKG vor und nach Hämodilution geprüft werden.**

## 3.1. Hämodilution beim ischämischen Hirninfarkt aus neurologischer Sicht

*A. Haaß*

Hämodilution hat das Ziel, die regionale Hirndurchblutung bei akuten und chronischen Durchblutungsstörungen zu verbessern. Beim akuten ischämischen Infarkt dient sie der Durchblutungssteigerung in der Penumbra. Ferner soll sie die Rekanalisation fördern und nicht nur den Sauerstofftransport erhöhen, sondern auch Reperfusionsschäden mindern. Da die Autoregulation in der Penumbra des Hirninfarktes gestört ist (Kapitel III, 1.3.), müssen durch die Hämodilution nicht nur hämorheologische Parameter, wie Hkt, PV, SEA, Thrombozytenaggregation und Leukozytenadhäsivität, optimiert werden, sondern auch die Hämodynamik durch Steigerung des HZV gesteigert werden. Hämodilution besteht also nicht, wie es simplifizierend gesagt wurde, in einer Steigerung der Durchblutung durch Auffüllen des Kreislaufes bei Hämokonzentration und Verbesserung der Fließeigenschaften.
Hydroxyäthylstärke 200/0,5 ist ein geeignetes Plasmaersatzmittel, da es im Gegensatz zum Dextran und hochsubstituierten Stärkelösungen die PV und SEA deutlich erniedrigt und nicht etwa erhöht (Kapitel III, 1.4.4.).
Die hypervolämische Infusionsmethode steigert das HZV, während eine unsachgemäße isovolämische Hämodilution sogar einen negativen hämodynamischen Effekt hervorrufen kann (Einzelheiten Kapitel III, 1.3.5.).
Mittel der Wahl ist also eine an die kardiale Belastbarkeit gut angepaßte hypervolämische Hämodilution, während die isovolämische nur bei extrem hohem Hkt und bei nicht akuten Hirndurchblutungsstörungen angebracht ist.
Ausschlaggebend für den Therapieerfolg ist, wie beim Herzinfarkt, der frühzeitige Therapiebeginn. Die Verwendung von Hydroxyäthylstärke 200/0,5, die die Gerinnungsparameter kaum verändert (Kapitel III, 1.4.5.4.), erlaubt auch einen direkten Einsatz durch den Haus- oder Notarzt **ohno** vorherigen Ausschluß einer intrazerebralen Blutung. Zweckmäßig ist der Beginn mit einer Schnellinfusion als sogenannte *"loading dose"*, wenn aufgrund des klinischen Befundes ein stark erhöhter intrakranieller Druck keine Kontraindikation darstellt (Einzelheiten Kapitel III, 1.4.6.).
Die "loading dose" kann beispielweise in 500 ml 6% Haes 200/0,5 oder bei stärkerer kardialer Belastbarkeit in 1000 ml einer 6%´igen bzw. 500 ml einer 10%´igen Lösung bestehen, wobei im letzteren Fall noch 500 ml einer kochsalzarmen Elektrolytlösung hinzugegeben werden müssen (Einzelheiten Kapitel III, 1.4.7.).
Es folgt eine *Langzeitinfusionsbehandlung*, deren Volumen sich ebenfalls nach der kardialen Belastbarkeit richtet. Eine einheitliche Dosis kann nicht erwartet werden und ein Infusionsschema kann nur

Anhaltspunkte liefern und muß, wie auch bei anderen Therapien, den individuellen Verhältnissen angepaßt werden. Es ist dabei zu berücksichtigen, daß ein zu geringes Volumen den Therapieerfolg schmälert und ein zu hohes den Patienten gefährden kann. Die Hämodilution setzt also wie jede differenzierte Therapie eine gewisse ärztliche Erfahrung voraus.

Die Hämodilution steht nicht in Konkurrenz zu anderen Therapien, sondern ist eine wichtige Grundlage für ergänzende Behandlungsformen, wie die Hemmung der Thrombozytenaggregation mit Acetylsalicylsäure, vor deren Anwendung aber eine intrazerebrale Blutung ausgeschlossen werden sollte. Auch Medikamente zur Verringerung von Reperfusionsschäden finden in der Hämodilution eine optimale Transportform, um in das geschädigte Gewebe zu gelangen. Ferner kann nach der Klinikeinweisung entschieden werden, ob in speziellen Fällen eine Fibrinolyse oder bei hoher Embolierezidivrate eine Vollheparinisierung in Frage kommt (Kapitel III, 1.6.).

Die in letzter Zeit wieder angeregte kritische Auseinandersetzung mit der Hämodilution hat den Vorteil, daß die pathophysiologischen Grundlagen dieser Therapie präzisiert wurden (Kapitel III). Allerdings sind die von BACK und VON KUMMER [16] zusammengestellten Kritikpunkte in dieser Form nicht haltbar, da sie, abgesehen von gravierenden methodischen Einwänden (HASS und JUNG 1990) [106], auf Experimenten an gesunden Katzen beruhen, die auf die Verhältnisse beim Patienten nicht direkt übertragen werden können, und da ihre Einlassungen zu Hämodynamik, Sauerstofftransportkapazität (STK), Hkt, SEA und die PV im Kern nicht stichhaltig sind. Ein Vergleich der verschiedenen Hämodilutionsstudien zeigt (Kapitel III, 1.4.2.), daß der Mißerfolg einiger Untersuchungen an dem zu späten Therapiebeginn und der zunehmend isovolämischen Infusionsart lag. Dies wird besonders deutlich an den ungünstigen Ergebnissen von MAST und MARX [250], die eine in ihrer Wirkung über mehrere Stunden hypovolämische Hämodilution durchführten. Dem stehen positive Ergebnisse mit hypervolämischer Hämodilution gegenüber, wobei die Studien von STRAND et al. [351], THE HEMODILUTION IN STROKE STUDY GROUP [94], GOSLINGA [85, 86], KOLLER et al. [213] und HASS et al. [103, 104] zu nennen sind. Ferner sprechen die positiven Ergebnisse der hypervolämischen Hämodilution bei der Subarachnoidalblutung und den nicht zerebralen Indikationen, wie z.B. retinaler Infarkt, PAVK und KHK, für die Wirksamkeit dieser Therapie. Um der Komplexität dieses Themas gerecht zu werden, wurden die Einzelheiten der Pathophysiologie, Hämodynamik, Hämorheologie und der Zusatztherapie beim ischämischen Hirninfarkt in Kapitel III ausführlich dargestellt.

## 3.2. Hämodilution beim cerebralen Insult aus geriatrischer Sicht

*J. Schwab*

Der cerebrale Insult tritt vorwiegend im höheren Lebensalter auf. Ungefähr 75% aller ischämischen Insulte entfallen auf Patienten mit einem Lebensalter über 65 Jahren. Subarachnoidalblutungen und hämorrhagische Insultformen sind mit weniger als 5% im höheren Alter selten, während ischämische Infarkte dominieren (z.B. arterielle Thrombosen der Hirngefäße, arterio-arterielle Embolien, kardio-arterielle Embolien) [384]. Die neueren großen Studien zur Behandlung des cerebralen Insultes spiegeln nicht unbedingt die Verhältnisse bei alten Menschen wider. So behandelte GROTTA [94] Patienten mit einem Durchschnittsalter von 65 Jahren, in der SCANDINAVIAN STROKE STUDY GROUP (SSSG) [316 war das mittlere Alter der Patienten 72 Jahre, und in der Untersuchung der ITALIAN STUDY GROUP [147] waren 75% der Patienten jünger als 75 Jahre, 49% jünger als 65 Jahre.

Der hier gegebenen Empfehlung liegt eine Untersuchung an 84 Patienten mit einem Durchschnittsalter  von 80 Jahren (66 bis 90 Jahre) zugrunde. Die konfirmatorische Zielgröße ist in dieser Studie der BARTHEL-Index als ein Maß für ordnungsgemäße Verrichtungen im täglichen Leben, welcher eng mit den Paresescores der SCANDINAVIAN STROKE STUDY GROUP [316] und einem Score zur Erfassung der mentalen Leistung (Funktionspsychose Skala B) korreliert ist [330]. Eingeschlossen in diese Untersuchung sind nur Patienten, bei denen ein ischämischer Hirninfarkt ausschließlich im Stromgebiet der A. cerebri media computertomographisch gesichert war.

Die Behandlung des cerebralen Insults im höheren Lebensalter umfaßt einerseits den Versuch einer kausalen Therapie, andererseits gilt es, die hohe Zahl möglicher Komplikationen im Blick zu haben und rechtzeitig zu behandeln. Solche **Komplikationen** sind:

1. ***Entzündliche Erkrankungen***
   wie z.B. Bronchopneumonien (Mundpflege !), Aspirationspneumonien, Katheterinfekte (Harnwege und Venen), oft sekundäre Septikämien
2. ***Exsikkoseneigung***
   bei seniler Trinkschwäche
3. ***Hydropische kardiale Dekompensation***
   unter Infusionstherapie
4. ***obere gastrointestinale Blutungen*** (seltener)
   Streßulcera oder Erosionen, z.B. bei Entzündungshemmern
5. ***Dekubitalulcera***   (seltener)
   bei unsachgemäßer Lagerung

6. ***Thrombosen und Lungenembolien***  (seltener)
   bei Immobilisation

Die Diagnostik beim cerebralen Insult des alten Menschen umfaßt einige ***Untersuchungen zur Genese*** des Insults:

1. ***Computertomogramm (CT) des Schädels***
   Hämorrhagischer oder ischämischer Insult
2. ***Doppleruntersuchung der hirnversorgenden Arterien***  [76]
   *extrakraniell:* arterio-arterielle Embolie, Carotisobliteration, -stenosen
   *transkraniell:* Stenosen oder Obliterationen im Bereich des Circulosus Willisii oder der Arteria basilaris
3. ***Langzeit-EKG***
   Tachy- und/oder bradykarde Herzrhythmusstörungen
4. ***Blutdruck-Kontrolle***
   Hypotone Entgleisung bei arterieller Hypertonie oder
   Hypertensive Krise mit "Break-Through-Phänomen"

Zum anderen werden ***Verlaufsparameter***, welche die rechtzeitige Behandlung von drohenden Komplikationen ermöglichen, erfaßt:

1. ***Rheologische Parameter***
   Plasmaviskosität (PV):
   - Anstieg bei Exsikkose, meist synergistisch mit der Plasma-osmolalität
   - Anstieg bei entzündlichen Prozessen, meist synergistisch mit der Erythrozytenaggregation (SEA)
2. ***Rotes und weißes Blutbild***
   Entzündliche Prozesse, Blutungen
3. ***Blutkörperchensenkungsgeschwindigkeit (BSG)***
   Anstieg bei entzündlichen Prozessen
4. ***Kreatinin-Clearance***
   Nierenfunktion
5. ***Zentraler Venendruck (ZVD)***
   Herzfunktion, Exsikkose
6. ***Stuhluntersuchung auf okkultes Blut***
   Magen-, Darmblutungen
7. ***Kontrolle der dekubitalulkusgefährdeten Partien***
   Anmerkung: bei ***allen*** Patienten !
8. ***Blutgasanalyse (BGA)***
   Ventilations- und/oder Perfusionsstörungen

Die Basistherapie des cerebralen Insultes besteht in der Vermeidung von Komplikationen:

1. **Lagerung nach BOBATH** [255] bzw. wechselnde 30 Grad-Lagerung zur Dekubitusprophylaxe
2. **Kontrollierte Flüssigkeitsgabe**
   Bestimmung des Zentralen Venendruckes (ZVD) und der Plasmaviskosität (PV)
3. **Streßulkusprophylaxe**
   Antacidum bei Patienten ohne, Pirenzepin bei Patienten mit Schluckstörungen
4. **Zufuhr von mindestens 1000 Kcal (täglich)**
   peroral oder über einen zentralen Venenkatheter (ZVK), ggf. Magensonde/PEG
5. **Intensive Mundpflege und prophylaktische Antibiose**
   Empfehlung zur Anwendung eines Cephalosporin der zweiten Generation (besonders bei Patienten mit gestörter Schluckfunktion)
6. **Individuelle Blutdruckeinstellung**
   Bedarfshochdruck bei arteriellen Verschlüssen (Korrektur der Messung bei Mediasklerose oder Calcinose)

Die kausale Therapie des cerebralen Insults beim alten Menschen ist allerdings nur schlecht standardisierbar. Nachfolgend sind mögliche therapeutische Maßnahmen dargestellt und kritisch anhand von Therapieergebnissen bei 84 Patienten im Alter von durchschnittlich 80 Jahren gewürdigt:

1. Die Gabe von **Rheologika** wäre eine ideale Behandlung des Apoplexes im Alter, weil diese Pharmaka meist den Kreislauf nicht belasten und ohne Blutungsrisiko wirken. Entgegen den ermutigenden Darstellungen bei jüngeren Patienten [2, 135] zeigten Rheologika in der vorliegenden Untersuchung bei alten Menschen keine über Placebo-Effekte hinausgehende Wirksamkeit.
2. Auch die **Hämodilutionsbehandlung mit Hydroxyäthylstärke** zeigte bei den alten Menschen, die in der Regel nicht über Reserven der kardialen Leistungsbreite verfügen, keine großen Erfolge. 57 von 85 Patienten, die kardial nach der NYHA-Klassifikation dem Stadium 2 zugeordnet wurden, erhielten täglich 250 ml 10% Haes 200/0,5, die kardial gesunden Patienten 500 ml 10% Haes 200/0,5 über 14 Tage. Während die erste Gruppe der kardial gefährdeteren Patienten unter der Gabe von 250 ml 10% Haes 200/0,5 nach 14 Tagen einen deutlich besseren BARTHEL-Index aufwies (von 27,6 auf 43,6, p<0,0003), stieg dieser Index der kardial gesünderen Patienten nach der Infusionsbehandlung mit 500 ml 10% Haes 200/0,5 nicht signifikant

an. Der gleichzeitige Aderlaß zum Zwecke der stärkeren Hämatokrit-absenkung war für die älteren Patienten in beiden Gruppen eher schädlich. Die Besserungsraten ohne Aderlaß waren signifikant höher; mit Aderlaß war die Letalität sogar um 30% gesteigert. Klinisch und pathophysiologisch sinnvoll ist die Gabe von Hydroxyäthylstärke, vorwiegend bei sehr frischen Insulten, bei denen die Bluthirnschranke noch nicht zusammengebrochen ist [401]. Somit ist der milden *hypervolämische Hämodilution* mit 250 ml der Vorzug zu geben. Sie kann bei klinischer Besserung unter Beachtung der Kontra-indikationen fortgeführt werden.

3. *Acetylsalicylsäure (ASS)* wird mit Erfolg zur Reinsultprophylaxe eingesetzt, wie die EUROPÄISCHE STUDIE ZUR PRÄVENTION DES SCHLAGANFALLS (ESPS) [56] bestätigte. (Anmerkung: *Dipyridamol* spielt beim Behandlungserfolg in der Präventivgabe keine Rolle [33, 284]). Bereits 1977 konnten FIELDS und Mitarbeiter [63] entsprechende Daten vorlegen, welche allerdings durch die Ergebnisse der CANADIAN COOPERATIVE STUDY (1978) [36] relativiert wurden, weil Frauen nicht von der ASS-Gabe zu profitieren schienen. In der eigenen Studie wurde ASS zur Reinsultprophylaxe eingesetzt [330] und erwies sich als wirksames Therapeutikum: Unter der Behandlung mit ASS besserte sich der BARTHEL-Index von 35 auf 74 (p<0,0001), ohne ASS besserte er sich nur von 39 auf 65 (p<0,001).

Frauen profitierten sehr wohl von der ASS-Gabe, da der BARTHEL-Index von 37 auf 76 anstieg, ohne ASS nur von 36 auf 58.

Der Anteil der Patienten, welche unter der ASS-Gabe verstarben (durchschnittlicher BARTHEL-Index bei Aufnahme von 6,1), lag um 20% niedriger als der entsprechende Anteil der Patienten ohne die ASS-Therapie (durchschnittlicher BARTHEL-Index bei Aufnahme von 39,3).

Es wurde eine Dosis von zweimal 500 mg pro Woche oder 100 mg täglich gegeben. Die Diskussion über die Dosierung von Acetyl-salicylsäure (ASS) ist noch nicht abgeschlossen [90]. Jedenfalls ist die niedrige Dosis bei angiologisch gleichwertiger Wirksamkeit gastrointestinal besser verträglich.

Die Gabe von ASS ist bei intracerebralen Blutungen kontraindiziert. Daher ist bei jedem cerebralen Insult, der mit ASS behandelt werden soll, ein craniales Computertomogramm zu fordern. Andererseits hat ASS keine fibrinolytischen Wirkungen, so daß keine Rezidivblutungen in einem Areal auftreten, in welchem Läsionen bereits mit Fibrin verschlossen sind. Das erklärt auch, weshalb bei Patienten mit bereits stattgefundenen intracerebralen Blutungen unter ASS keine Verschlechterungen beobachtet werden. Insgesamt ist die intra-cerebrale Blutung mit 3,2% [384] im höheren Lebensalter sehr selten. Acetylsalicylsäure (ASS) hat keinen Einfluß auf rheologische

Parameter [54], auch nicht beim alten Menschen [330].

Die Gefahr, daß im Bereich eines primär ischämischen Insultes sekundär eine Blutung eintritt, ist deutlich höher bei Patienten mit arterieller Hypertonie, insbesondere bei rezidivierenden hypertensiven Entgleisungen.

4. *Orale Antikoagulantien* kommen beim cerebralen Insult des alten Menschen defacto *nicht* in Betracht.

5. *Heparin* sollte in kleiner Dosis (zweimal täglich 5.000 IE s.c.) zur Thromboseprophylaxe Verwendung finden. Bei thromboembolischen Prozessen wird in einigen Zentren eine Vollheparinisierung erprobt.

6. *Fibrinolytika*, zur Zeit bei Verschlüssen im Bereich der Arteria cerebri media und Thrombosen in der Arteria basilaris bei jüngeren Patienten in Erprobung, sollten bei älteren Patienten zum gegenwärtigen Zeitpunkt nicht eingesetzt werden.

7. Insbesondere bei Patienten mit erhöhtem Blutdruck scheint sich die Gabe von *Nimodipin* auch beim ischämischen Insult zu bewähren [80]. Inwieweit dies für alte Menschen zutrifft, kann gegenwärtig nicht beurteilt werden.

Eine weitere Besonderheit im Insultgeschehen des alten Menschen ist eine Alteration des sympathischen hormonellen Systems. Bei Eintritt des Ereignisses werden hohe Noradrenalinspiegel im Plasma gemessen, während im weiteren Krankheitsverlauf die Dopaminspiegel im Plasma ansteigen [391]. Dies führt oft zu Kreislaufdysregulationen im Stehen. Es ist deshalb ratsam, jeden Patienten vor der Remobilisation einem SCHELLONG-Test zu unterziehen. Findet sich ein Blutdruckabfall von über 20 mmHg bei unzureichendem Herzfrequenzanstieg und ohne diastolischen Blutdruckanstieg, ist die Gabe eines *peripher wirksamen Dopaminantagonisten* indiziert [84].

*Merke:*

---

Der cerebrale Insult im höheren Lebensalter ist eine Erkrankung, die mit einer hohen Letalität einhergeht und die Betroffenen häufig immobilisiert. Nur eine sachgerechte, früh einsetzende und die reduzierten funktionellen Reserven des alten Menschen berücksichtigende Therapie kann bisweilen trostlose Schicksale verhindern helfen und den alten Menschen zum Segen gereichen. Die milde hypervolämische Hämodilution in Kombination mit Acetylsalicylsäure erweist sich neben einer flankierenden Basisbehandlung auch im höheren Lebensalter als effektive Therapie.

## 3.3.  Hämodilution  beim  cerebralen  Insult  aus internistischer  Sicht

*H. Kiesewetter, B. Angelkort*

Das Ziel der Hämodilution ist die schnelle Wiederherstellung einer ausreichenden Perfusion hypoxischer Hirnareale. Durch eine hypervolämische Hämodilution mit Hydroxyäthylstärke 200/0,5 können hämodynamische und hämorheologische Effekte genutzt werden [131]. Dies zeigen eigene Studien bei Patienten mit peripherer arterieller Verschlußkrankheit [183]. Aus diesen Ergebnissen ist zu entnehmen, daß hämodynamische und hämorheologische Effekte ungefähr gleich stark sind. Bei der Verwendung von Dextran wird nur der hämodynamische Effekt genutzt, da die Fließfähigkeit des Blutes in der Mikrostrombahn sogar verschlechtert wird [108].
Genauso entscheidend wie die Wahl des richtigen Plasmaersatzmittels ist der Zeitpunkt der Behandlung. Nach dem Konzept von HAASS, der auch die Subarachnoidal- und die intracerebrale Blutung bei fehlender Kontraindikation mit der Hämodilution behandelt, sollte bei Auffinden des Patienten mit cerebralem Insult oder transitorisch ischämische Attacke (TIA) sofort eine hypervolämische Hämodilution begonnen werden [105]. Es müssen mindestens 500 ml 6% Haes 200/0,5 in ca. einer halben Stunde als sogenannte "loading dose" infundiert werden, unabhängig davon, ob der Insult ein hämorrhagischer oder ein ischämischer ist.
In den bisher veröffentlichen Studien ist die Hämodilution leider erst nach sechs bzw. 24 Stunden im Anschluß an den Insult begonnen worden.

*Merke:*

> **Zu fordern ist ein Beginn der Hämodilution so früh wie möglich nach dem Ereignis. Beim Auffinden des Patienten sollte die "loading dose" sofort verabreicht werden, wenn der Patient weder komatös noch dyspnoisch ist.**

Hierfür sprechen Befunde bei der Behandlung des retinalen Infarktes [398]. Nach der "loading dose" von 500-1000 ml 6% Haes 200/0,5 muß nach klinischen und, wenn notwendig, computertomographischen Befunden in der Klinik entschieden werden, welche Differentialbehandlung weitergeführt werden soll. Nach Ausschluß von intracerebralen bzw. subarachnoidalen Blutungen kann bei Verschlüssen im Basilarisstromgebiet eine lokale Lyse als "ultima ratio" in Frage kommen [410]. Die systemische Lyse wird zur Zeit bei Insulten im Stromgebiet der Arteria cerebri media geprüft [131, 294]. Bei progredienter Symptomatik, gesicherten Embolien, nachgewiesenen Vorhofthromben bzw. stark reduzierter Ejektionsfraktion des Herzens muß eine intravenöse kontinuierliche Vollheparinisierung durchgeführt werden, wenn keine Kontraindikation besteht [97, 105].

Kommen die genannten therapeutischen Maßnahmen nicht in Frage, muß die Hämodilution meist mit der Gabe von Acetylsalicylsäure oder "Rheologika" kombiniert werden, weil im Rahmen der Akut-Phase-Reaktion eine ausgeprägte Thrombozytenaggregation beobachtet wird [91, 92]. Nach dem jetzigen Stand der Literatur [105] sollten alle 12 Stunden 250 mg Acetylsalicylsäure verabreicht werden. In einer anderen Untersuchung haben sich 600 mg Naftidrofuryl (Dusodril®) pro Tag bewährt [350].

In der nachfolgenden Tabelle 4 sind alle Studien zusammengestellt, welche nach dem heutigen Kenntnisstand allen klinischen und statistischen Anforderungen genügen.

Tabelle 4:  Studienübersicht

Klinische Wirksamkeit der Hämodilution bei Patienten mit ischämischen Insult

**hypervolämisch:**

| | Jahr | Kolloid | Klinische Wirkung |
|---|---|---|---|
| GILROY [81] | 1969 | Dextran 40 | - |
| SPUDIS [346] | 1973 | Dextran 40 | - |
| MATTHEWS [251] | 1976 | Dextran 40 | + |
| ITALIAN STUDY [147] | 1988 | Dextran 40 | - |
| GROTTA [94] | 1989 | Hydroxyäthylstärke 250 | + / - |

**iso- und hypervolämisch:**

| | Jahr | Kolloid | Klinische Wirkung |
|---|---|---|---|
| STRAND [351] | 1984 | Dextran 40 | + |
| ASPLUND [10] | 1986 | Dextran 40 | - |

Ein wichtiger Kritikpunkt an allen diesen Studien ist, daß mit der Hämodilution zu spät begonnen, der systemische Hämatokrit zu stark abgesenkt wurde und die Patientengruppen für die kleinen Patientenzahlen zu inhomogen waren. Sechs der sieben Studien verwendeten

Dextran als Kolloid. Belegt ist, daß durch die Gabe von Dextran die Fließfähigkeit des Blutes in der Endstrombahn abnimmt und damit die Durchblutung reduziert wird, wenn die vasomotorische Reserve erschöpft ist [108]. Dies ist bei den meisten Patienten mit arterieller Hypertonie sowie einer Arteriolosklerose im Insultgebiet und der Penumbra gegeben.

Die einzig verwertbare Untersuchung, die mit mittelmolekularer Hydroxy-äthylstärke durchgeführt wurde, ist die von GROTTA [94]. Es wurden täglich 1500 ml Hydroxyäthylstärke verabreicht. Der Zielhämatokrit war 33%. In der Verum-Gruppe wurden zum einen die beste klinische Wirksamkeit aber auch die höchste Letalität beobachtet. Meist war der letale Ausgang mit der Ausbildung eines Hirnödems vergesellschaftet. Dies zeigt, daß der Benefit der Hämodilution beim cerebralen Insult vom Allgemeinzustand des Patienten (Begleiterkrankungen) und vom Zeitpunkt des Beginns der Hämodilution abhängt. Bei zu großer Latenz (mehrere Stunden nach Insultbeginn) können die betroffenen Gefäßwände geschädigt sein, so daß eine parenterale Flüssigkeitsgabe mit der Ausbildung oder Zunahme eines Hirnödems bei deutlichen Zeichen eines gesteigerten Hirndruckes einhergeht.
Die von BACK und KUMMER [16, 224, 318] zusammengestellten Kritik-punkte an der Hämodilution beim cerebralen Insult sind so nicht haltbar, da sie auf wenig brauchbaren Tierexperimenten basieren und zudem ihre pathophysiologischen Überlegungen zur Hämodynamik, Sauerstofftrans-portkapazität und Fließfähigkeit des Blutes unrichtig sind. Trotzdem sind große Studien zu fordern, die eine klinische Wirksamkeit unter Beachtung der dargelegten Vorgehensweise belegen.


*Merke:*

> **Beim Apoplex sollte nach der Starthämodilution in Form einer "loading dose" von mindestens 500 ml HAES-steril® 6% die weitere Behandlung nicht nach einem starren Schema sondern individuell nach pathophysiologischen Gesichtspunkten vorgenommen werden. In Frage kommen die hypervolämische Hämodilution, die lokale oder sytemische Fibrinolyse, eine Heparinisierung, die Gabe von vasoaktiven Substanzen oder sogar die Beutelplasmapherese.**

## 4. Hypervolämische Hämodilution bei Risikoschwangerschaften

*L. Heilmann*

Die hämodynamischen und hämorheologischen Veränderungen in der Schwangerschaft umfassen die Zunahme des Plasmavolumens, des Herzzeitvolumens, die Abnahme der Viskosität und des Hämatokritwertes. Es besteht eine enge Korrelation zwischen Plasmavolumenzunahme und Neugeborenengewicht [12]. Schon LILEY [235] fand eine inverse Beziehung zwischen Plasmavolumen und Hämoglobingehalt in der Schwangerschaft. Niedrige Hämoglobinwerte im II. und III. Trimenon reflektieren eine maximale Hämodilution und sind mit einer ausreichenden utero-plazentaren Perfusion und mit großen Kindern verbunden [73, 74, 77, 269].
Aufgrund der vorliegenden epidemiologischen Daten existieren genügend Resultate, um den Zusammenhang zwischen Hämoglobingehalt bzw. Hämatokrit in der Gravidität und dem Kindsgewicht zu belegen (Tabelle 5).

Tabelle 5:   Schwangerschaftskomplikationen bei Ausbleiben der physiologischen Hämodilution im II. Trimenon

|  | Fehlende Hämodilution | Normale Schwangerenpopulation |
|---|---|---|
| Intrauterine Wachstumsretardierung | 10-15% | 4-7% |
| Schwangerschaftshypertonie | ca. 30% | 10% |
| Perinatale Mortalität | 3-4% | < 1% |

(Daten nach NISWANDER & GORDON (1972) [277], MAU (1977) [254], GARN et al. (1981) [77], NAEYE & TAFARI (1985) [270] und MURPHY et al. (1986) [269])

Zur Prüfung der klinischen Wirksamkeit einer Hämodilution mit kolloidalen Lösungen in der Schwangerschaft wurden die folgenden Studien durchgeführt.

## 4.1. Offene Studie zum Vergleich kolloidaler Lösungen: niedermolekulares Dextran, 10% Haes 200/0,5 und Humanalbumin 20%

Es handelt sich um 144 Patientinnen mit sonographisch verifizierter Wachstumsretardierung, die in folgender Weise behandelt wurden. Nach klinischer Diagnostik, Sonographie und Bestimmung der rheologischen Parameter (Hämatokrit, Plasmaviskosität und Erythrozytenaggregation) erhielten 90 Patientinnen 10% Haes 200/0,5 über 8 Tage, 40 Patientinnen niedermolekulares Dextran über 8 Tage und 14 Patientinnen 100 ml 20%-iges Humanalbumin über 8 Tage [125]. Bei der Auswertung wurden folgende klinischen Daten gefunden:

Tabelle 6: Hämodilutionstherapie mit verschiedenen kolloidalen Substanzen (1979-1984)

| Kolloid | Anzahl | NG < 2500 g | PM | NG > 2500 g | PM |
|---|---|---|---|---|---|
| 10 % Haes 200/0,5 | 90 | 24,4% | 3,3% | 75,6% | 0% |
| niedermolekulares Dextran | 40 | 40,0% | 2,5% | 60,0% | 0% |
| Humanalbumin 20% | 14 | 57,1% | 21,4% | 42,9% | 0% |

NG : Neugeborenengewicht
PM : Perinatale Mortalität

## Schlußfolgerungen

Die Patientinnen mit intrauteriner Wachstumsretardierung (IUGR) sind gekennzeichnet durch eine Hämokonzentration, durch ein erniedrigtes Herzeitvolumen und eine erhöhte Plasmaviskosität. Die Erythrozyten- aggregation war im Vergleich zu anscheinend Gesunden in der derselben Schwangerschaftswoche normal. Der Einsatz kolloidaler Lösungen ergab eine Reduktion der perinatalen Mortalität auf Werte zwischen 2,5 und 3,3%. Die Gabe von 20%-igen Humanalbumin erbrachte keine Vorteile hinsichtlich der plazentaren Perfusion, Erfahrungen, welche auch von JOUPPILA [152] und ZONDERVAN [411] mitgeteilt wurden.

## 4.2. Randomisierte prospektive Studie zum Vergleich von niedermolekularem Dextran und 10% Haes 200/0,5 bei Patientinnen mit Verdacht auf Plazentainsuffizienz

Wir untersuchten jeweils 30 Schwangere mit sonographisch verifizierter Wachstumsretardierung [69, 126]. Diese Frauen erhielten im II. Trimenon eine Hämodilution mit 10% Haes 200/0,5 oder niedermolekularem Dextran über 8 Tage. Die tägliche Dosierung lag bei 500 ml, wobei die Schwangeren angehalten wurden, noch jeweils 2 Liter Flüssigkeit zu trinken. Die Risikofaktoren waren in beiden Gruppen gleich verteilt. Neben der Plasmaviskosität und der Erythrozytenaggregation wurde auch das Herzzeitvolumen mit der Impedanzkardiographie gemessen.

Tabelle 7: Verlauf der hämorheologischen und eines hämodynamischen Parameter vor, während und nach der Infusionstherapie

| Parameter | Kolloid | 0 Tage | 8 Tage | 8-14 Tage n. Inf.-Ende | Tag der Geburt |
|---|---|---|---|---|---|
| Hämatokrit | Haes | 39,3±2,1 | 37,2±2,2* | 36,1±2,2* | 37,3±3,4* |
| [%] | Dextran | 40,1±2,8 | 38,1±1,2 | 38,1±2,1 | 37,9±6,1* |
| Plasmaviskosität | Haes | 1,36±0,1 | 1,30±0,07* | 1,30±0,09* | 1,33±0,03 |
| [mPas] | Dextran | 1,30±0,06 | 1,36±0,08** | 1,35±0,07** | 1,36±0,03 |
| Erythrozytenaggregation | Haes | 26,8±6,3 | 22,1±3,5* | 22,2±5,3* | 23,9±6,5 |
| [-] | Dextran | 29,4±5,4 | 28,4±7,4 | 30,1±5,2 | 29,5±7,2 |
| Herz-Zeit-Volumen | Haes | 3,21±1,95 | 3,91±1,54+ | 3,54±1,85 | 3,40±1,9 |
| [l/min] | Dextran | 4,15±0,91 | 4,95±1,67+ | 4,04±1,89 | 3,85±2,1 |

** = p<0,01;   + = p<0,02;   * = p<0,05


Tabelle 8:   Erfassung des klinischen Erfolges

| Parameter | Dextran 40 | 10% Haes 200/0,5 |
|---|---|---|
| Geburtsgewicht < 10. Percentile | 20 | 15 |
| Perinatale Mortalität (PM) | 4 (13%) | 1 (3%) |
| Neugeborenengewicht (NG) | 2184 ± 804 | 2480 ± 910 |
| pH-Wert in Nabelschnurarterie | 7,21 ± 0,07 | 7,24 ± 0,08 |
| Wiederholte Hämodilutionen | 15 | 12 |
| Unverträglichkeitsreaktionen I. Grades | 4 | 1 |
| Zusätzliche Humanalbumin-Gabe | 5 | 1 |
| Neuauftreten einer Hypertonie | 5 | 1 |

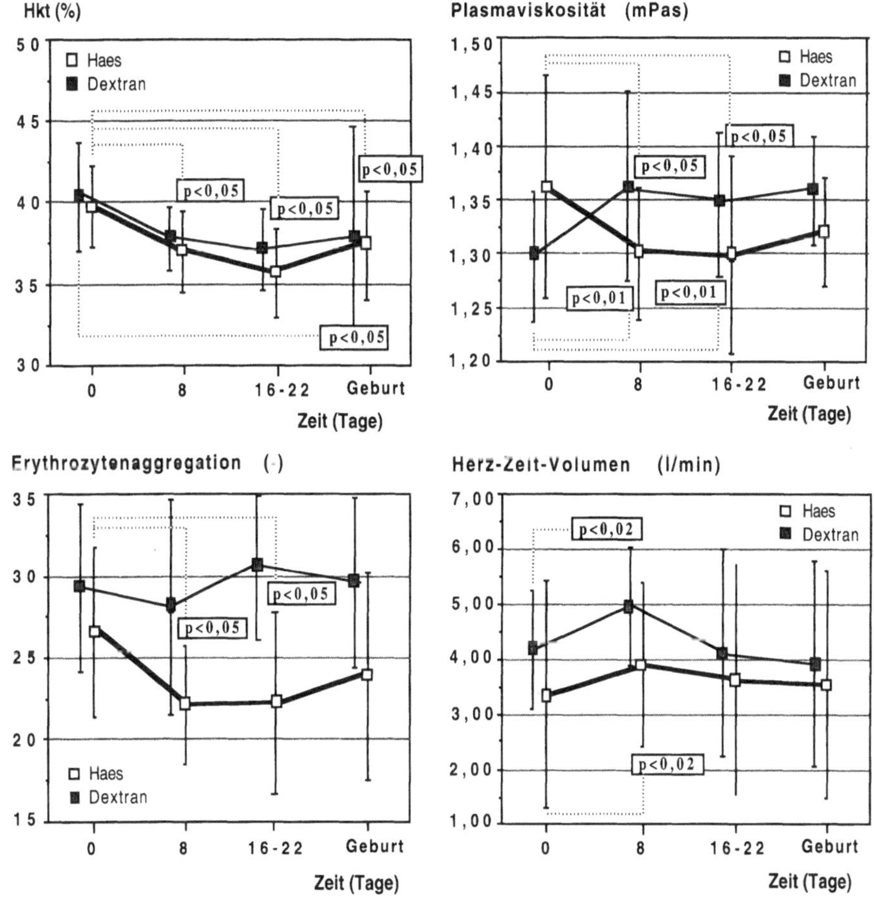



Abbildung 26: Hämorheologische und hämodynamischer Parameter für die mit Haes und Dextran behandelten Gruppen im zeitlichen Verlauf bis zur Geburt (p: Signifikanzniveau im Zeitreihenvergleich in Bezug auf den Initialwert)

## Schlußfolgerungen

Durch die Hämodilution mit Hydroxyäthylstärke wurde der beste klinische Erfolg verzeichnet. Die maternale und fetale Komplikationsrate unter 8-tägigen Infusionen von jeweils 500 ml Dextran 40 lagen unvertretbar höher im Vergleich zu 10% Haes 200/0,5. Die Ursachen sind in einer inadäquaten Beeinflussung der Plasmaviskosität und des Herzzeitvolumens zu sehen. Darüberhinaus war der Ausgleich der Dehydratation ungenügend.

## 4.3. Doppelblind-Studie mit Naftidrofuryl und 10% Haes 200/0,5 bei Patientinnen mit fetaler Wachstumsretardierung (IUGR)

Es wurden jeweils 15 Patientinnen mit fetaler Wachstumsretardierung (IUGR) untersucht. Diese Frauen erhielten entweder 400 mg pro Tag Naftidrofuryl (Verum) oder Placebo. Beide Gruppen wurde 500 ml 10% Haes 200/0,5 über 10 Tage verabreicht. Es sollte die Frage geprüft werden, ob die Kombinationstherapie mit Naftidrofuryl einen Einfluß auf die Erythrozytenverformbarkeit hat. Daneben wurden prätherapeutisch und am 5. und 10. Infusionstag weitere Parameter der Blutfluidität (Hämatokrit, Erythrozytenaggregation und Plasmaviskosität) sowie das Herz-Zeit-Volumen als hämodynamischer Parameter bestimmt [121].

Tabelle 9: Ergebnisse der hämorheologischen und eines hämodynamischen Parameter der Doppelblindstudie

| Parameter | Gruppe | 0 Tage | 5 Tage | 10 Tage | p < |
|---|---|---|---|---|---|
| Hämatokrit | Verum | 39,0±0,4 | 37,5±0,8 | 35,4±0,3 | 0,001 |
| [%] | Placebo | 39,1±0,3 | 35,0±0,6 | 35,5±0,7 | 0,003 |
| Plasmaviskosität | Verum | 1,37±0,02 | 1,38±0,02 | 1,33±0,08 | 0,08 |
| [mPas] | Placebo | 1,33±0,03 | 1,31±0,01 | 1,32±0,01 | n. s. |
| Erythrozytenaggregation | Verum | 27,9±1,0 | 24,4±2,3 | 23,9±2,0 | n. s. |
| [-] | Placebo | 28,0±1,8 | 25,3±1,6 | 25,9±1,7 | 0,06 |
| Erythrozytenfiltration | Verum | 8,8±0,9 | 9,7±0,5 | 9,3±0,3 | n. s. |
| [μl/s] | Placebo | 10,9±0,8 | 12,0±1,1 | 10,1±0,6 | n. s. |
| Herz-Zeit-Volumen | Verum | 3,32±0,4 | 4,37±0,4 | 3,94±0,4 | 0,05 |
| [l/min] | Placebo | 3,75±0,1 | 3,86±0,3 | 3,81±0,3 | n. s. |

Die Erythrozytenfiltrationsraten unterschieden sich zunächst nicht zwischen der Placebo- und Verum-Gruppe. Ein relativer Anstieg der Werte in der Verum-Gruppe gegenüber der Placebo-Gruppe, d.h. eine Vorbesserung der Erythrozytenfiltrationsrate ist zwar tendenziell vorhanden, aber statistisch nicht signifikant. Betrachtet man jedoch die Präeklampsie-Patientinnen isoliert, so wird dies bei den Schwangeren mit der schlechteren Ausgangssituation wesentlich deutlicher (p < 0,08).

**Schlußfolgerungen**

Die Kombinationsmedikation von Naftidrofuryl und der hypervolämischen Hämodilution mit 10% Haes 200/0,5 in der Schwangerschaft erbrachte eine Verbesserung der Erythrozytenverformbarkeit nur in der Gruppe der Patientinnen mit einer Schwangerschaftshypertonie. Die Gruppe mit idiopathischer fetaler Wachstumsretardierung (IUGR) profitierte nicht von dieser Kombinationstherapie. Die übrigen klinischen und rheologischen Daten zwischen den beiden Gruppen unterschieden sich nicht.

## 4.4. Prospektive Studie mit 10% Haes 200/0,5 bei Patientinnen mit fetaler Wachstumsretardierung (IUGR) und isolierter Plasmavolumenkontraktion

In dieser Studie wurden 30 Patientinnen mit fehlender Hämodilution und 38 mit sonographisch verifizierter fetaler Wachstumsretardierung behandelt. Die Schwangeren erhielten über 10 Tage 500 ml 10% Haes 200/0,5 und 500 ml Ringerlösung. Vor der Therapie, am 5. und 10. Infusionstag und zum Zeitpunkt der Geburt wurden der Hämatokrit, die Plasmaviskosität, die Erythrozytenaggregation und das Herz-Zeit-Volumen bestimmt [122, 123, 127, 129]. Aus diesen und anderen Daten ergaben sich folgende Erfolgszahlen:

Tabelle 10: Erfolgsraten der Hämodilution mit 10% Haes 200/0,5 in Kombination mit Ringerlösung

| Kriterien | Anzahl (Prozent) | Inzidenz bei fehlender Hämodilution |
|---|---|---|
| Geburtsgewicht > 2500 g | 37 (57,4%) | n. b. |
| Tragzeit > 37. SSW | 54 (79,4%) | n. b. |
| Therapieverlängerung > 14 Tage | 49 (72,1%) | n. b. |
| Wiederholung der Hämodilution | 10 (14,7%) | n. b. |
| IUGR bei Geburt | 23 (33,8%) | 53% |
| Hypertonie bei Geburt | 5 (7,4%) | 30% |
| Hkt > 38% bei Geburt | 9 (13,2%) | n. b. |
| Perinatale Mortalität | 2 (2,9%) | 4% |

SSW: Schwangerschaftswochen
IUGR: idiopathische Wachstumsretardierung
n. b.: nicht bestimmt

Tabelle 11: Erfolgsraten der Hämodilution mit 10% Haes 200/0,5 in Kombination mit Ringerlösung in den rheologisch auffälligen Untergruppen

| Gruppierung | Anzahl | Hypertonie bei Diagnose | IUGR bei Geburt | Hypertonie bei Geburt |
|---|---|---|---|---|
| Plasmavolumenkontraktion im II. Trimenon | 3 0 | 0 | 0 | 0 |
| Fetale Wachstumsretardierung (IUGR) im II. Trimenon | 3 8 | 2 | 2 3 | 5 |

## Schlußfolgerungen

Unter einer adäquaten Hämodilutionstherapie mit Ausgleich einer vielfach iatrogenen Dehydratation kommt es zu einem geringeren Anteil von dysmaturen Babies und Schwangerschaftskomplikationen als erwartet. Therapieversager treten dann auf, wenn trotz der Hämatokritabsenkung die Plasmaviskosität nicht reduziert wird und das Herz-Zeit-Volumen nicht ansteigt.

## 4.5. Vergleich von zwei 10% Hydroxyäthylstärken 200/0,5 hinsichtlich der Stärkespeicherung in der Plazenta

Wir verglichen in dieser Studie eine Hydroxyäthylstärke I (klassisches Herstellungsverfahren) mit einer Hydroxyäthylstärke II (Laevosan-Herstellungsverfahren) hinsichtlich ihrer Nebenwirkungen und der histologisch nachweisbaren Speicherungsphänomene in der Plazenta. Die Präparate unterschieden sich nicht in Konzentration, mittlerem Molekulargewicht und Substitutionsgrad [123, 129].

Tabelle 12: Patientencharakteristika der Vergleichsstudie Haes I zu Haes II

| Charakteristika | Haes I | | Haes II | |
|---|---|---|---|---|
| Alter (Jahren) | 27,6 | (17-41) | 28,0 | (20-40) |
| Gewicht (kg) | 74,7 | (50-115) | 79,2 | (53-106) |
| Hämodilutionsbeginn (SSW) | 35,6 | (25-40) | 37,4 | (33-40) |
| Infundierte Haesmenge (g Stärke) | 464 | (50-1400) | 408 | (50-1220) |
| Zeit: Therapieende - Geburt (Tage) | 7,1 | (0-77) | 0,3 | (0-1) |

SSW: Schwangerschaftswochen

36 Frauen erhielten Hydroxyäthylstärke I (Haes I), davon 21 wegen einer Schwangerschaftshypertonie und 15 wegen einer fetalen Wachstumsretardierung (IUGR). Weitere 24 Frauen bekamen die Hydroxyäthylstärke II (Haes II) verabreicht. Hierbei waren eine Schwangerschaftshypertonie bei 14 Patientinnen und eine fetale Wachstumsretardierung (IUGR) bei den verbleibenden 10 Frauen die Indikation zur Hämodilution.

Tabelle 13: Stärkespeicherung im Trophoblast oder Stroma der Plazentazotte und Blutungskomplikationen in Abhängigkeit von der infundierten Haesmenge

| Präparat | Menge | Speicherung | | | | Blutungskomplikationen |
| | | Trophoblast | | Stroma | | |
| | | Nein | Ja | Nein | Ja | |
| Haes I | ≤ 150 g | 8 | 1 | 9 | 0 | 0 |
| Haes I | > 150 g | 6 | 1 1 | 9 | 8 | 0 |
| Haes II | ≤ 150 g | 3 | 2 | 5 | 0 | 1 |
| Haes II | > 150 g | 1 | 1 9 | 2 | 1 8 | 3 |

Tabelle 14: Übersicht zu den Gesamtkomplikationen bei der Hämodilutionstherapie mit unterschiedlichen Hydroxyäthylstärkelösungen

| Komplikationen | Haes I Anzahl (Prozent) | Haes II Anzahl (Prozent) |
| --- | --- | --- |
| Keine | 30 (83,4%) | 13 (54,1) |
| Erbrechen | 0 (0%) | 1 (4,2%) |
| Harnsäureanstieg > 5 mg/dl | 4 (11,1%) | 1 (4,2%) |
| Blutdruck- u. Harnsäureanstieg | 2 (5,6%) | 3 (4,2%) |
| Thrombozytenzahl < 150.000/mm$^3$ | 0 (0%) | 0 (0%) |
| Nachblutung | 0 (0%) | 4 (16,6%) |
| Vorzeitige Plazentalösung | 0 (0%) | 1 (4,2%) |

## Schlußfolgerungen

Aufgrund der unterschiedlichen Herstellungsverfahren der Hydroxyäthylstärke ergeben sich trotz gleicher Konzentration, mittlerem Molekulargewicht und Substitutionsgrad in der klinischen Anwendung Unterschiede hinsichtlich des Gerinnungsverhaltens und der Gewebespeicherung. Die Hydroxyäthylstärke (Haes-steril® 10%, Fresenius AG), welche nach dem klassischen Verfahren hergestellt wird, hat eine geringere Speicherungs- und Komplikationsrate. Bei den Komplikationen fielen vor allem die starken Blutverluste aus dem puerperalen Uterus und den Dammverletzungen bei der Geburt auf. Ersichtlich ist eine Beziehung zur infundierten Haesmenge, während das Zeitintervall zwischen letzter Stärkegabe und Geburt eine geringere Rolle spielt.


## 4.6. Der Einsatz von 10% Haes 200/0,5 zur perioperativen Thromboseprophylaxe beim Kaiserschnitt


Die Thromboseinzidenz nach Kaiserschnitten liegt zwischen 0,7 und 3,0%. Die meisten Studien erfaßten die postoperativen Thrombosen nach klinischen Gesichtspunkten. In dieser Studie wurde mit Hilfe der Impedanzplethysmographie versucht, die Thrombosefrequenz prospektiv zu erfassen. Hierbei wurde eine generelle Thromboseprophylaxe mit 3 x 500 ml 10% Haes 200/0,5 durchgeführt. 106 Schwangere wurden in diese Studie eingeschlossen. In den folgenden Tabellen sind die klinischen Ergebnisse beschrieben.


Tabelle 15: Verlauf der hämorheologischen und einiger Gerinnungs-Parameter bis zum 10. postoperativen Tag unter einer perioperativen Thromboseprophylaxe mit 10% Haes 200/0,5

| Parameter | 0 Tage | 5 Tage | 10 Tage |
|---|---|---|---|
| Hämatokrit [%] | 32,8 ± 4,2 | 31,0 ± 4,0 | 35,4 ± 4,0 |
| Plasmaviskosität [mPas] | 1,33 ± 0,1 | 1,35 ± 0,1 | 1,37 ± 0,1 |
| Erythrozytenaggregation [ - ] | 24,9 ± 6,5 | 23,0 ± 6,8 | 20,2 ± 6,9 |
| Antithrombin III (AT III) [IU/ml] | 11,8 ± 2,1 | 13,1 ± 1,6 | 13,2 ± 1,8 |
| Faktor VIII R: Ag [%] | 163 ± 70 | 159 ± 55 | 138 ± 96 |

Bei 3 Patientinnen wurde eine proximale tiefe Beinvenenthrombose (2,8%) diagnostiziert. Folgende präoperative Risikofaktoren fanden sich bei den 3 Patientinnen mit einem mittleren Alter von 27,8 Jahren und einem Körpergewicht zwischen 83 und 103 kg:

Tabelle 16:    Präoperative Risikofaktoren der 3 Patientinnen mit postoperativer tiefer Beinvenenthrombose

| Präoperative Risikofaktoren | Anteil (Prozent) |
|---|---|
| Anamnestische Risikofaktoren | 1/3 (33,3%) |
| Mütterliche Erkrankungen | 2/3 (66,6%) |
| AT III (Konzentration) < 8 [IU/ml] | 2/3 (66,6%) |
| Plasmaviskosität > 1,30 [mPas] | 3/3 (100%) |
| Erythrozytenaggregation > 28 [-] | 2/3 (66,6%) |

## Schlußfolgerungen

Veränderungen der Blutfluidität spielen als zusätzliche Risikofaktoren in der graviditätsbedingten postoperativen Thrombosemorbidität eine wesentliche Rolle. Aufgrund der Häufigkeitszahlen müssen die Patientinnen mit einer Kaiserschnittoperation zu einem "low risk"-Kollektiv gerechnet werden. Für diesen Eingriff bietet sich Hydroxy-äthylstärke als alternative Thromboseprophylaxe an, weil sie neben der Verbesserung der venösen Zirkulation auch die Erthrozytenaggregation vermindern kann. Die Reduktion der Aktivität des Gerinnungsfaktor VIII R: Ag über die Zeit der Hämodilution hinaus gibt Hinweise dafür, daß anscheinend die Hydroxyäthylstärke auch einen geringen Einfluß auf die Thrombozytenaggregation besitzt. Damit werden durch die Hämodilution zwei Säulen der VIRCHOW`schen Trias positiv beeinflußt.

## 4.7.    Zusammenfassende Therapieempfehlungen

### 4.7.1. Hämodilution bei Verdacht auf Plazentainsuffizienz

Als Einschlußkriterium gilt ein systemischer Hämatokrit von über 38%. Es sollten 500 ml 10% Haes 200/0,5 und 500 ml Elektrolytlösung täglich über 14 Tage mit einer Infusionsdauer von mindestens 4 h infundiert werden. Übersteigt der systemische Hämatokrit nach 14 Tagen den Wert von 38%, sollte eine Wiederholungsdilution erfolgen.

***Merke:***

> **Die Hämodilution muß immer hypervolämisch erfolgen, weil bei der Plazentainsuffizienz eine maternale Hypovolämie vorliegt.**

### 4.7.2. Hämodilution bei Schwangerschaftshypertonie

Neben der Basistherapie mit Dihydralazin (3 ml/h) und Magnesiumsulfat (1 g/h) sollte immer 500 ml 10% Haes 200/0,5 zusammen mit 500 ml Ringerlösung infundiert werden.

**_Merke:_**

> **Die Vasodilatation durch Dihydralazin bewirkt eine Verstärkung der Hypovolämie. Daher sollte zusätzlich zur Gabe von 10% Haes 200/0,5 Ringerlösung verabreicht werden.**

### 4.7.3. Hämodilution als Thromboseprophylaxe beim Kaiserschnitt

Mit der Narkoseeinleitung werden 500 ml 10% Haes 200/0,5 infundiert. Bei Operationsende sollte die Infusion beendet sein. Am Abend des Operationstages müssen nochmals 500 ml 10% Haes 200/0,5 verabreicht werden. Die dritte und letzte Infusion 500 ml 10% Haes 200/0,5 erfolgt am Abend des ersten postoperativen Tages. Damit ist die Thromboseprophylaxe beendet. Sollte nach dem 7. postoperativen Tag noch keine ausreichende Mobilisierung der Patientinnen vorliegen, muß das gleiche Schema wiederholt werden.

**_Merke:_**

> **Mit 10% Haes 200/0,5 ist eine wirksame perioperative Thromboseprophylaxe beim Kaiserschnitt möglich.**

## 5.1. Hämodilution bei Patienten mit venösen Durchblutungsstörungen der Retina

*S. Wolf, B. Bertram, M. Reim*

Die bisher ungeklärten pathophysiologischen Vorgänge bei der Zentralvenenthrombose der Retina mögen die Ursache dafür sein, daß sich bis heute keine Therapieform etablieren konnte. Denn obwohl es sich bei den retinalen Venenverschlüssen nach der diabetischen Retinopathie um die häufigste Ursache von Durchblutungsstörungen der Retina handelt, hat sich an der Prognose dieser Erkrankung in Bezug auf die zentrale Sehschärfe seit ihrer Entdeckung wenig geändert.

**Kombinierte Hämodilutionstherapie bei retinalen Venenthrombosen**

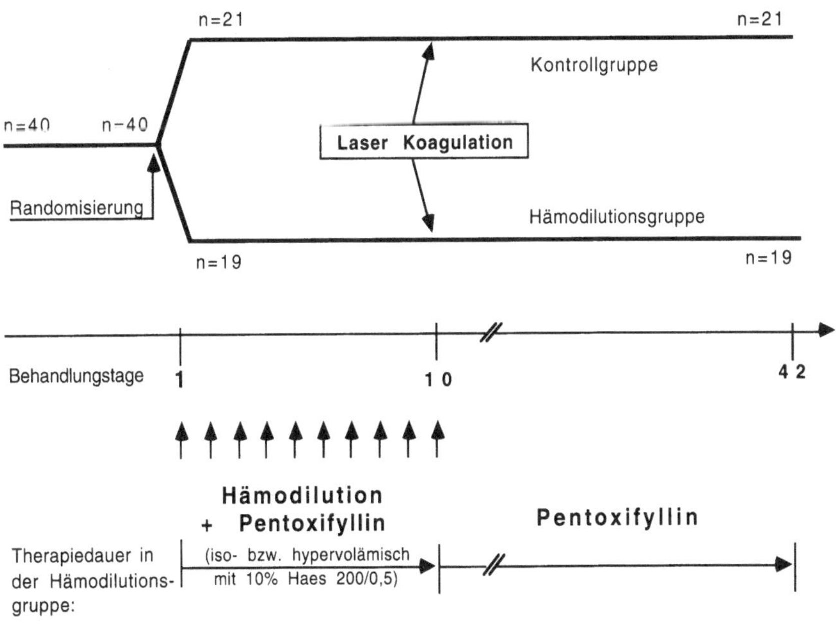


Abbildung 27: Studienplan für die Hämodilution mit 10% Haes 200/0,5 bei Patienten mit retinalen Venenthrombosen

Die Therapie mit Antikoagulantien, Thrombozytenaggregationshemmern und Vasodilatantien wurde wegen unbefriedigender Ergebnisse wieder verlassen. Auch die fibrinolytische Therapie, deren Wirksamkeit durch einen Anstieg der zentralen Sehschärfe von METZLER und Mitarbeitern

[260] nachgewiesen werden konnte, hat sich bis heute wegen der Vielzahl von Kontraindikationen und der Gefahr schwerer Nebenwirkungen nicht durchsetzen können. Einen Therapieansatz zur Verbesserung der Mikrozirkulation bietet die hyper- oder isovolämische Hämodilution in Kombination mit der Gabe eines Rheologikums [396, 399].
Zur Überprüfung dieser Therapie wurde an 40 Patienten mit Zentralvenenthrombose der Retina eine randomisierte kontrollierte Studie durchgeführt (Abbildung 27). Die Häufigkeit *ischämischer* (n=7 in der Hämodilutionsgruppe und n=7 in der Kontrollgruppe) bzw. *nicht-ischämischer* (n=12 in der Hämodilutionsgruppe und n=14 in der Kontrollgruppe) *Zentralvenenthrombosen* war in beiden Gruppen vergleichbar; auch bezüglich kardiovaskulärer Risikofaktoren, der angiographischen Werte und der gemessenen Laborparameter waren beide Kollektive strukturähnlich.

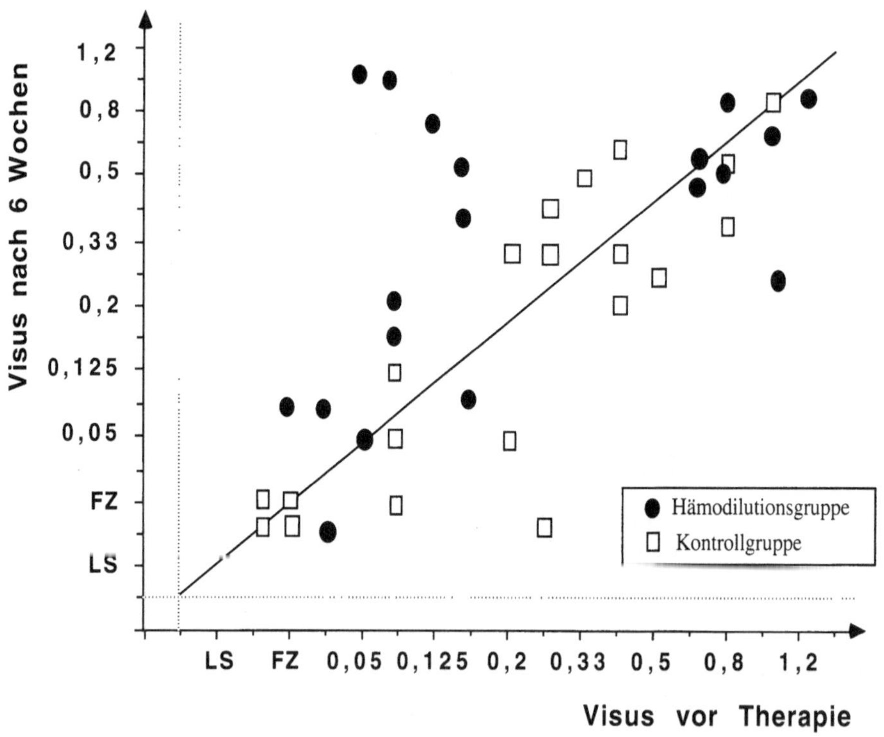


Abbildung 28:   Visusentwicklung innerhalb von 6 Wochen; Punkte oberhalb der Diagonalen entsprechen einer Visusbesserung, Punkte unterhalb der Diagonalen einer Visus-Verschlechterung (Punkte: Hämodilutionsgruppe; Quadrate: Kontrollgruppe); FZ: Sehschärfe, um die Finger zu zählen; LS: Sehschärfe, um den Licht-Schein wahrzunehmen.

In Abbildung 28 sind die Werte für den Visus vor Therapie und nach 6 Wochen korreliert. Punkte oberhalb der Diagonalen bedeuten eine Verbesserung des Visus im Beobachtungszeitraum. Punkte unterhalb der Diagonalen zeigen eine Verschlechterung der zentralen Sehschärfe an.

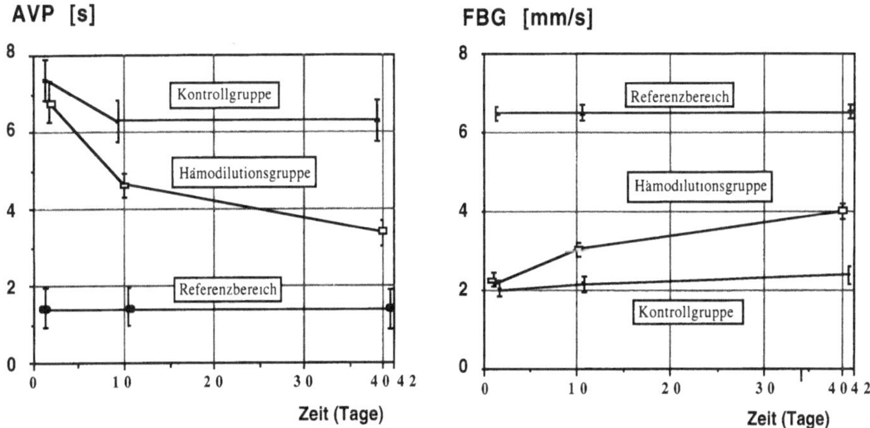


Abbildung 29 a+b: Mittlere arterio-venöse Passagezeit (AVP) und mittlere arterielle Farbstoffbolusgeschwindigkeit (FBG) für die Hämodilutions- und die Kontrollgruppe im Verlauf von 6 Wochen (Mw ± sem) mit den Referenzbereichen

In beiden Gruppen kommt es nach 10 Tagen zu einer signifikanten Abnahme der arterio-venösen Passagezeit (Verumgruppe $p < 0,01$; Kontrollgruppe $p < 0,05$) im Vergleich zu den Ausgangswerten (Abbildung 29a). Im weiteren Verlauf findet sich in der Verumgruppe eine weitere signifikante Reduzierung der AVP, während es in der Kontrollgruppe nicht zu einer weiteren signifikanten Senkung der AVP kommt. Die arterio-venösen Passagezeiten waren in der Verumgruppe während und nach der Therapie niedriger als in der Kontrollgruppe (p jeweils $<0,01$).
Sowohl nach 10 Tagen als auch nach 6 Wochen unterschieden sich die Farbstoffbolusgeschwindigkeiten beider Gruppen signifikant ($p < 0,01$). Die arterielle Farbstoffbolusgeschwindigkeit (FBG) in der Verumgruppe war während und nach der Therapie höher als in der Kontrollgruppe (Abbildung 29b).

***Merke:***

| |
|---|
| **Additiv zu den Effekten der Laserkoagulation zeigt die Hämodilution in Kombination mit Pentoxifyllin bei Patienten mit Zentralvenenthrombose in der Retina einen klinischen Benefit.** |

## 5.2. Hämodilution bei akuten arteriellen Durchblutungsstörungen in der Retina

*S. Wolf, M. Reim*

Ein Verschluß der Arteria centralis retinae bewirkt einen plötzlichen Verlust der Sehkraft. Es ist für die Prognose entscheidend, ob es sich um einen totalen Verschluß oder um eine hochgradige Stenose mit Restperfusion handelt. Bei einem Verschluß mit totaler Ischämie kommt es bereits nach 15 bis 30 Minuten zu irreparablen Schäden in der Retina. Eine geringe Restperfusion kann jedoch die Nervenzellen der Netzhaut vor dem Untergang bewahren, so daß dann bei rascher Rekanalisation des Verschlusses funktionell befriedigende Ergebnisse erzielt werden können.

### Kombinierte Hämodilutionstherapie bei akuten arteriellen Verschlüssen in der Retina

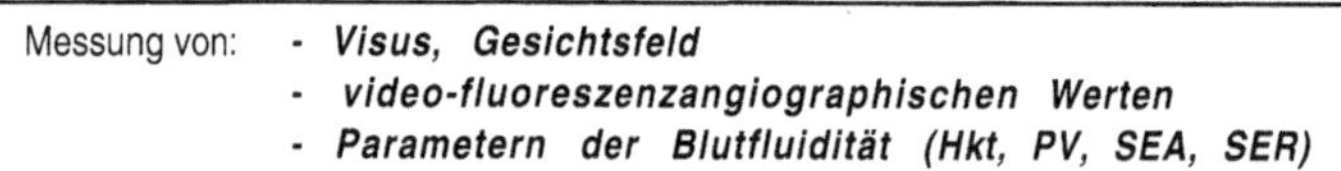


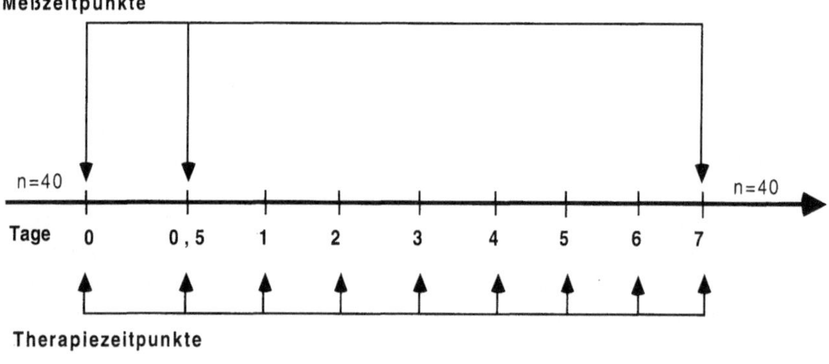


Abbildung 30: Studienplan für die Hämodilution mit 10% Haes 200/0,5 bei Patienten mit akuten Zentralarterien bzw. Astarterienverschlüssen in der Retina

In einer prospektiven nicht-kontrollierten Studie wurde an 40 Patienten mit akutem Zentral- (ZAV, n=20) bzw. Astarterienverschluß (AAV, n=20) in der Retina  die Wirksamkeit der Hämodilutionstherapie überprüft [397].

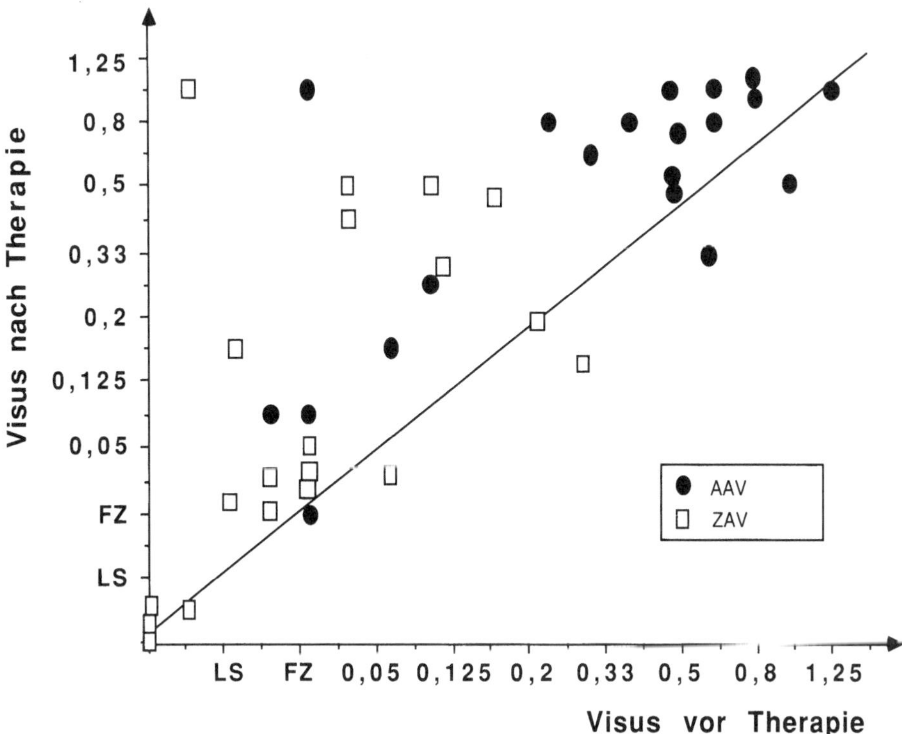


Abbildung 31:   Differenz in Visusstufen zwischen der Sehschärfe vor Therapie und nach 42
                Tagen in Abhängigkeit von der Latenzzeit bis zum Therapiebeginn bei Patienten
                mit Zentral- (ZAV) bzw. Astarterienverschluß (AAV); FZ: Sehschärfe, um
                die Finger zu zählen; LS: Sehschärfe, um den Licht-Schein wahrzunehmen.

In Abbildung 31 sind die Visuswerte für Patienten mit Zentral- und
Astarterienverschlüssen vor und nach 6-wöchiger Therapie dargestellt.
Die Punkte oberhalb Diagonalen bedeuten eine Visusverbesserung im
Therapieverlauf. Die Patienten (n=4) mit Behandlungsbeginn wenige
Stunden nach dem Ereignis erreichten eine Steigerung des Visus von mehr
als 3 Stufen; diese Visusverbesserung wurde in den ersten 24 Stunden
nach Therapiebeginn erzielt und veränderte sich danach nur noch
unwesentlich. Bei späterem Behandlungsbeginn waren die Visus-
steigerungen geringer und wurden nur dann erreicht, wenn videoangiographisch eine Restperfusion nachgewiesen worden war.
Verschlechterungen um mehr als eine Visusstufe gegenüber dem
Ausgangsbefund wurden nicht beobachtet.
Bei den Patienten mit Astarterienverschluß war die Visussteigerung
erwartungsgemäß größer. Unter der Vorrausetzung, daß eine Restperfusion bestand oder zumindest eine retrograde Versorgungssituation

vorlag, zeigten Patienten mit längerer Latenzzeit keinen schlechteren Verlauf als Patienten mit frühem Behandlungsbeginn. Dieses konnte videoangiographisch in 5 Fällen nachgewiesen werden.

Die initialen Werte der Arm-Retina-Zeit (ART), der arterio-venösen Passagezeit (AVP) und der Farbstoffbolusgeschwindigkeit (FBG) waren gegenüber den Normalwerten signifikant verschlechtert. Im Krankheitsverlauf besserten sich die ART, AVP und FBG deutlich. Die Werte während der Behandlung besserten sich signifikant ($p<0,01$) verglichen mit den Ausgangswerten. Sogar nach 6 Wochen war noch einmal eine signifikante Steigerung ($p<0,05$) gegenüber den Werten nach 10 Tagen zu beobachten.

Initial fanden sich bei den Patienten mit Astarterienverschluß signifikant verlängerte Kreislaufzeiten im Versorgungsgebiet der betroffenen Arterienäste im Vergleich zu den nicht betroffenen Arealen. Im Vergleich zu den Normalwerten waren die Durchblutungsparameter beider Gebiete gestört ($p<0,01$). Im Krankheitsverlauf besserten sich die Kreislaufzeiten. 6 Wochen nach dem Verschlußereignis unterschied sich die AVP im Mittel nicht mehr signifikant von den Normalwerten. Die FBG war jedoch weiterhin signifikant erniedrigt.

Bei keinem der untersuchten Patienten wurde klinisch oder angiographisch eine Reokklusion der retinalen Arterien beobachtet. Wegen der Erkenntnis, daß die Hämodilution so schnell und so hypervolämisch wie möglich nach dem Verschlußereignis einsetzen sollte, ist das Behandlungsschema (Abbildung 30) derart geändert worden, daß die Infusionsmengen anfangs gesteigert und später reduziert werden (siehe Kapitel IV, 6.)

***Merke:***

> Für die Prognose retinaler Arterienverschlüsse ist es von entscheidender Bedeutung, eine Verbesserung der Hämodynamik möglichst schnell nach Auftreten des Gefäßverschlusses zu erzielen, um die Retina vor irreversiblen Schädigungen zu bewahren. Dies leistet die hypervolämische Hämodilution durch Steigerung der Mikrozirkulation.

# 6. Hämodilution bei Patienten mit idiopathischem "Hörsturz"

*H.-J. Wilhelm, R. Hubertus*

Zur Beurteilung einer möglichen prognostischen Bedeutung verschiedener Einflußfaktoren wurde 1983 eine epidemiologische Untersuchung an 312 Patienten mit idiopathischem Hörsturz begonnen [392].
Alle Patienten erhielten eine Hämodilutionsbehandlung mit Hydroxyäthylstärke (HAES steril® 10%, Fresenius AG) bzw. Dextran 40 10% von jeweils 1000 ml über mindestens 10 Tage jeweils in Kombination mit Naftidrofuryl (pro Infusion 400 mg Dusodril PI® plus 600 mg/die p.o., Lipha Arzneimittel GmbH). Die Behandlung wurde bis zu einem Hämatokrit von 47% hypervolämisch, in den Fällen mit höherem Hämatokit wurde dazu parallel ein Aderlaß von 500 ml Vollblut durchgeführt.
Es handelte sich um 155 Männer und 157 Frauen im mittleren Alter von 48 Jahren. 88 Patienten hatten einen Rezidivhörsturz, 40 eine Vestibularisbeteiligung. Der mittlere Blutdruck betrug 140/80 mmHg. Die Therapie wurde im Schnitt nach 16 Tagen begonnen. 38% hatten erhöhte Serumlipidkonzentrationen, 23% einen zu hohen Blutdruck, 11% eine Nüchternblutzuckerkonzentration oberhalb der Norm, 29% waren adipös und 28% rauchten.

## 6.1. Ergebnisse

Von den 312 Patienten wiesen nach 10 Behandlungstagen 119 keinen, jedoch 193 einen mittleren Höranstieg von mindestens 6 dB auf (Besserungsrate ca. 62%). Lebensalter, Geschlecht, Adipositas, Rauchen und Alkohol beeinflußten den Therapieerfolg nicht signifikant.
In der Gruppe mit Höranstieg wiesen 20%, in der ohne Höranstieg jedoch 35% einen Rezidivhörsturz auf. Das Vorliegen eines Rezidivhörsturzes mindert somit signifikant (p<0,05) den Therapieerfolg, ist also als Prädiktor von Bedeutung.
40 Patienten hatten eine Vestibularisbeteiligung, bei 19 dieser 40 Patienten trat ein Höranstieg auf, bei den anderen 21 Patienten war kein Höranstieg zu beobachten.
Ein in vielen Untersuchungen gesicherter Einflußfaktor auf den Höranstieg ist der frühe Behandlungsbeginn des Hörsturzes. Dies zeigt sich auch in der vorliegenden Untersuchung. Die Gruppe der Patienten mit Höranstieg wurde im Mittel bereits nach 7,7±12,4 Tagen, die Gruppe der Patienten ohne Höranstieg jedoch erst im Mittel nach 30,1±73,3 Tagen behandelt. Dieser Unterschied ist hochsignifikant (p<0,002) (Abbildung 32).

Patienten  mit  Höranstieg  (%)

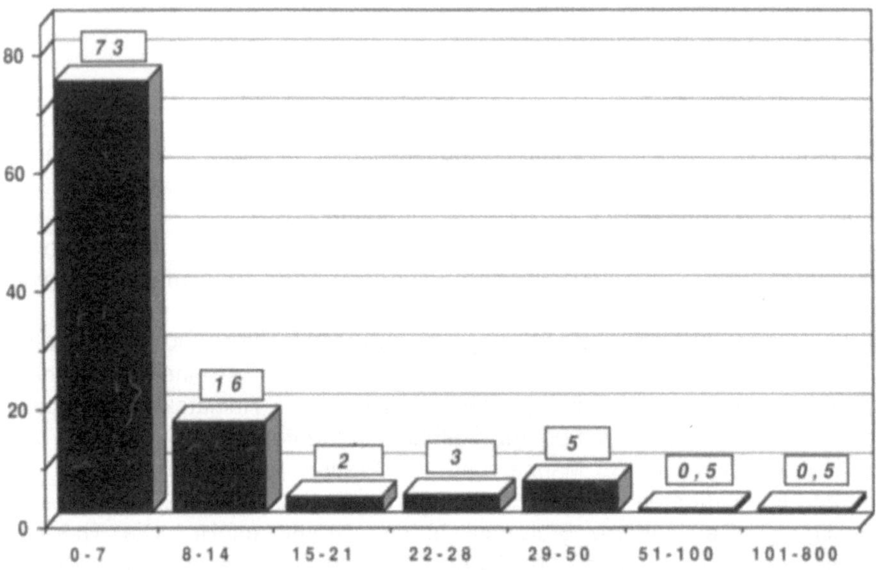



Abbildung 32:   Relativer  Anteil  (%)  von  Patienten  mit  Höranstieg  in  Abhängigkeit
vom Behandlungsbeginn

Die Fließfähigkeit des Blutes ist bei circa 60% der Patienten mit Hörsturz verschlechtert. Hierbei ist es insbesondere die Plasmaviskosität, die häufig erhöht ist (51%). Die mittlere Plasmaviskosität der Patienten, die nach der Infusionstherapie einen Höranstieg zeigen, ist mit 1,31 mPas signifikant größer (p<0,05) als die Plasmaviskosität der Patienten ohne Höranstieg mit 1,28 mPas. Die Infusionsbehandlung mit Haes 200/0,5 10% und Naftidrofuryl (Dusodril®) zeigte in der Gruppe der Patienten mit arterieller Hypertonie signifikant bessere Höranstiege (p<0,01).

## 6.2.  Schlußfolgerungen

Gefäßspasmen im Bereich der vorgeschalteten Arterien und Arteriolen oder Veränderungen in den Endstrombahnen des Innenohres können den Perfusionsdruck soweit absenken, daß die Fließfähigkeit des Blutes zum limitierenden Faktor wird. Die klinisch relevanten Parameter sind die Plasmaviskosität und auch die Erythrozytenaggregation. Eine Erhöhung beider Parameter über den 1s-Bereich hinaus (>1,29 mPas) steigert das arterielle Verschlußrisiko um den Faktor 2 [191]. Darüberhinaus scheint die Plasmaviskosität eine prognostische Bedeutung zu haben. Liegt sie oberhalb von 1,29 mPas, ist der Behandlungserfolg einer rheologischen Therapie wahrscheinlicher. In diesen Fällen scheint die Ätiologie des Hörsturzes auch eine hämorheologische Komponente aufzuweisen, da diese Patienten global eine eingeschränkte Fließfähigkeit des Plasmas aufweisen. Diese Befunde werden durch Untersuchungen an Patienten mit retinalen Gefäßverschlüssen bestätigt [397, 398]. Darüberhinaus führt eine Behandlung mit Hydroxyäthylstärke und Naftidrofuryl, die darauf ausgerichtet ist, die Mikrozirkulation zu steigern, gerade bei Hypertonikern mit Mikroangiopathien zu einem signifikant besseren Erfolg als der Einsatz von Dextran. Dextran steigert zwar den Perfusionsdruck, verschlechtert aber die Fließfähigkeit des Blutes durch eine Erhöhung der Plasmaviskosität und der Erythrozytenaggregation [392]. Bei der Gabe von 1 Kilogramm Hydroxyäthylstärke ohne zusätzliche Infusion von Flüssigkeit (z.B. kristalloide Lösung) wird bei mehr als 50% der Patienten ein Juckreiz registriert, der meist nur passager ist und nur als wenig störend empfunden wird. Aufgrund des häufig auftretenden Juckreizes wird zur Zeit ein anderes als das oben beschriebene Hämodilutionsschema erprobt, bei dem weniger Hydroxyäthylstärke verwendet wird (siehe Kapitel IV, 6.). Eine vorgeschädigte Endstrombahn beim Rezidivhörsturz schmälert den Therapieerfolg, ein rascher Therapiebeginn steigert den Therapieerfolg. Eine Vollheparinisierung bei Patienten mit dem dringenden Verdacht auf eine otogene venöse Thrombose (Z.n. abgelaufenen Venenthrombosen – Retina, Extremitäten, Pfortader usw. – oder rezidivierenden Thrombophlebitiden) ist zu erwägen. Sogar eine systemische Fibrinolysetherpaie kann in diesen Fällen diskutiert werden.


*__Merke:__*

> Bei raschem Hämodilutionsbeginn, einer hohen Plasmaviskosität und einer arteriellen Hypertonie ist die Prognose des Behandlungserfolges mit Hydroxyäthylstärke und Naftidrofuryl gut. Ein Rezidivhörsturz hat von vornherein eine schlechtere Prognose.

# 7. Perioperative Hämodilution

*J. Simon, T. Tormann, T. Holbach*

Bei kleinen chirurgischen Eingriffen ohne große Blutverluste erfolgt routinemäßig eine Infusion von kristalloiden Lösungen. Sowohl die Volumen- als auch die rheologische Wirkung der Elektrolytlösungen sind jedoch beschränkt [341].
Durch Untersuchungen von RUDOFSKY ist bekannt, daß bereits kleinere chirurgische Eingriffe größere Veränderungen der Fließfähigkeit des Blutes verursachen können [311]. Deswegen macht die Wahl eines rheologisch wirkenden kolloidalen Plasmaersatzmittels einen besseren perioperativen Versorgungszustand des Gewebes wahrscheinlich.

## 5.1. Patienten

Untersucht wurden Patienten, bei denen eine Mikrobandscheiben-operation durchgeführt werden mußte.
In der Haes-Gruppe befanden sich nach durchgeführter Randomisierung 13 Männer und 7 Frauen mit einem mittleren Alter von 52 Jahren, in der Dextran-Gruppe 12 Männer und 8 Frauen mit einem mittleren Alter von 48 Jahren und in der Elektrolyt-Gruppe 10 Männer und 10 Frauen mit einem mittleren Alter von 47 Jahren.

## 5.2. Hypervolämische Einmaldilution

In einer kontrollierten, randomisierten, einfach blinden, klinischen Vergleichsstudie wurde der Einfluß der verwendeten Infusionslösung auf die intraoperative Sauerstoffversorgung (durch die Messung des konjunktivalen Sauerstoffpartialdruckes) und die Fließfähigkeit des Blutes (durch die Messung der rheologischen Parameter wie der Hämatokrit, die Plasmaviskosität, die Erythrozytenaggregation, die Erythrozytenrigidität und der Thrombozytenaggregation) untersucht. Die eine Gruppe erhielt als Infusionslösung eine Elektrolytlösung (Elomel®), die nächste Dextran 40 10% (Rheomacrodex®) und die letzte 10% Haes 200/0,5 (HAES steril® 10%).
Nach Beginn der Narkose, jedoch vor Beginn der Infusion, wurde die Registrierung des konjunktivalen Sauerstoffpartialdruckes begonnen. Vor sowie 1, 2, 4, 6 und 24 h nach der Operation wurden die oben beschriebenen rheologischen Parameter quantifiziert (Abbildung 33). Eine ausführliche Studienbeschreibung ist der Originalarbeit zu entnehmen [341].

## Perioperative  Hämodilution

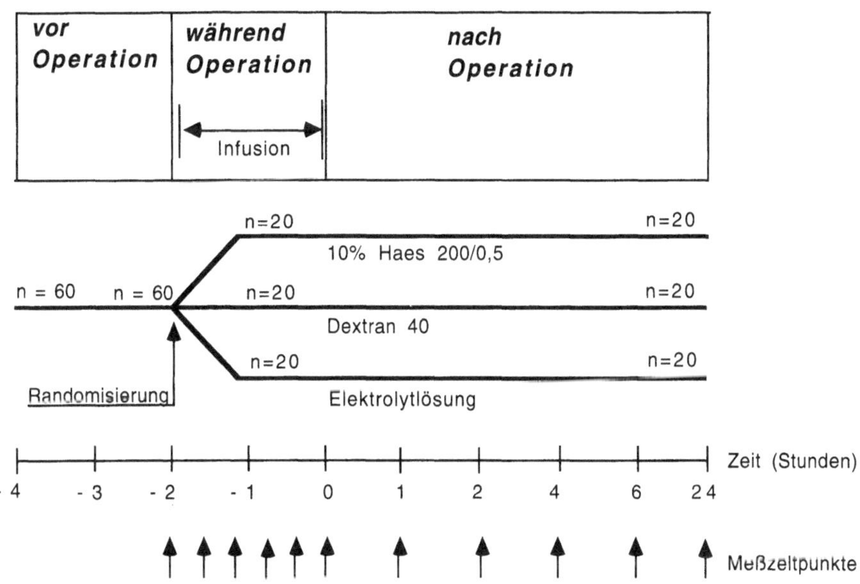



Abbildung 33: Studienablauf

Zu Beginn der Operation lag der mittlere Sauerstoffpartialdruck in allen drei Kollektiven gleich hoch (bei circa 64 mmHg). Unmittelbar nach Beginn der Infusion begann der Sauerstoffpartialdruck in allen drei Gruppen abzufallen, obwohl die Kreislaufgrößen (Blutdruck und Herzfrequenz) konstant blieben. Das Minimum wurde in den drei Gruppen zu unterschiedlichen Zeitpunkten erreicht, in der Haes-Gruppe allerdings zuerst. Danach stieg der Sauerstoffpartialdruck in diesem Kollektiv wieder signifikant ($p < 0,05$) an. Der Sauerstoffdruckabfall war sowohl in der Dextran- als auch in der Elektrolytgruppe ausgeprägter. Die Sauerstoffdrücke als Funktion der Zeit sind für die Elektrolyt- und Dextranlösung nahezu identisch   (Abbildung 34 a+b).
Der Verlauf der beiden kolloidalen Infusionslösungen im Vergleich zeigt die Abbildung 34 b. Hier ist ein leichter Wiederanstieg des Sauerstoffpartialdruckes auch in der Dextrangruppe erkennbar. Dieser war aber wesentlich schwächer als in der Haes-Gruppe. Im Zweigruppenvergleich unterschieden sich die beiden Gruppen (Haes und Dextran) zum letzten Meßzeitpunkt  signifikant.

**Sauerstoffpartialdruck   (mmHg)**

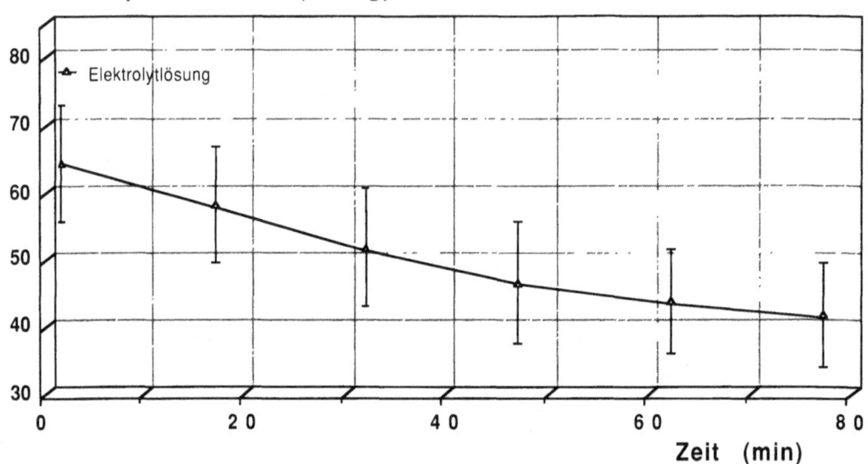


**Sauerstoffpartialdruck   (mmHg)**

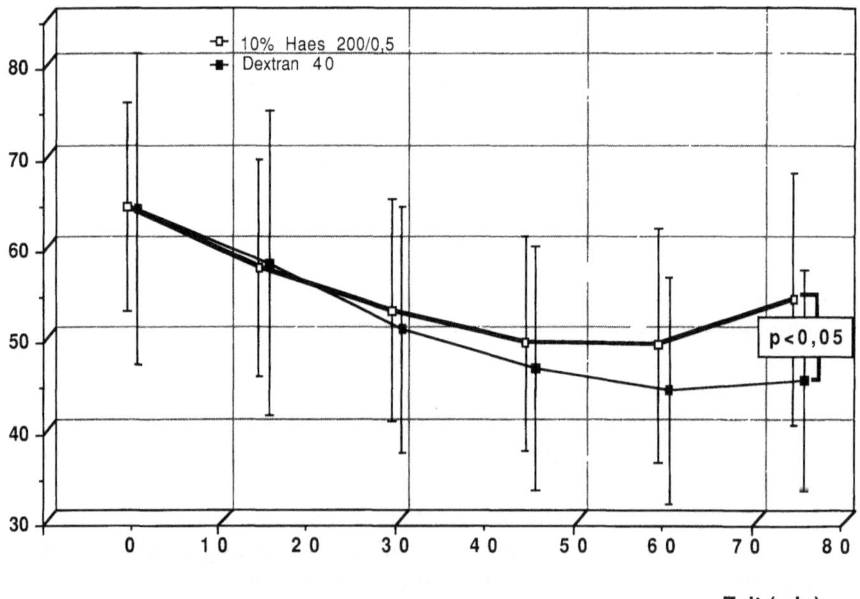


Abbildung 34 a+b: Intraoperativer Verlauf des konjunktivalen Sauerstoffpartialdruckes für die Elektrolyt-Gruppe (a) und für die Haes- und Dextran- Gruppe (b); p: Signifikanzniveau für Gruppenvergleich

Der Volumeneffekt war für die Dextran-Gruppe am stärksten. Der minimale Hämatokrit wurde 2h nach der Operation erreicht, die Differenz zum Ausgangshämatokrit betrug 13,6%. In der Haes-Gruppe wurde ebenfalls

eine deutliche Hämatokritreduzierung gefunden. Sie war jedoch mit 11%
schwächer als in der Dextran-Gruppe. Bei der Elektrolyt-Gruppe zeigte
sich kein Einfluß auf den systemischen Hämatokrit.
Während die Plasmaviskosität in der Elektrolyt-Gruppe konstant blieb,
nahm sie in der Haes-Gruppe bis zu 24h später ab, in der Dextran-Gruppe
sogar zu. Die Abbildung 35 zeigt den postoperativen Verlauf für die
Plasmaviskosität für die jeweiligen Infusionslösungen.

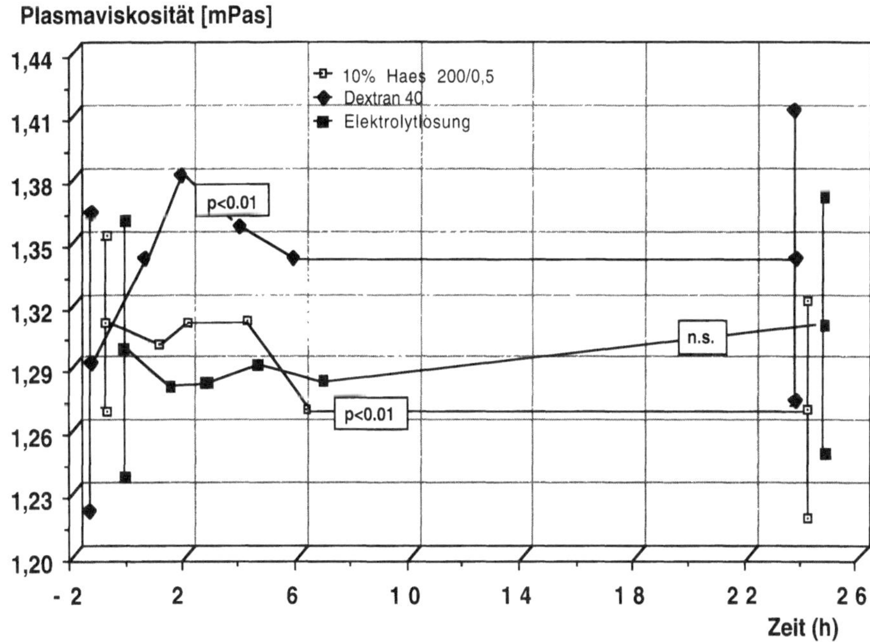


Abbildung 35:  Verlauf der Plasmaviskosität über 24 Stunden für die drei Kollektive (p:
Signifikanzniveau im Zeitreihenvergleich - Initialwert zu dem in der Graphik
angegebenen Wert; Grenzen des 1 s-Bereiches mit derselben Symbolik wie
die jeweiligen mittleren Meßpunkte)

Während sowohl in der Dextran- als auch in der Elektrolyt-Gruppe (hier
signifikant) die Erythrozytenaggregation postoperativ anstieg, nahm sie
für die Haes-Gruppe zunächst ab, um dann wieder leicht anzusteigen. Der
Initialwert in der Dextran- und Elektrolyt-Gruppe wurde nicht mehr
erreicht (Abbildung 36).

**Erythrozytenaggregation [-]**

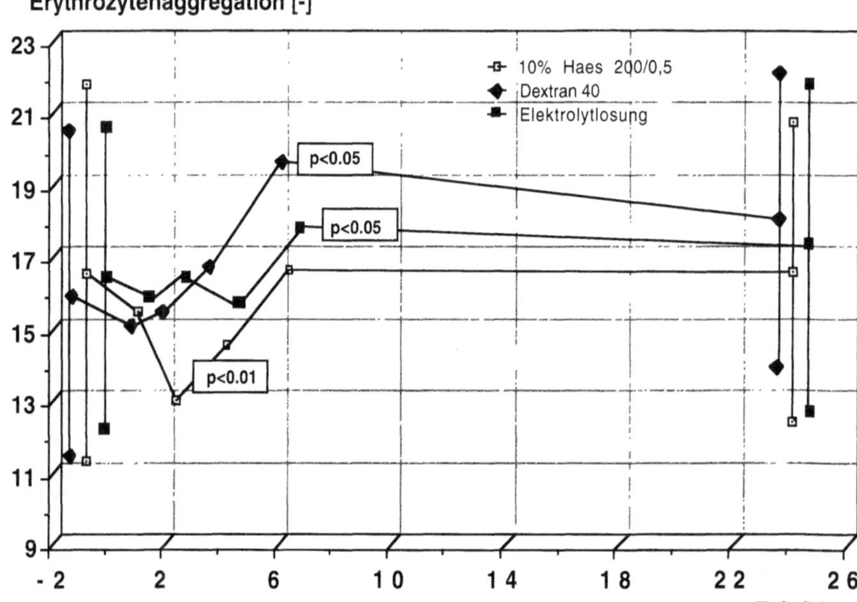


Abbildung 36:    Verlauf der Erythrozytenaggregation über 24h für die drei Gruppen (p: Signifikanzniveau im Zeitreihenvergleich - Initialwert zu dem in der Graphik angegebenen Wert; Grenzen des 1 s-Bereiches mit derselben Symbolik wie die jeweiligen mittleren Meßpunkte)

## 5.3. Schlußfolgerungen

Obwohl der Blutdruck und die Herzfrequenz während der Operation im Mittel konstant blieben, verhielt sich der konjunktivale Sauerstoff- partialdruck in Abhängigkeit vom verwendeten Plasmaersatzmittel unterschiedlich. Bei beiden kolloidalen Lösungen kam es ungefähr nach 1h Operationsdauer zu einem Wiederanstieg des Sauerstoffdruckwertes, nach der Gabe der Elektrolytlösung hingegen fiel der konjunktivale Sauerstoffpartialdruck bis zum Operationsende ab.

Der Anstieg nach der Plasmaersatzmittel-Gabe ist vermutlich auf den hämodynamischen Effekt zurückzuführen. Die Zunahme des Herz-Minuten- Volumens nach der hypervolämischen Hämodilution wurde bereits in mehreren Untersuchungen bestätigt [67, 158, 258]. Der stärkere Wieder- anstieg des konjunktivalen Sauerstoffpartialdruckes durch die Hydroxy- äthylstärke- im Vergleich zur Dextran-Gabe ist wahrscheinlich durch die Verbesserung der Fließfähigkeit des Blutes bedingt.

Aufgrund des früheren Anstiegs des Sauerstoffdrückwertes in der Haes-Gruppe war auch im Einzelfall der Minimalwert nicht so gering wie in der Dextran-Gruppe mit bis zu 30 mmHg Abfall. WEISSKOPF und

Mitarbeiter berichten über kasuistische Erfahrungen, wonach bei besonders starken Sauerstoffdruckabfällen bzw. einem Unterschreiten bestimmter konjunktivaler Sauerstoffpartialdrücke mit cerebralen Ausfällen (passagere Halbseitensymptomatik) gerechnet werden muß. Die Autoren betonen jedoch, daß diese Beobachtung in weiteren Untersuchungen zu sichern ist [390].

***Merke:***

> **Perioperativ ist durch eine Hydroxyäthylstärkeinfusion die Sauerstoffversorgung des Gewebes signifikant besser als bei Verwendung von Dextran- oder Elektrolytlösungen.**

# III. HÄMODILUTION BEI CEREBRALEN DURCHBLUTUNGS-STÖRUNGEN

## (INDIKATIONEN, DURCHFÜHRUNG, MEDIKAMENTÖSE ZUSATZ-BEHANDLUNG UND ALTERNATIVEN)

*A. Haaß, M. Stoll, J. Treib*

Cerebrale Durchblutungsstörungen sind die dritthäufigste Todesursache [349]. Die größte Gruppe bilden die ischämischen Hirnkreis-lauferkrankungen, gefolgt von intracerebralen Blutungen, Subarachnoidal-blutungen, Sinusvenenthrombosen und anderen Hirnkreislaufstörungen (Tab. 17). Ischämische Hirninfarkte haben eine hohe Inzidenz von 150/100.000 und eine geschätzte Prävalenz von 600/100.000. Sie stellen für die Prävention, Akutbehandlung und Rehabiliation eine Herausforderung dar, wobei im Vergleich zum Herzinfarkt teilweise ein gebremstes Engagement zu spüren ist.

Tabelle 17:    Prozentuale Häufigkeit der wichtigsten cerebralen Durchblutungsstörungen

| | |
|---|---|
| 1. Ischämische Infarkte | 6 2 % |
| 2. Intracerebrale Blutungen | 1 6 % |
| 3. Subarachnoidalblutungen | 1 2 % |
| 4. Sinusvenenthrombosen | 5 % |
| 5. Andere Hirngefäßerkrankungen | 5 % |

## 1.1.  Gliederung ischämischer Hirndurchblutungsstörungen

### 1.1.1. Ursachen ischämischer Hirndurchblutungsstörungen

Aus pathologischer Sicht können die Hirninfarkte zunächst in Makro- und Mikrozirkulationsstörungen eingeteilt werden.
*Ursachen für Makrozirkulationsstörungen* sind *Embolien*, *Thrombosen* und *hämodynamisch wirksame Stenosen* (Tab. 18). Nach der Zusammenstellung von fünf Hirninfarktregistern beruhen ungefähr 21% aller ischämischen Hirndurchblutungsstörungen auf Embolien [252, 253]. Als niedrigste Häufigkeit wurden 8%, als höchste 31% angegeben. Embolien können aus dem Herzen, großen Gefäßen oder besonderen Konstellationen, wie der Cholesterinkristallembolie, her-rühren. Nach den Befunden von sechs Studien beruhen ungefähr 14% aller

ischämischen Hirninfarkte auf kardialen Embolien, wobei die Extremwerte 6% und 23% betrugen [39, 101].

Tabelle 18: Ursachen ischämischer Hirndurchblutungsstörungen

---

### *1.  Kardiale Embolie*
   1.1.  Absolute Arrhythmie bei Vorhofflimmern
   1.2.  Andere kardiale Arrhythmien
   1.3.  Herzklappenfehler, - ersatz
   1.4.  Myokardinfarkt
   1.5.  Herzwandaneurysma
   1.6.  Kardiomyopathie
   1.7.  Endokarditis
   1.8.  Offenes Foramen ovale mit paradoxer Embolie
   1.9.  Vorhofmyxom

### *2.   Arterio-arterielle Embolie*
   2.1.  Atherosklerose der großen hirnversorgenden Gefäße mit Plaques und Stenosen
   2.2.  Dissektion oder Trauma der großen Gefäße
   2.3.  Fibromuskuläre Dysplasie
   2.4.  Aneurysma der großen Gefäße
   2.5.  Fett-, Luft-, Cholesterinembolie

### *3.   Thrombose hirnversorgender Gefäße*
   3.1.  Atherosklerose der großen hirnversorgenden Gefäße
   3.2.  Dissektion oder Trauma der großen Gefäße
   3.3.  Kompression oder Aneurysma der großen Gefäße
   3.4.  Arteriitiden
      a) Lues
      b) Borrelien
      c) Drogenabusus
      d) Arteriitiden anderer Genese einschließlich Systemerkrankungen

### *4.   Hämodynamische Hirninfarkte*
   4.1.  Hochgradige Stenose der großen hirnversorgenden Gefäße mit Abfall des Blutdruckes oder der Herzleistung
   4.2.  Herzstillstand, Strangulation

### *5.   Mikrozirkulationsstörungen*
   5.1.  Arteriolosklerose mit lakunären Hirninfarkten
   5.2.  Subkortikale arteriosklerotische Enzephalopathie (SAE)

### *6.  Hämorheologische und hämostaseologische Ursachen*
   6.1.  Polyzythämie, Polyglobulie
   6.2.  Sichelzellanämie
   6.3.  Rauchen und Kontrazeptivum
   6.4.  Migräne
   6.5.  Hyperviskosität (Dysproteinämic, SAE)
   6.6.  Thrombozytose
   6.7.  Koagulopathien bei Neoplasmen, Leukämie, Bestrahlung und anderen Ursachen

---

Die Ursachen reichen von dem Vorhofembolus bei absoluter Arrhythmie und Vorhofflimmern über den Hirninfarkt bei Herzinfarkt bis zur seltenen paradoxen Embolie bei Bein- oder Beckenvenenthrombosen und offenem Foramen ovale. Thrombosen der hirnversorgenden Gefäße sind die häufigste Ursache akuter ischämischer Hirninfarkte, und die Atherosklerose ist die wichtigste Grundlage. Hämodynamische Infarkte aufgrund einer hochgradigen Stenose großer hirnversorgender Gefäße sind selten und werden als Grenzzoneninfarkte und Endstrominfarkte bezeichnet. Ein davon abweichendes Infarktmuster entsteht nach Kreislaufunterbrechungen im Rahmen eines Herzstillstandes oder einer Strangulation.

*Mikrozirkulationsstörungen* sind die zweithäufigste Ursache. Sie bestehen vor allem in lakunären Infarkten und beruhen häufig auf einer hypertonusbedingten Arteriolosklerose. Die subkortikale arteriosklerotische Enzephalopathie (SAE) ist eine seltenere Untereinheit, bei der interessante Störungen der Autoregulation und Hämorheologie auftreten (Kapitel III, 1.2.2.). Verschiedene hämorheologische Ursachen wie Polyglobulie oder Dysproteinämie und hämostaseologische wie Koagulopathien bei Neoplasma, Leukämie, Bestrahlung oder anderen Ursachen können zu Infarkten führen. Auf denselben Mechanismen beruht das erhöhte Hirninfarktrisiko bei Einnahme von einem Kontrazeptivum bei gleichzeitigem Rauchen oder der Migräne mit intrazerebralen Vasospasmen.


**1.1.2. Einteilung ischämischer Hirninfarkte nach dem zeitlichen Verlauf**

Diese gängige Einteilung, die nur den zeitlichen Verlauf der neurologischen Symptome berücksichtigt, muß vor allem wegen der fehlenden pathophysiologischen Grundlage als unzureichend angesehen werden (Tab. 19). CAPLAN [37] hat schon darauf hingewiesen, daß diese Einteilung weder etwas über die Prognose, noch über die Therapie oder Prävention aussagt, und daher nicht mehr die alleinige Klassifizierung bei Hirninfarktuntersuchungen sein kann.

Tabelle 19: Einteilung der ischämischen Hirninfarkte nach dem zeitlichen Verlauf

---

**Ia**  TIA  Transitorisch-ischämische Attacke
(Rückbildung der neurologischen Symptome innerhalb von 24 h)

**Ib**  RIND  Reversibles ischämisches neurologisches Defizit
(Rückbildung innerhalb von drei Tagen)

PRIND  Prolongiertes reversibles ischämisches neurologisches Defizit
(Rückbildung innerhalb von sieben Tagen)

**II**  Progredienter Infarkt
(fluktuierende, langsam zunehmende Symptomatik)

**III**  Kompletter Infarkt
a) "Minor stroke" (Patient arbeitsfähig, geringe Symptome)
b) "Major stroke" (Patient arbeitsunfähig und hilfsbedürftig)

---

## 1.1.3. Pathophysiologische Einteilung akuter ischämischer Hirninfarkte

Die klinische Einteilung der Hirninfarkte nach pathophysiologischen Gesichtspunkten kann Schwierigkeiten machen. Natürlich spricht das Auftreten von Infarkten in verschiedenen Gefäßregionen für eine Embolie, kann aber auch Ausdruck von wiederholten lakunären Infarkten sein. Auch das häufige Vorliegen eines Vorhofflimmerns sichert nicht unbedingt die Annahme von zerebralen Embolien. Lediglich die Art und das Ausmaß der klinischen Symptome erlaubt teilweise eine Unterscheidung zwischen makro- und mikroangiopathisch bedingten Ausfällen, wobei eine unverkennbare Überlappung dadurch gegeben ist, daß zwei Drittel aller Patienten mit Lakunen auch eine Arteriosklerose der großen Gefäße haben [65, 106]. Eine entscheidende Hilfe bieten nun computertomograhische und kernspintomographische Untersuchungen (Abb. 37) [307, 309].
*Makrozirkulationsstörungen* bestehen aus Territorialinfarkten, die durch Embolien oder Thrombosen ausgelöst werden können, oder aus hämodynamisch bedingten Grenz- bzw. Endstrominfarkten. Territorialinfarkte betreffen ein mehr oder weniger großes Versorgungsgebiet großer Hirnoberflächenarterien. Diese leptomeningealen Gefäße verjüngen sich gleichmäßig und haben V-förmige Aufteilungen, so daß sich ein Embolus im weiteren Verlauf bis in die Peripherie schieben lassen kann. Die Folge sind häufig rauten- oder keilförmige Infarktareale, die den kortikalen Bereich in charakteristischer Weise miteinschließen. Schwierigkeiten kann die Abgrenzung von lakunären Infarkten im Stamm-

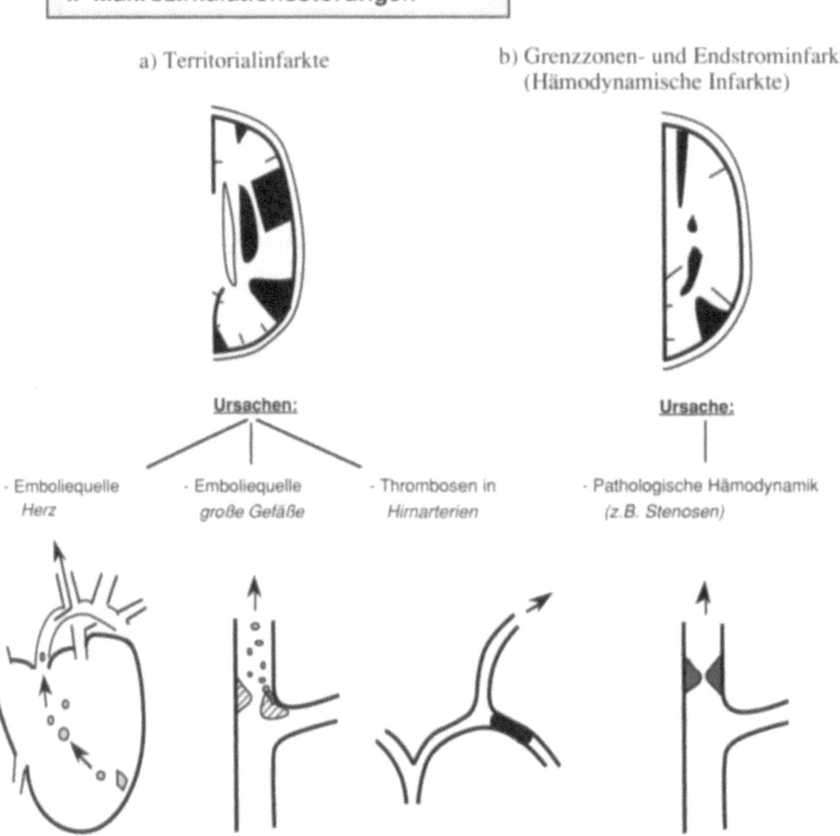




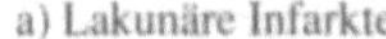
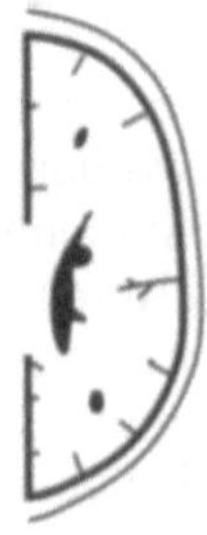
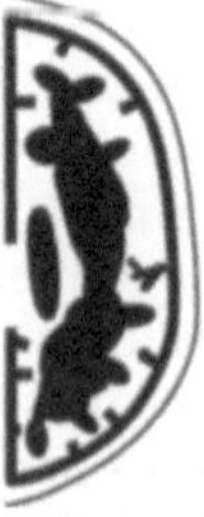

Abbildung 37: Pathophysiologische Einteilung akuter ischämischer Hirninfarkte (ergänzt nach RINGELSTEIN et al. [307/309])

ganglien- und Thalamusbereich von größeren subkortikalen Territorialinfarkten im Linsenkern oder Thalamus machen.

Hämodynamische Infarkte kommen nur in 15% vor. Es handelt sich um Grenzzoneninfarkte zwischen den Versorgungsgebieten zweier oder mehrerer Hirnarterien oder um Endstrominfarkte im Bereich langer, gar nicht oder nur wenig kollateralisierter penetrierender Markarterien. Letztere, die Infarkte funktioneller Endarterien sind, können sich im Einzelfall schwer von Lakunen unterscheiden lassen.

***Mikrozirkulationsstörungen*** sind nach Hirninfarktregistern in 11-23%, nach computertomographischen Befunden in 34% Ursache zerebraler Infarkte [252, 253, 309]. Es handelt sich um 1-20 mm große Lakunen, die durch Verschlüsse penetrierender Arterien zustande kommen. Betroffen sind vor allem Gefäße wie die Aa. lenticulostriatae, Aa. thalamoperforantes oder die langen penetrierenden Markarterien und Hirnstammarterien. Es handelt sich um besonders dünne und lange Gefäße, die meist strömungsdynamisch ungünstige rechtwinkelige Abgänge haben. Ursachen sind vor allem eine Hyalinose und fibrinoide Nekrose der kleinen Arterien und Arteriolen, die häufig auf einen Hypertonus zurückgehen. Kleine umschriebene motorische oder sensible Ausfälle sind typisch für diese Infarkte. Eine Sonderform ist die SAE, die mit einer Arterio- und Arteriolosklerose einhergeht.

In 10% handelt es sich um Mischformen, und diffus hypoxische Läsionen kommen in 1% der Fälle vor.

Die Abbildung 38 zeigt ein Schema, daß die Zusammenhänge zwischen Ätiologie, Pathogenese, Morphologie und zeitlichem Verlauf veranschaulicht.

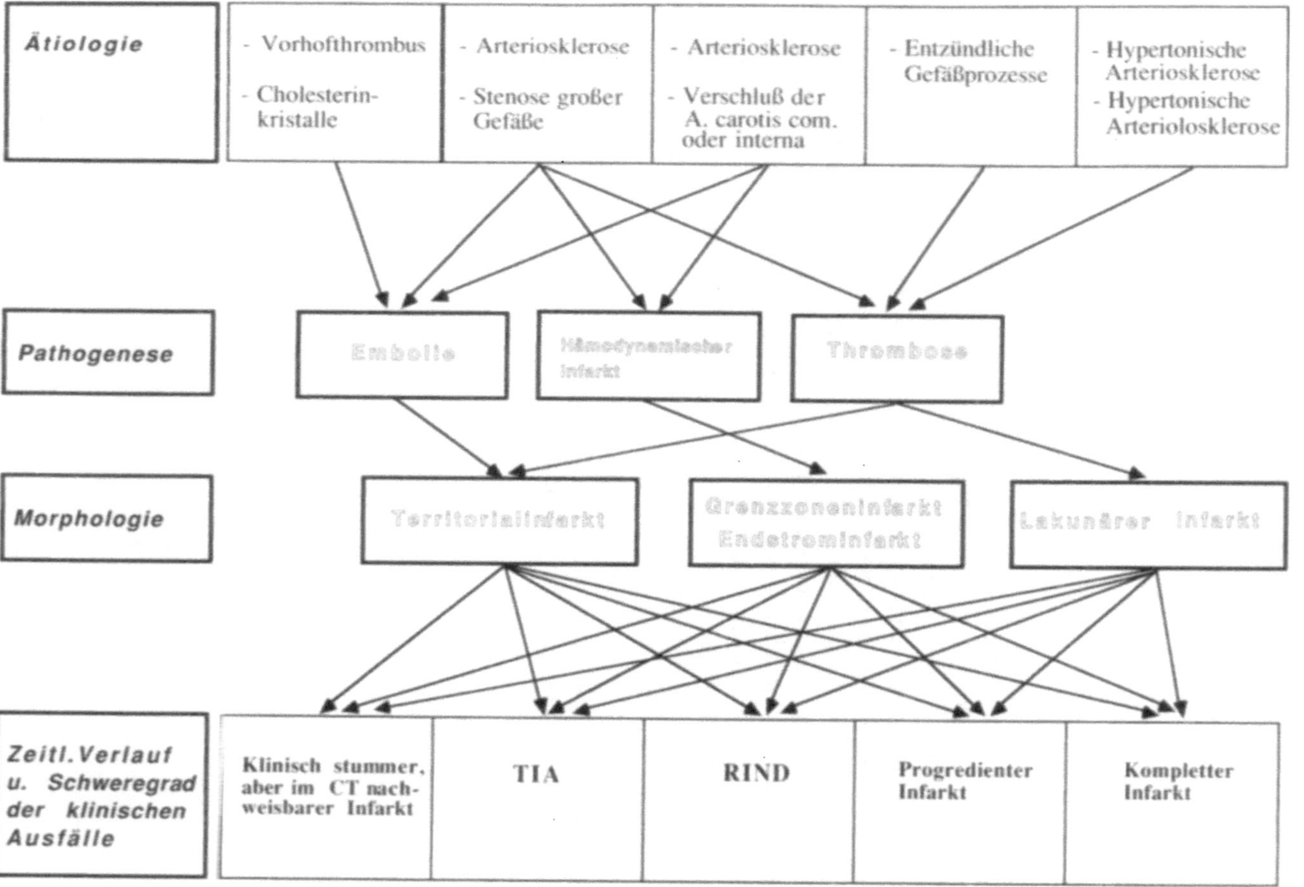


Abbildung 38:   Darstellung der Zusammenhänge zwischen Ätiologie, Pathogenese, Morphologie
und klinischem Verlauf ischämischer Hirndurchblutungsstörungen

## 1.2. Hämorheologische Risikofaktoren als Grundlage der Hämodilution

### 1.2.1. Hämatokrit (Hkt)

#### 1.2.1.1. Klinische Untersuchungen

In der täglichen Praxis wird immer wieder deutlich, wie ein erhöhter Hkt sowie ein erniedrigtes Volumen des Intravasal- und Extrazellulärraumes beispielsweise bei älteren Patienten mit Polyglobulie oder Exsikkose akut zu zerebralen Durchblutungsstörungen führen können und fokal-neurologische Ausfälle oder Allgemeinsymptome, wie hirnorganisches Psychosyndrom und Bewußtseinstrübung, auslösen. Nach Auffüllen des Kreislaufes bilden sich dann die Symptome in der Regel schnell wieder zurück. Es kommt also bei der Vermeidung von TIA`s und Hirninfarkten, wie MARSCHALL [249] schrieb, nicht nur auf eine adäquat hohe Sauerstofftransportkapazität in Form vieler Erythrozyten an, sondern auch auf einen angemessen schnellen zerebralen Blutfluß. Die durch einen erhöhten Hkt verlangsamte Hirndurchblutung verursacht bei schlechter Hämodynamik oder Atherosklerose eine Zunahme des Hirninfarktrisikos (Tab. 20). Das Wechselspiel zwischen Hkt-Höhe und Hirndurchblutung sowie seine Bedeutung für das Hirninfarktrisiko wird auch am Beispiel der Polyglobulie mit und ohne Störung der $O_2$-Affinität des Hämoglobins (Hb) deutlich. Patienten mit einem hohen Hkt bei Polyglobulie oder Polyzythämie und einer normalen $O_2$-Affinität des Hb haben eine *verminderte* Hirndurchblutung [87] und ein *erhöhtes Hirninfarktrisiko* [288]. Patienten, bei denen eine genetisch bedingte, sehr seltene Hb-Variante mit erhöhter $O_2$-Affinität vorliegt, entwickeln kompensatorisch ebenfalls einen erhöhten Hkt. Sie haben aber im Gegensatz zu den anderen Polyglobulie-Patienten eine um 81% *vermehrte* Hirndurchblutung, da sich die erschwerte $O_2$-Abgabe wie ein erniedrigter Hkt auswirkt und die Hirndurchblutung über die zerebrale Autoregulation kompensatorisch gesteigert wird. Interessanterweise haben diese Patienten nach klinischen Beobachtungen [380] und im Gegensatz zu den Spekulationen VON KUMMER`s [223] *kein erhöhtes Hirninfarktrisiko,* so daß der gesteigerte zerebrale Blutfluß offensichtlich die Gefahr, die sich aus dem erhöhten Hkt ergeben müßte, ausgleicht. Ein ähnlicher, durch den vermehrten Blutfluß hervorgerufener prophylaktischer Effekt kann auch von der Hämodilutionsbehandlung erwartet werden. Sie sollte in der Prävention ischämischer Hirndurch-blutungsstörungen nicht nur bei Patienten mit Polyzythämie, sondern auch mit Polyglobulie unterschiedlicher Ätiologie eingesetzt werden. Die Hkt-Senkung richtet sich dabei nach der Grunderkrankung, und drastische

Erniedrigungen müssen vermieden werden. Richtwerte lassen sich aus der Polyzythämie-Behandlung ableiten, bei der ein Hkt $\leq$ 45% und eine Thrombozytenzahl unter $400 \times 10^9$/l empfohlen wird [256, 288].

WADE et al. [379] konnten zeigen, daß bei diesen Patienten die Senkung des Hkt von 54% auf 44% durch isovolämische Hämodilution das zerebrale $O_2$-Angebot um 8% erhöht, da die Steigerung der zerebralen Hirndurchblutung die Abnahme der $O_2$ transportierenden Erythrozyten mehr als kompensiert. Die akute positive Wirkung einer solchen Hämodilutionsbehandlung auf die Hirnfunktion konnten WILLISON et al. [393] mit testpsychologischen Untersuchungen nachweisen. Nach Senkung eines vorher bei diesen Patienten über 46% liegenden Hkt nahmen die Aufmerksamkeit und zerebrale Leistungsfähigkeit signifikant zu.

Sowohl HARRISON et al. [116] als auch NARDINI et al. [271] fanden einen erhöhten Hkt bei Patienten mit TIA oder RIND und Karotisverschluß bzw. Karotisstenose. In beiden Fällen korrelierte die Hkt-Erhöhung nicht mit dem Schweregrad der Atherosklerose der Arteria carotis communis bzw. interna. Die Hkt-Erhöhung war also ein von der Atherosklerose unabhängiger Risikofaktor, der eventuell alleine dafür verantwortlich war, daß das Gefäßleiden klinisch manifest wurde. Für diese Annahme sprach die Beobachtung, daß ein Hkt von 50% und mehr häufiger bei Karotisverschlüssen auftrat. LOWE et al. [244] fanden einen erhöhten Hkt ebenfalls bei Patienten mit Vorhofflimmern und Hirninfarkt. BOGOUSSLAVSKI und REGLI [31] stellten bei Patienten, die aufgrund einer hochgradigen atherosklerotischen Karotisstenose einen Grenzzoneninfarkt erlitten hatten, auffallend häufig auch einen stark erhöhten Hkt fest, der vor allem auf einen Nikotinabusus und eine chronisch obstruktive Atemwegserkrankung zurückzuführen war. Diese letzten vier Untersuchungen zeigen, daß auf der einen Seite ein erhöhter Hkt als abhängiger, aber auch unabhängiger Risikofaktor, zusammen mit Zweiterkrankungen wie Vorhofflimmern oder Atherosklerose der großen Gefäße, zu Hirninfarkten aus der Gruppe der Makrozirkulationsstörungen führen kann. Auf der anderen Seite weisen die pathologisch anatomischen Befunde von TOGHI et al. [176] und computertomographische Untersuchungen von HARRISON et al. [117] sowie von LARUE et al. [230] nach, daß ein erhöhter Hkt ebenfalls als abhängiger und unabhängiger Risikofaktor, zusammen mit einem Hypertonus oder im Rahmen einer Polyzythämie, Mikrozirkulationsstörungen mit lakunären Infarkten auslöst.

Tabelle 20:    Hämatokrit als Risikofaktor ischämischer Hirndurchblutungsstörungen

### Klinische Untersuchungen

| | |
|---|---|
| PEARSON & WETHERLY-MEIN (1978) [288] | Polyzythämie-, Polyglobulie-Patienten |
| PEARCE et al. (1983) [287] | Lakunen bei Polyzythämie |
| HARRISON et al. (1981) [116] | je höher Hkt, umso eher Carotisverschluß |
| NARDINI et al. (1983) [271] | Hkt ↑ bei Atherosklerose der Carotis |
| LOWE et al. (1983) [244] | Hkt ↑ bei Vorhofflimmern und Hirninfarkt |
| BOGOUSSLAVSKY & REGLI (1986) [31] | Hkt ↑ bei Atherosklerose der Carotis und Grenzzoneninfarkten |
| LA RUE et al. (1987) [230] | Hkt ↑ bei Lakunen und Hypertonus |

### Epidemiologische Untersuchungen

| | |
|---|---|
| KANNEL et al. (1972) [166] | HB ≥ 14% F; 15 g% M |
| WALKER et al. (1981) [384] | Hkt ↑ = 47,1%; Hkt normal 27,6%; Hkt ↓ = 28,3% |
| BÖTTIGER & CARLSON (1982) [30] | Hb ↑ M |
| KIYOHARA et al. (1986) [199] | Hkt > 45% F; Hkt < 30% F; Hkt > 35-45% M |
| TOGHI et al. (1978) [367] | Infarktrate: Hkt < 30 = 6,6%, Hkt 36-40% = 18,3%; Hkt 45-50% = 43,6% |
| HARRISON et al. (1982) [117] | Hkt, Hypertonus, Rauchen abhängige und unabhängige Risikofaktoren bei TIA |

### Hirninfarktprognose und HKT

| | |
|---|---|
| HARRISON et al. (1981) [116] | je höher Hkt, umso größer Infarkt (CT) |
| SUNDT et al. (1967) [360] | je höher Hkt, umso größer Infarkt (Katze) |
| POLLOCK et al. (1982) [295] | je höher Hkt, umso größer Infarkt (Affen) |
| LOWE et al. (1983) [244] | je höher Hkt bei Klinikaufnahme, umso höher Infarktmortalität |
| KIYOHARA et al. (1985) [198] | Hkt < 35%; Hkt > 45% = Laktat ↑ + ATP↓ optimaler Hkt 40% hypertone Ratten: Autoregulation gestört, ischämie-empfindlicher |
| SAKAI et al. (1989) [315] | nach SPECT je höher Hkt bei TIA und RIND, umso schlechter klinische Prognose |

### 1.2.1.2.  Epidemiologische  Studien

Die schon ältere prospektive Erhebung der Framingham-Studie zeigte, daß
der Hkt ein schwacher Risikofaktor ist, wobei aber nicht nur
hochpathologische Hkt-Werte, zusammen mit einem Hypertonus und dem
Zigarettenrauchen, ein erhöhtes Hirninfarktrisiko bedeuteten, sondern bei
Frauen schon Hb-Werte von 14% und darüber und bei Männern von 15% und
darüber die Wahrscheinlichkeit, einen Hirninfarkt zu erleiden, ver-
doppelten [166]. BÖTTIGER und CARLSON [30] fanden pauschal bei Männern
mit erhöhtem Hämoglobinkonzentration ebenfalls ein angehobenes
Hirninfarktrisiko. Zu ähnlichen Befunden kamen auch WALKER et al. [384],
die bei einem normalen Hkt eine Infarktwahrscheinlichkeit von 27,6%, bei
erhöhtem Hkt von 47,1% und bei niedrigem Hkt von 28,3% feststellten.
Auch KIYOHARA  et al. [199] bestätigten die Gefahr eines über 35-45%
erhöhten Hkt bei Männern und eines über 45% erhöhten sowie eines unter
30% erniedrigten Hkt bei Frauen. Wenn die beiden letzten Arbeiten auch
einen erniedrigten Hkt als Risikofaktor ausweisen, so handelt es sich
jedoch nicht um "kontroverse Befunde", die, wie BACK und VON KUMMER
[16] meinen, das Risiko eines erhöhten Hkt widerlegen, sondern um zwei
verschiedene Risikoarten, die sich nicht gegenseitig ausschließen. Es
käme ja auch keiner auf die Idee, den Hypertonus nicht als Risikofaktor
anzuerkennen, weil auch niedrige Blutdruckwerte Beschwerden machen
können. Die Höhe des Hkt hängt vielmehr von verschiedenen Faktoren ab,
so daß ein niedriger Hkt nicht zwingend mit einer guten Hirninfarkt-
prognose einhergehen muß [285].
Auch speziell bei TIA-Patienten stellte sich ein erhöhter Hkt als ein vom
Hypertonus und Rauchen abhängiger und unabhängiger Risikofaktor heraus
[117]. Ferner steigt nach pathologisch-anatomischen Untersuchungen die
Infarktrate um das drei- bzw. sechsfache an, wenn der Hkt im Vergleich
zu Werten unter 30% auf Werte von 36-40% bzw. 45-50% erhöht war
[367]. Interessanterweise gingen die hohen Hkt-Werte vor allem mit
kleinen subkortikalen Infarkten einher.


### 1.2.1.3.  Klinische  und  tierexperimentelle  Befunde  über Hirninfarktprognose  und  Hämatokrit  (Hkt)

Der negative Einfluß eines hohen Hkt auf die Infarktgröße ließ sich durch
computertomographische Untersuchungen nachweisen [116]. Danach wurde
das Infarktareal umso größer, je höher der Hkt bei Aufnahme des
Patienten war. Aus der Korrelation zwischen beiden Größen ergibt sich,
daß ein Patient mit einem Hkt von 46-48% bei Auftreten des Infarktes
ein zehnmal größeres Infarktareal entwickelt, als ein Patient mit einem

Wert von 40-42%. Nach zwei weiteren Untersuchungen war auch die Prognose von Infarktpatienten umso schlechter, je höher ihr Hkt lag. So nahm zum einen die Mortalität mit der Höhe des Hämatokritwertes der Infarktpatienten zu [244], zum anderen war die klinische Prognose von TIA- und PRIND-Patienten nach Untersuchungen mit der Single-Photonen-Emissions-Computertomographie (SPECT) umso ungünstiger, je höher ihr Hkt im ischämischen Bereich war [315]. Auch in standardisierten Tieruntersuchungen nahm die Infarktgröße mit der Höhe der Erythrozytenkonzentration zu [295, 359]. Für die Hämodilutionsbehandlung entscheidende Rückschlüsse können ferner aus Untersuchungen des zerebralen Stoffwechsels bei verschiedenen Hkt-Werten gezogen werden [198]. Danach gibt es in Abhängigkeit von Faktoren wie Herzleistung und Atherosklerose der Gefäße einen optimalen Hkt, der bei ungefähr 40% liegt und dessen Überschreiten wie Unterschreiten zu einer Verschlechterung des zerebralen Metabolismus mit Abfall des ATP-Gehaltes und Anstieges der Laktatkonzentration führen (Kap. III, 1.4.1.).

---

**Verschiedene klinische, epidemiologische und experimentelle Arbeiten weisen also einen Hkt schon oberhalb eines Wertes im oberen Normbereich als Risikofaktor für ischämische Hirndurchblutungsstörungen aus. Zusätzlich ist die Höhe des Hkt für die Größe und Prognose eines Hirninfarktes mitentscheidend. (nachfolgende Tabelle)**

---

Dies wird nicht durch die EC-IC-Bypass-Studie widerlegt [381], da nicht außer Acht gelassen werden darf, daß alle Patienten in dieser Untersuchung zur Hirninfarktprophylaxe Acetylsalicylsäure (ASS) erhielten, und THOMAS anhand der ASS- und Plazebogruppe der UK-TIA-Studie nachweisen konnte, daß die Thrombozytenaggregationshemmung mit ASS das vermehrte Hirninfarktrisiko aufgrund eines erhöhten Hkt normalisiert [114].
Das Beispiel der Polyzythämie-Patienten zeigt, daß Hämodilution akut den klinischen Zustand der Patienten verbessern kann und das Hirninfarktrisiko senkt. Als Alternative kommt in Übereinstimmung mit HARRISON [115] bei einem erhöhten Hkt ASS zur Prophylaxe in Frage.

> Nach klinischen computertomographischen und pathologisch-anatomischen Untersuchungen pfropft sich der negative Effekt eines erhöhten Hkt als abhängiger und unabhängiger Risikofaktor auf eine Grunderkrankung auf, so daß beim Vorliegen eines Vorhofflimmerns oder einer Artherosklerose der großen Gefäße, unabhängig von ihrem Schweregrad, Hirninfarkte auftreten, wie sie für Makrozirkulationsstörungen charakteristisch sind, während bei der Polyzythämie oder beim gleichzeitigen Bestehen eines Hypertonus lakunäre Infarkte als Ausdruck von Mikrozirkulationsstörungen entstehen.

## 1.2.2. Plasmaviskosität (PV) und Erythrozytenaggregation (SEA)

Die PV wird vor allem durch große Moleküle wie Fibrinogen oder Alpha-2-Makroglobulin beeinflußt. Die Bedeutung sehr großer Moleküle wird noch dadurch erhöht, daß die PV nicht linear sondern exponentiell mit dem Molekulargewicht (MW) der Substanzen ansteigt. Diese großen Moleküle führen auch zur SEA, wenn sie den physiologischen Abstand zwischen den Erythrozyten von 30nm überbrücken können. Das MW und die Länge des Fibrinogens betragen beispielsweise 340.000 Dalton und 47,5nm und des Dextrans 80.000 Dalton und 53nm. PV, Fibrinogenkonzentration und SEA sind daher in ihren Auswirkungen eng miteinander verwoben, weshalb sie hier zusammen besprochen werden sollen. Sie wirken sich besonders in der Mikrozirkulation bei verminderter Schubspannung aus [99, 100, 101]. Ferner ist die Höhe der PV ein limitierender Faktor für den FAHRAEUS-LINDQVIST-Effekt, bei dem sich die Blutviskosität zur Erleichterung der Perfusion in der Mikrozirkulation bis auf Plasmaviskositätswerte senkt. Epidemiologische Untersuchungen wie die Framingham-Studie [167] weisen Fibrinogen als einen bedeutenden unabhängigen und vom Hkt, Hypertonus, pathologischen Glukosetoleranztest, Rauchen und Übergewicht abhängigen Risikofaktor zerebraler Durchblutungsstörungen aus. Immerhin verdreifacht sich das Hirninfarktrisiko bei Männern, wenn ihre Fibrinogenkonzentration statt zwischen 1,26-2,64 g/l bei schon 2,65-3,10 g/l liegt.
Ein eindrucksvoller klinischer Beleg für die Bedeutung der PV und Fibrinogenkonzentration bei zerebralen Durchblutungsstörungen wurde an Patienten mit einer SAE erhoben [308]. Diese Patienten litten aufgrund der Atherosklerose und erhöhten PV an einer so starken zerebralen Durchblutungsstörung, daß die zerebrale Perfusionsreserve um 25% erniedrigt war und die Autoren von einem "präischämischen Zustand" sprachen. Allein die Senkung der PV von 1,38 mPas auf 1,31 mPas durch

Reduzierung der Fibrinogenkonzentration von 3,26 g/l auf 1,52 g/l normalisierte die zerebrale Perfusionsreserve und verbesserte die Durchblutung der Mikrozirkulation, gemessen an der arterio-venösen Passagezeit der Retina, um 30%, was die Autoren verständlicherweise als "striking improvements" bezeichneten. Diese Behandlung führte akut allerdings nicht zu einer Verbesserung der zerebralen Leistungsfähigkeit, so daß bei den SAE-Patienten nicht generell von einer chronischen Penumbra ausgegangen werden kann. Ferner hatte nach sechs Monaten die Zahl der erneuten lakunären Infarkte nicht abgenommen, was aber auch nicht erwartet werden konnte, da die Therapie nur einen Monat dauerte und die Wirkung unmittelbar danach wieder zurückging.

---

**Die hämorheologischen Faktoren PV, SEA und ihre wichtigste Grundlage, die Fibrinogenkonzentration, haben also nach epidemiologischen und funktionellen Untersuchungen eine klinisch relevante Bedeutung für die Prophylaxe und Akutbehandlung zerebraler Durchblutungsstörungen. Die konstante Senkung der PV und Fibrinogenkonzentration sollte das Hirninfarktrisiko reduzieren und bei der Akutbehandlung die Durchblutung der gestörten Mikrozirkulation in der Penumbra verbessern.**

---

## 1.3. Pathophysiologische Grundlagen der Durchblutungsstörungen des akuten ischämischen Hirninfarktes

### 1.3.1. Cerebrale Autoregulation

Die Hämodilutionsbehandlung beim ischämischen Hirninfarkt ging auf die Beobachtung zurück, daß Polyglobulie- oder Polyzythämie-Patienten mit einem erhöhten Hkt eine erniedrigte zerebrale Durchblutung (CBF) haben und Patienten mit Anämie und einem erniedrigten Hkt einen erhöhten CBF aufweisen (Abb. 39). Die sich daraus ergebende Frage, ob die Zunahme der Hirndurchblutung primär auf einer Vasodilatation oder einer Senkung der Vollblutviskosität beruht, ist geklärt. Bei normalen Strömungsverhältnissen und reaktionsfähigen Gefäßen, d.h. bei intakter zerebraler Autoregulation, dominiert zunächst die Vasodilatation. Die Kurven in Abb. 3 spiegeln also im wesentlichen wieder, daß bei Abnahme des Hkt, also der Sauerstofftransportkapazität, und bei Abnahme des zerebralen Sauerstoffangebotes die zerebrale Autoregulation den CBF durch eine Vasodilatation kompensatorisch erhöht. Da die Zunahme des CBF verhältnismäßig stärker ist als die Abnahme der sauerstofftransportierenden Erythrozyten, resultiert daraus aber ein leicht erhöhtes $O_2$-Angebot. Wenn diese sogenannte zerebrale Perfusionsreserve ausgeschöpft ist, oder die zerebrale Autoregulation wie in der Penumbra des Hirninfarktes oder bei Patienten mit einer subkortikalen arteriosklerotischen Enzephalopathie (Kapitel III, 1.2.2.) gestört ist, spielen hämorheologische Faktoren eine zunehmend stärkere und entscheidendere Rolle.

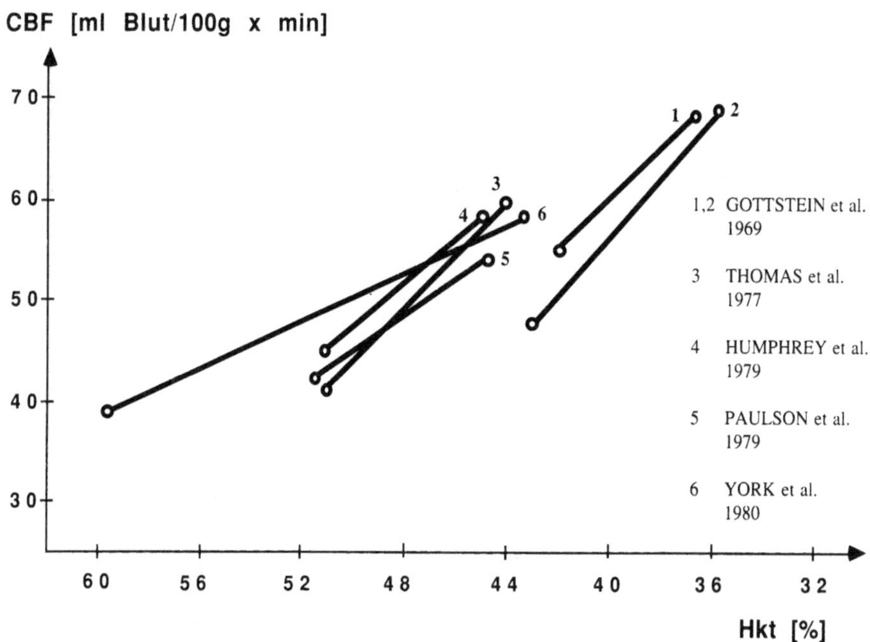


Abbildung 39:   Zusammenhang zwischen Hkt und zerebraler Durchblutung nach Messungen des CBF durch verschiedene Untersuchergruppen (aus GOTTSTEIN [87])

Die unterschiedlichen Verhältnisse bei intakter und gestörter zerebraler Autoregulation müssen daher zum besseren Verständnis der Hämodilutionsbehandlung unbedingt auseinandergehalten werden. Bei *intakter Autoregulation* führt eine Hämodilution durch Vasodilatation zu einer verbesserten Hirndurchblutung. Zusätzlich wird durch die Senkung des Hkt die Vollblutviskosität erniedrigt und damit die Herzleistung verbessert, weil der periphere Widerstand abnimmt und das kardiale Füllungsvolumen durch einen erleichterten venösen Rückfluß zunimmt. Über diese Mechanismen kommt vor allem der prophylaktische Effekt der *isovolämischen* Hämodilution bei Polyzythämie und Polyglobulie zustande, wobei kein zusätzlicher Volumenmangel bestehen darf. Bei *gestörter Autoregulation* wird die zerebrale Durchblutung dagegen, abgesehen von einer Blutdrucksteigerung, vor allem durch eine Zunahme des Herzzeitvolumens (HZV), und in zweiter Linie durch eine

Verbesserung hämorheologischer Faktoren erhöht, so daß in diesen Fällen die *hypervolämische* Hämodilution sinnvoller ist (Kap. III, 1.3.5.).
Die verschiedenen Schritte der intakten zerebralen Regulation haben POWERS und RAICHLE [297] anhand von Positronen-Emissions-Tomographien (PET) anschaulich dargestellt (Abb. 40).

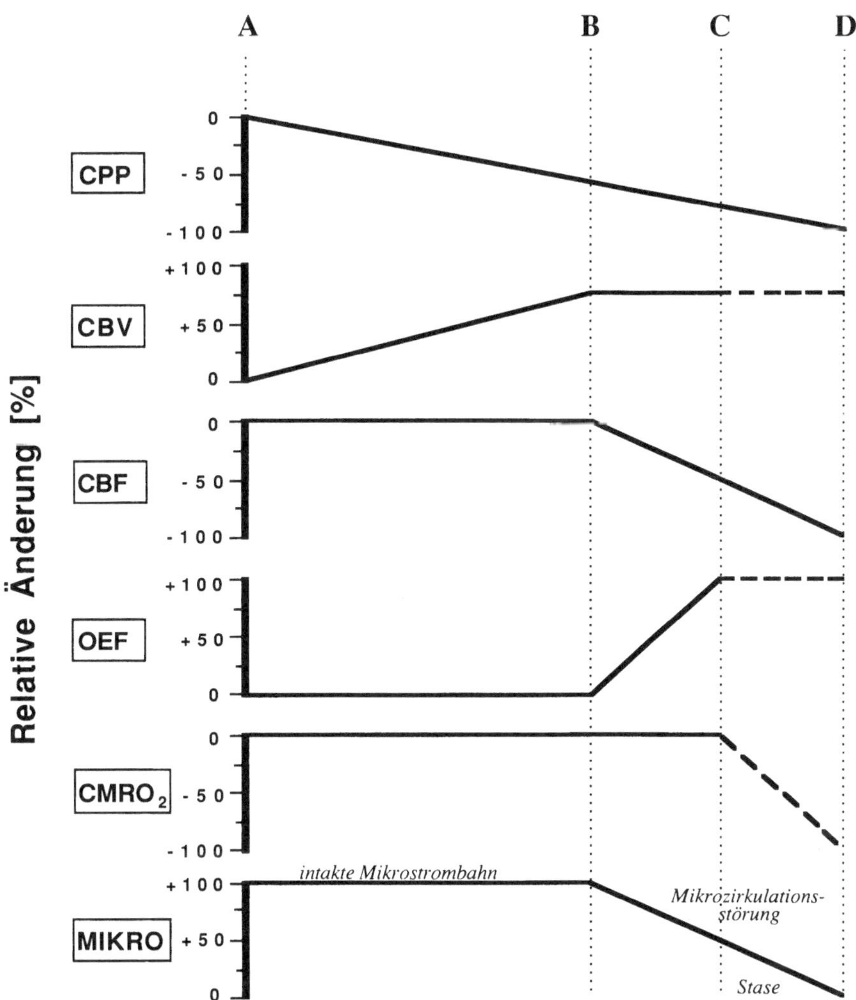


Abbildung 40: Schematische Darstellung der Autoregulationsmechanismen bei lokaler zerebraler Perfusionsstörung nach PET-Untersuchungen (POWERS und RAICHLE [297]) unter Ergänzung der begleitenden Mikrozirkulationsstörungen (MIKRO), zerebraler Perfusionsdruck (CPP), zerebrales Blutvolumen (CBV), zerebrale Hirndurchblutung (CBF), Sauerstoffextraktionsrate (OEF) und zerebraler Sauerstoffmetabolismus (CMRO2)

Sinkt im Rahmen einer zerebralen Durchblutungsstörung der zerebrale Perfusionsdruck (CPP) ab, so löst die zerebrale Autoregulation eine Vasodilatation aus und senkt damit den peripheren Widerstand. Es fließt dadurch mehr Blut durch das Gehirn, was sich bei der PET in einer Zunahme des zerebralen Blutvolumens (CBV) niederschlägt und was den CBF trotz erniedrigten CPP zunächst konstant hält (A-B). Wenn diese zerebrale Perfusionsreserve ausgeschöpft ist und der CPP weiter abnimmt, so fällt erst dann auch der CBF ab (B-C). Als zweiter kompensatorischer Mechanismus kann nun die Sauerstoffextrationsrate erhöht werden, so daß auch in dieser Phase der zerebrale Sauerstoff-metabolismus ($CMRO_2$) noch eine normale Zellfunktion gewährleistet (B-C). Nehmen der CPP und der CBF weiter ab, so tritt ein Sauerstoff-mangel auf, der zunächst zum reversiblen Funktionsverlust und bei weiterer Abnahme zum irreversiblen Zellschaden führt. Aussagekräftige PET-Verlaufsuntersuchungen liegen bisher beim Menschen nur bei nicht akuten zerebralen Perfusionsstörungen vor. So führt bei Patienten mit Carotisverschluß und TIA die Abnahme des CBF von einem Normalwert von 48 ml/min x 100 g auf 22 ml/min x 100 g trotz kompensatorischer Vasodilatation zu einem auf die Hälfte reduzierten zerebralen $O_2$-Metabolismus (1,43 ml/min x 100 g). Nach tierexperimentellen Untersuchungen tritt ein reversibler Funktionsverlust bei einem CBF von 16-18 ml/min x 100 g auf, mit einem irreversiblen Schaden ist bei 6-8 ml/min x 100 g zu rechnen, wobei der Grad der Schädigung zusätzlich von der Dauer der Durchblutungsstörung abhängt [272]. PET-Untersuchungen beim Hirninfarkt zeigten bisher sehr unterschiedliche Perfusions-verhältnisse und lassen noch keine endgültige Beurteilung zu, da sie in der Regel noch nicht früh genug nach dem akuten Ereignis durchgeführt werden konnten [169, 395]. Aufgrund seiner PET-Erfahrungen sieht HEISS [132] die Hämodilutionsbehandlung als Mittel der ersten Wahl an. Weitere Regelmechanismen der zerebralen Blutung laufen über Osmo-, Volumen-, Druck-, $O_2$-Blut-, $O_2$-Gewebe- und $CO_2$-Rezeptoren [142].


## 1.3.2. Akute Mikrozirkulationsstörungen als weiterer Ansatz der Hämodilution


Für das Verständnis der Hämodilutionsbehandlung ist noch entscheidend, daß sich mit dem Absinken des CBF in der Phase B-D (Abb. 40) Mikrozirkulationsstörungen entwickeln, die auch bei Durchblutungs-störungen anderer Organe bekannt sind (koronare Herzerkrankung, arterielle Verschlußkrankheit, Haut-Muskel-Transplantation oder Multi-organversagen bei Herz-Kreislaufstörungen). Diese Mikrozirkulations-störungen führen zu einer inhomogenen Durchblutung, indem arteriovenöse

Shunts eröffnet werden und kurze Kapillaren hyperperfundiert und lange Kapillaren hypoperfundiert werden [324]. Dadurch kann eine ausreichende Durchblutung des Gewebes vorgetäuscht werden, die entscheidenden Gewebeanteile werden aber durch Umgehung oder Verstopfung der nutritiven Kapillaren nicht ausreichend mit Sauerstoff versorgt und der Kompensationsmechanismus einer erhöhten Sauerstoffextraktion kann gar nicht zum Tragen kommen. Diese inhomogene Fehlverteilung des Blutes spiegelt sich auch in den schon erwähnten SPECT-Untersuchungen bei TIA- und Infarkt-Patienten wider, bei denen der Hkt im ischämischen Bereich umso höher war, je schlechter dieser Gewebeabschnitt durchblutet wurde. Der hohe Hkt wirkte sich für das Areal nicht positiv sondern negativ aus, denn der klinische Verlauf der Infarktpatienten war umso ungünstiger, je höher der Hkt im Infarktbereich lag [315]. Auch beim Multiorganversagen im Rahmen einer Kreislaufstörung kann durch Mikrozirkulationsstörungen trotz eines systemischen Überangebotes an Sauerstoff eine lokale Gewebshypoxie entstehen [242]. Die Reperfusion wird auch hier in erster Linie durch eine Volumensubstitution und eine anschließende Verbesserung der Hämodynamik mit positiv inotrop wirkenden Substanzen erreicht, so daß sich aus diesen Pathomechanismen ein weiterer wichtiger Ansatz für die *hypervolämische Hämodilution* ergibt. Die inhomogene Durchblutung, bei der extrem erweiterte hyperperfundierte kurze Kapillaren in einem Areal mit sonst hypoperfundierten Kapillaren liegen, ließ sich auch pathologisch anatomisch in mikroskopischen Hirnschnitten nach wiederholten Hypoxien zeigen [375]. Da die Mikrozirkulationsstörungen durch die bisherigen nicht invasiven Meßmethoden, einschließlich der PET, wegen des zu geringen Auflösungsvermögens nicht erfaßt werden, beruht darauf auch ein Teil der scheinbar widersprüchlichen Ergebnisse über die zerebrale Hirndurchblutung und ihre Beeinflußbarkeit. Die Mikrozirkulationsstörungen werden insbesondere durch eine erhöhte PV, SEA, Thrombozytenaggregation (s-TA) und Leukozytenadhäsivität verstärkt (siehe Kapitel III, 1.2.2.).


### 1.3.3. Die ischämische Penumbra

Grundlage der Hämodilutionsbehandlung ist das Vorliegen einer Penumbra (Abb. 41). Mit dieser schon früh definierten Zone meint man ein Areal, bei dem aufgrund der Gefäßversorgung der CBF nicht mehr ausreicht, um die Nervengewebefunktion aufrecht zu erhalten, aber doch noch hoch genug ist, um den Übergang in die Strukturzerstörung zu verhindern [15]. Durch sorgfältige Messungen der regionalen Hirndurchblutung ließ sich die häufigste Lage der Penumbra bei Mediainfarkten charakterisieren [282, 283].

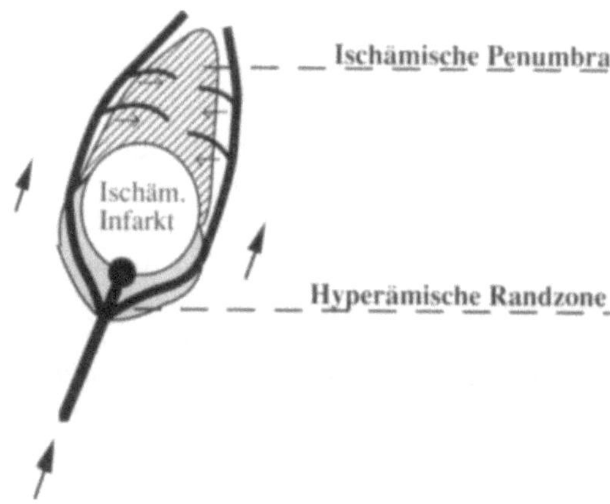


Abbildung 41:   Schematische Darstellung der verschiedenen Perfusionszonen beim akuten ischämischen Hirninfarkt nach Messungen des CBF beim Menschen (modifiziert nach OLSON et al. [283])

Danach kann vor dem Infarkt aufgrund der kurzen Gefäßwege und der guten Perfusionsbedingungen eine hyperämische Zone entstehen, während sich die hypoperfundierte Penumbra wegen der ungünstigen Versorgung durch Kollateralen meist hinter dem Infarkt entwickelt. Ihre Lage und ihre Größe hängen vom Infarkttyp und dem Grad sowie der Dauer der Durchblutungsstörung ab. Ist der komplette Blutfluß eines Hirnareals ohne Kollateralversorgung unterbrochen, so kann keine große Penumbra erwartet werden. Ist der Verschluß inkomplett, kommt eine Teilrekanalisierung zustande, oder gibt es ausreichende Kollateralen, so kann die Penumbra anfänglich deutlich größer sein als der Infarktbezirk selber, kann längere Zeit persistieren und einen guten Therapieansatz für die Hämodilution bieten. Dabei soll diese Therapie nicht nur die Sauerstoffzufuhr verbessern, sondern auch den Abtransport, beispielsweise von sauren Stoffwechselprodukten und Mediatoren, die zu Reperfusionsschäden führen, beschleunigen. Bei der Durchführung der Hämodilutionsbehandlung muß vor allem berücksichtigt werden, daß die Autoregulation in der Penumbra aufgrund der schlechten Perfusionsverhältnisse aufgehoben ist [272, 281]. In diesem Areal hängt die Durchblutung daher passiv im wesentlichen vom **Blutdruck und HZV** sowie in der gestörten Mikrozirkulation zusätzlich von der PV ab. Das bedeutet, daß mit einer alleinigen Hkt-Senkung keine ausreichende Durchblutungsverbesserung erzielt werden kann, sondern zusätzlich das HZV durch die Hämodilution angehoben werden muß (Kapitel III, 1.3.5.).

Diese Annahme wird durch zwei tierexperimentelle Untersuchungen an Affen bestätigt, nach denen bei gleichbleibendem Hkt die Durchblutung im Infarktbezirk zum einen entscheidend von der Herzleistung abhängt und zum anderen der CBF in der Penumbra nur durch die hypervolämische und nicht durch die isovolämische Hämodilution ausreichend verbessert wurde [119, 170]. Ein weiterer wichtiger klinischer Hinweis für die Wirksamkeit der Hämodilution bei einer bestehenden Penumbra ist der erfolgreiche Einsatz in der Therapie zerebraler Durchblutungsstörungen im Rahmen von Vasospasmen bei Subarachnoidalblutung. Diese hypervolämische, hypertensive Behandlung ist in den USA eine anerkannte Therapieform.

Der dritte wichtige Punkt ist die Frage, wie lange die Penumbra persistiert und wie groß das zeitliche therapeutische Fenster für die Hämodilution oder andere Maßnahmen ist. Nach tierexperimentellen Untersuchungen geht bei einem CBF von 12-15 ml/min x 100 g bzw. von 6-8 ml/min x 100 g nach 2-3 Stunden bzw. schon nach einer Stunde eine reversible Funktionsstörung in eine irreversible Strukturzerstörung des Nervengewebes über [272]. Bei einem Verschluß der A. cerebri media wird beim Menschen mit einer Infarzierung des Gewebes innerhalb von 1/2-8 h gerechnet [281]. PET-Untersuchungen zeigten, daß über den CBF nur innerhalb eines Zeitraumes von 24 bis maximal 48 h ein Einfluß auf die Infarktausbildung genommen werden kann [395]. Die Bedeutung eines schnellen Therapiebeginns läßt sich von den Erfahrungen beim Herzinfarkt ableiten, bei dem eine optimale Therapie innerhalb der ersten drei Stunden begonnen werden soll.

### 1.3.4. Pathophysiologische Grundlagen der Hämodilution

Tabelle 21:    Pathophysiologische Risikofaktoren des morgendlichen akuten ischämischen Hirninfarktes

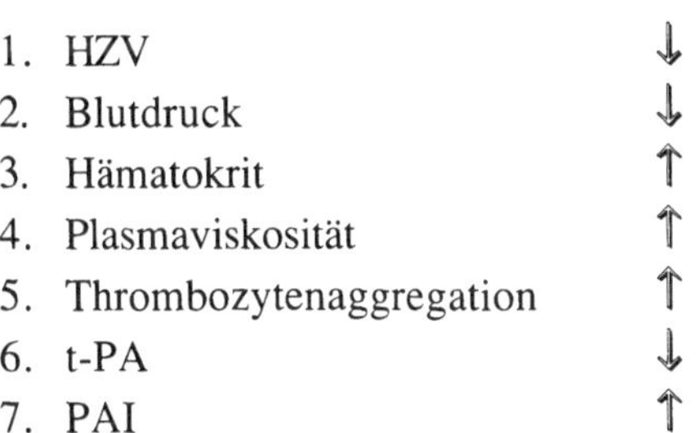

| | | |
|---|---|---|
| 1. | HZV | ↓ |
| 2. | Blutdruck | ↓ |
| 3. | Hämatokrit | ↑ |
| 4. | Plasmaviskosität | ↑ |
| 5. | Thrombozytenaggregation | ↑ |
| 6. | t-PA | ↓ |
| 7. | PAI | ↑ |

60% aller Infarkte ereignen sich in den frühen Morgenstunden, und nach einer Zusammenstellung von fünf Schlaganfallregistern gehen im Mittel 25% aller ischämischen Hirninfarkte auf eine Embolie zurück [252]. Damit ist der thrombotische Gefäßverschluß die häufigste Ursache. Eine Reihe von Faktoren tragen, abgesehen von atherosklerotischen Gefäß-veränderungen, zur Entstehung eines Infarktes bei (Tab. 21).

Die wichtigsten Gründe sind die morgendliche Hypovolämie mit Anstieg des Hkt und der PV, der Abfall des Blutdruckes und des HZV, sowie weitere zirkadiane Rhythmen wie Abnahme der t-PA-Aktivität ("tissue plasminogen activator") bzw. Anstieg der PAI-Aktivität und Anstieg der Thrombozytenaggregation. Abbildung 42 zeigt das Verhalten des Hkt, des Blutdruckes und der Herzfrequenz im Vergleich zu unseren konti-nuierlichen, nicht invasiven Messungen des HZV während der Tag- und Nachtstunden. Es wird deutlich, daß in der Nacht die hämorheologisch ungünstig hohen Hkt-Werte mit hämodynamisch ungünstigen niedrigen HZV-Werten gepaart sind. Die Hämodilutionsbehandlung greift daher, wenn sie den individuellen Verhältnissen des Patienten angepaßt wird, an verschiedenen Stellen direkt in die Pathomechanismen eines akuten Infarktes ein:

1. *Hämodilution gleicht zunächst eine Hypovolämie aus und erhöht das intravasale Volumen. Dieser erste Schritt läßt durch Stabilisierung des Kreislaufes und Zunahme der kardialen Vorlast das HZV ansteigen. Entsprechend der kardialen Belastbarkeit ist ein schematisches Vorgehen nicht möglich. Gerade bei kardial vorgeschädigten Hirn-infarktpatienten muß das Volumen individuell angepaßt werden und eine Unterstützung mit positiv inotrop wirkenden Substanzen erfolgen.*

2. *Mit der Hämodilution wird ein für den Stoffwechsel des Nervengewebes optimaler Hkt eingestellt. Sie senkt die Vollblutviskosität, die in der Makrozirkulation vor allem vom Hkt abhängt. Sie verbessert dadurch insofern auch die Herzleistung, als der periphere Widerstand erniedrigt und der venöse Rückfluß erleichtert wird.*

3. *Hämodilution senkt die PV und SEA und verbessert damit zusätzlich die Mikrozirkulation.*

4. *Entsprechend den speziellen Eigenschaften des gewählten Plasmaersatzmittels werden auch andere hämorheologische Parameter wie Fibrinogenkonzentration, Thrombozytenaggregation, Leukozyten-adhäsivität oder gerinnungsphysiologische Vorgänge mitbeeinflußt.*

Hämodilution hat damit nicht nur das Ziel, das zerebrale $O_2$-Angebot zu verbessern, sondern auch durch Erhöhung der Perfusion die weitere

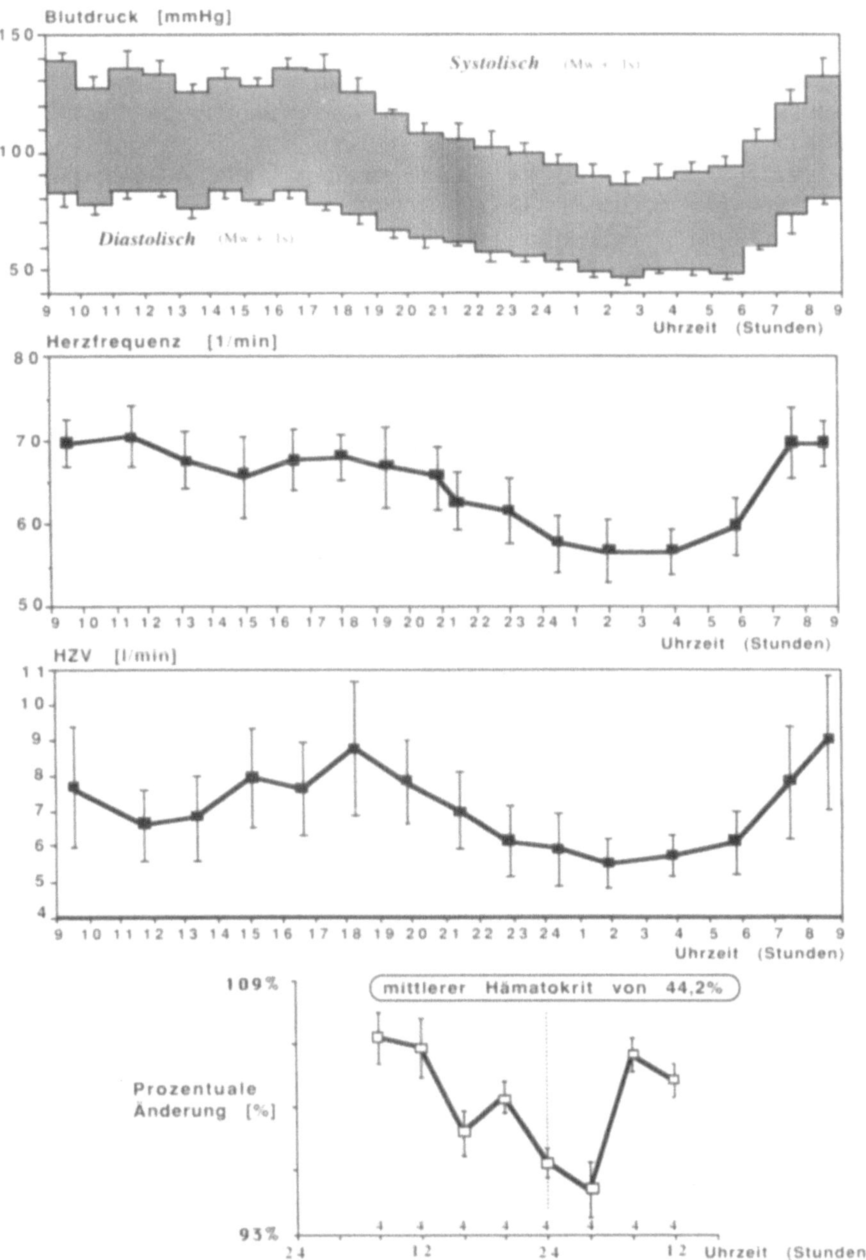


Abbildung 42:   Tages- und Nachtschwankungen des Blutdruckes (MILLAR-CRAIG et al. [261]), der Herzfrequenz, des Herz-Zeit-Volumens (HAASS und STOLL) und des Hkt (SEAMAN et al. [333])

Thrombosierung zu verhindern, die Rekanalisierung zu fördern und Reperfusionschäden zu vermindern. Durch das schnelle Ausschwemmen von saueren Stoffwechselprodukten und Mediatoren, die die sogenannten Reperfusionsschäden verursachen, kann die Hämodilution auch die Hirnödementwicklung positiv beeinflussen, von der die Prognose des Hirninfarktpatienten auch entscheidend abhängt [140]. Ausgesprochen eindrucksvoll haben GOSLINGA et al. [85] unter intensivmedizinischen Bedingungen durch eine dem jeweiligen Patienten angepaßte Beeinflussung der drei Vektoren Volumenzufuhr, Erhöhung des "cardiac output" und Viskositätssenkung, eine optimale Hämodilution erreicht. Die Wirksamkeit dieser Therapie konnte klinisch an der Abnahme der Mortalität von Hirninfarktpatienten nachgewiesen werden. Die Hämodilution kann nach diesen Kriterien aber im überfüllten Krankenhaus nicht mehr auf dem Flur erfolgen, sondern bedarf einer ähnlich gezielten Durchführung und Überwachung, gepaart mit ausreichender ärztlicher Erfahrung, wie sie bei Herzinfarktbehandlungen selbstverständlich ist. Auf keinen Fall darf Hämodilution die schon primär ungünstigen hämodynamischen Verhältnisse noch weiter verschlechtern, wie es bei der isovolämischen Hämodilution durch Abfall des HZV möglich ist und wie es bei der teilweise hypovolämischen Hämodilutionsbehandlung von MAST und MARX [250] angenommen werden kann (Kap. III, 1.4.2.).
Eine gezielt durchgeführte Hämodilution bringt damit den Patienten auch in eine optimale Ausgangslage für andere Zusatzbehandlungen wie Vollheparinisierung und Fibrinolyse bzw. ist die Grundlage für weitere Therapieansätze wie Calcium-Antagonisten oder Substanzen gegen Reperfusionsschäden, weil auf diese Weise der Transport in die gefährdeten Hirnareale am besten gewährleistet ist.


### 1.3.5. Einfluß der iso- und hypervolämischen Hämodilution auf das HZV und die Durchblutung der Penumbra

Drei Wirkmechanismen sind für die Effekte der Hämodilution auf die Hirndurchblutung verantwortlich (Tabelle 22). Für den richtigen Einsatz dieser Therapie ist entscheidend, daß sich die iso- und hypervolämische Hämodilution sehr unterschiedlich auf diese Mechanismen auswirken. Deshalb dürfen die klinischen Effekte einer iso- und hypervolämischen Hämodilutionsbehandlung auch nicht in einen Topf geworfen werden (Kapitel III, 1.4.2.).

Tabelle 22: Wirkmechanismen der Hämodilution

| Wirkung | Mechanismus | Voraussetzung | Folge | iso-<br>volämisch | hyper-<br>volämisch |
|---|---|---|---|---|---|
| Flußgeschwindigkeit ↑ durch Vasodilatation | Hkt ↓ | Intakte Auto-regulation | $O_2$-Versorgung ↑ Mikrozirkulations-störung ↓ | +++ | ++ |
| Flußgeschwindigkeit ↑ durch verbesserte Hämodynamik | Intravasales Volumen ↑ | HZV ↑ | $O_2$-Versorgung ↑ Mikrozirkulations-störung ↓ | (+) | +++ |
| Flußgeschwindigkeit ↑ durch Verbesserung der hämorheologischen Parameter | Hkt ↓ SEA ↓ PV ↓ s-TA ↓ Leukozyten-adhäsivität ↓ | Entsprechendes Wirkungsprofil des Plasma-ersatzmittels | Makro- und Mikrozirkulations-störung ↓ | I I | ++ |

*1. Eine Senkung des Hkt bzw. der Sauerstofftransportkapazität erhöht über eine Vasodilatation die zerebrale Hirndurchblutung. Voraussetzung ist eine intakte Autoregulation. Bei dieser Konstellation hat die isovolämische Hämodilution einen stärkeren Effekt auf den CBF, da sie den Hkt stärker und nachhaltiger senkt als die hypervolämische Hämodilution.*

*2. Die Hirndurchblutung wird außerdem durch eine Steigerung des HZV verbessert. Dazu muß die Hämodilution die intravasale Flüssigkeitsmenge und damit das kardiale Füllungsvolumen erhöhen, was nur, wie die folgenden Befunde zeigen, durch die hypervolämische und nicht die isovolämische Hämodilution ausreichend gelingt. Diese Perfusionsverbesserung ist unabhängig von der zerebralen Autoregulation.*

Wesentliche Voraussetzung für eine bessere Durchblutung der Penumbra des akuten Hirninfarktes (Kapitel III, 1.3.3.) ist also die Steigerung des HZV. Wir haben deshalb die hämodynamische Wirkung verschiedener Hämodilutionsprotokolle durch kontinuierliche, unblutige Messung des HZV untersucht (Abb. 43). Danach erhöht nur eine schnelle hypervolämische Hämodilution, beispielsweise im Rahmen einer "loading dose", deutlich die Auswurfleistung des Herzens. So stieg das HZV bei einer Infusion von 500 ml 10% Haes 200/0,5 in 45 - 60 Minuten um ungefähr 18,9% an. Dieser Effekt konnte durch die anschließende hypervolämische Langzeitinfusion von 1000 ml 10% Haes 200/0,5 nicht aufrechterhalten

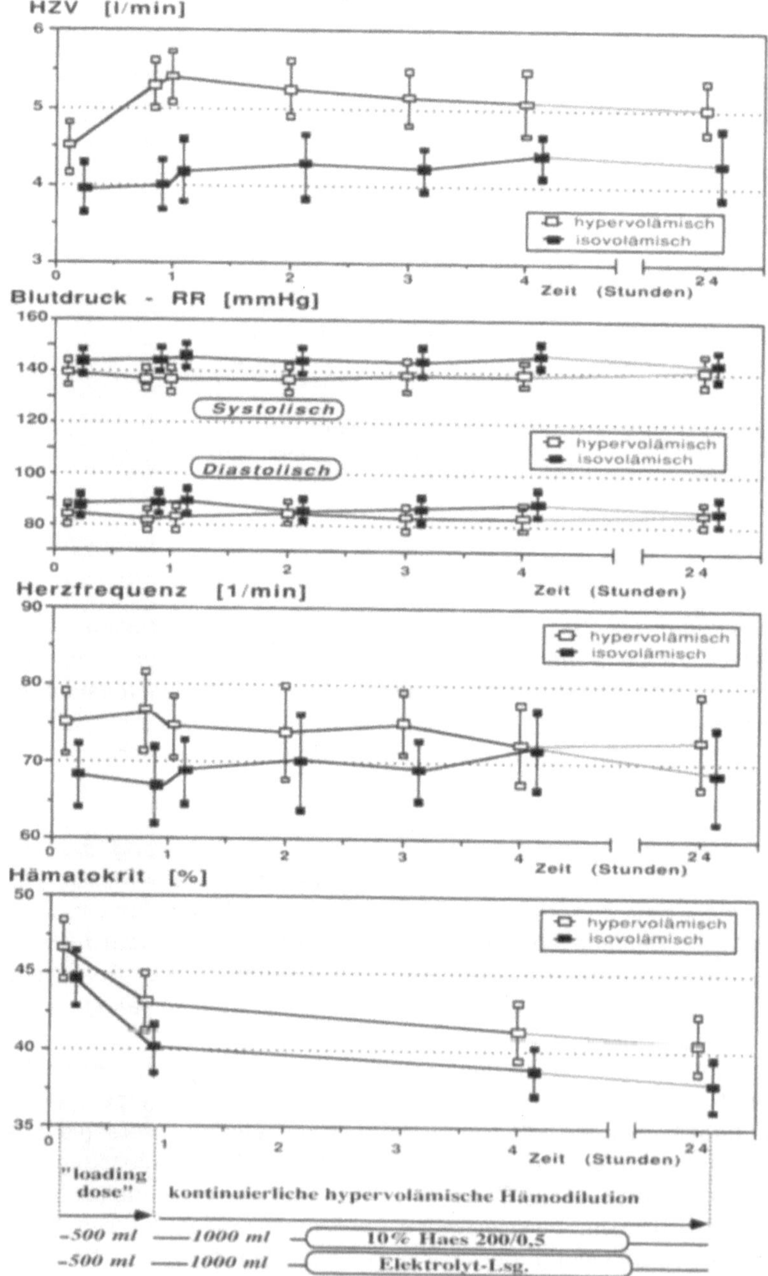


Abbildung 43:   Einfluß der Hämodilution in Form einer iso- und hypervolämischen "loading dose" sowie einer hypervolämischen Langzeittherapie auf das Herz-Zeit-Volumen (HZV), den Blutdruck, die Herzfrequenz und den Hkt

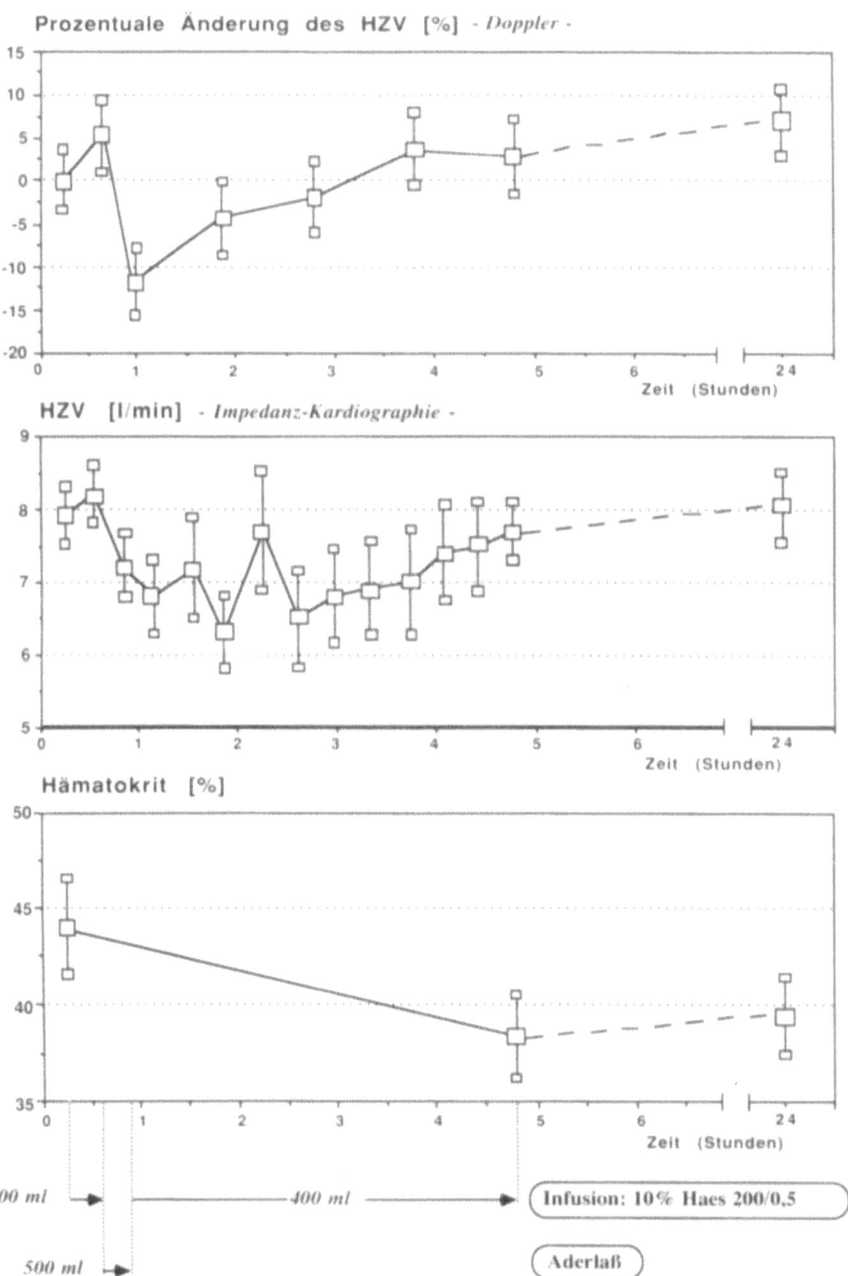


Abbildung 44a: Absinken des Herz-Zeit-Volumens (HZV) im Rahmen einer zeitlich nicht isovolämisch durchgeführten Hämodilution nach dem Infusionsschema von MAST und MARX [250]

werden, das HZV blieb aber um die für eine wirksame Therapie zu
fordernden 10% erhöht. Die isovolämische "loading dose" und anschließende Langzeitbehandlung geht dagegen nur mit einer langsamen
HZV-Steigerung einher, die zu stark verzögert sein kann, um einen
klinischen Erfolg zu erzielen. Beide Infusionsarten senkten den Hkt
ähnlich stark und hatten keinen wesentlichen Einfluß auf die
Herzfrequenz und den Blutdruck.

Für die Beurteilung der isovolämischen Hämodilutionsstudien erscheint
die Wirkung einer nicht streng isovolämisch durchgeführten Hämodilution
von besonderer Bedeutung. So kann bei der "loading dose" das HZV um
durchschnittlich 17% und im Extremfall um 30% Abfallen, wenn der
Aderlaß schneller durchgeführt wird als die Infusion des Plasmaersatzmittels. Auch bei dem Infusionsschema von MAST und MARX [250] kommt
es aufgrund der Hypovolämie zu einer Abnahme des HZV von durchschnittlich mehr als 10% (Abb. 44a). Dieser negative hämodynamische
Effekt war übrigens klinisch weder an der Reaktion der Herzfrequenz noch
der des Blutdruckes sicher erkennbar, so daß er dem behandelnden Arzt
nicht auffallen muß. Diese negative Kreislaufreaktion könnte Ursache des
schlechteren Verlaufes von hämodynamischen tiefen Marklagerinfarkten
in der skandinavischen Hämodilutionsstudie gewesen sein (Kap. III, 1.4.2.).
Die gute Übereinstimmung der HZV-Effekte einer iso- und hypervolämischen Hämodilution mit den Messungen der Durchblutung der
Mikrozirkulation der Nagelfalz belegen, wie sich Veränderungen des HZV
direkt bis in den Kapillarbereich auswirken. Die isovolämische
Hämodilution der ITALIENISCHEN STUDIE [147] hatte keinen wesentlichen
Effekt auf das HZV (Abb. 44b). Damit kann von ihr auch keine
entscheidende Verbesserung der zerebralen Penumbra-Durchblutung
erwartet werden (Kap. III, 1.4.2.).

---

**Die iso- und hypervolämische Hämodilution haben eine sehr
unterschiedliche Wirkung auf das HZV. Nur mit der hypervolämischen Hämodilution kann akut eine ausreichende
Steigerung des HZV erzielt werden. Nach tierexperimentellen und klinischen Untersuchungen ist eine Erhöhung des
HZV notwendig, um mit der Hämodilution die gestörte Durchblutung der Penumbra zu verbessern.**

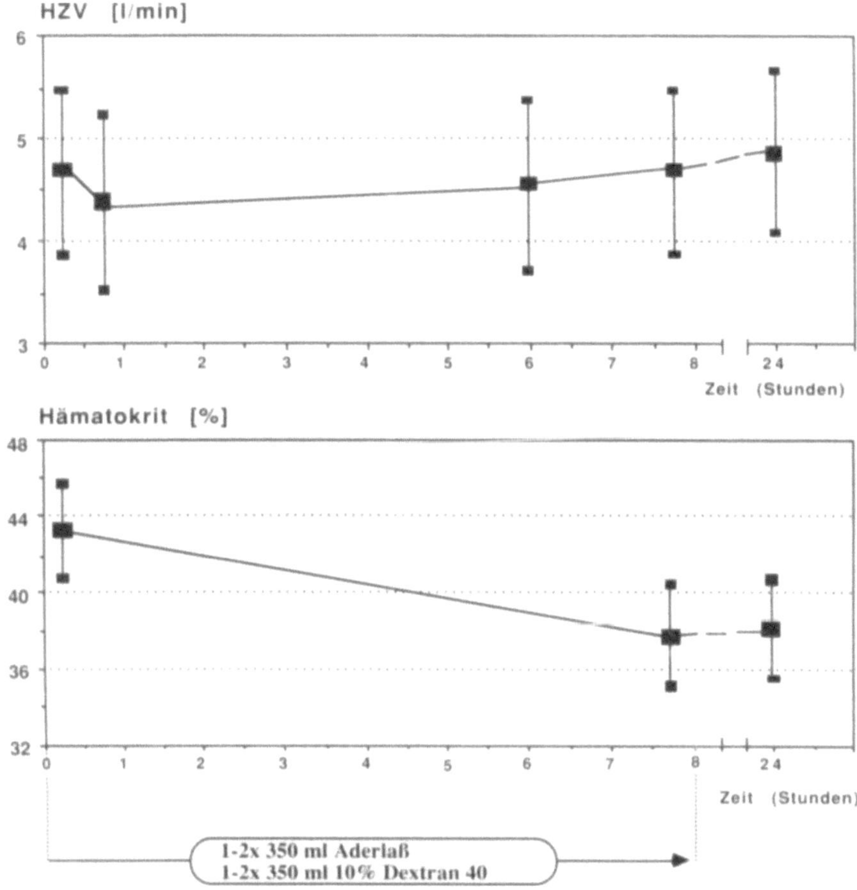


Abbildung 44b:  Verlauf des Herz-Zeit-Volumens (HZV) und des Hkt im Rahmen einer isovolämischen Hämodilution nach dem Infusionsschema der ITALIENISCHEN HÄMODILUTIONSSTUDIE [147]

## 1.3.6. Indikation zur Hämodilution

Die Indikationen und Bedingungen zur Hämodilution bei zerebralen Durchblutungsstörungen sind in Tabelle 23 zusammengefaßt. Beim akuten ischämischen Hirninfarkt kommt es auf eine früh genug einsetzende, an der kardialen Belastbarkeit orientierte, hypervolämische Hämodilution an, die den Hkt auf ungefähr 40% senkt und zusätzlich das HZV erhöht. Die hypervolämische Hämodilution ist damit Ersttherapie beim akuten ischämischen Hirninfarkt und kann im weiteren Verlauf, je nach Indikation, fortgesetzt, durch zusätzliche Therapien ergänzt oder durch die Vollheparinisierung bzw. Fibrinolyse ersetzt werden (Tab. 30). Während beim ischämischen Hirninfarkt mit einer Schnellinfusion als "loading dose" begonnen wird, sollte bei der SAB eine große Volumenbelastung vermieden werden, um den intrakraniellen Druck nicht zu stark zu erhöhen (Kap. III, 1.4.6.). Die nicht akuten zerebralen Durchblutungsstörungen im Rahmen einer Polyglobulie oder Polyzythämie können ebenso wie die prophylaktische Behandlung isovolämisch durchgeführt werden, wenn kein Volumenmangel im Vordergrund steht und beim Aderlaß eine Hypovolämie vermieden wird. Die isovolämische Hämodilution, oder besser die Beutelplasmapherese, sind prophylaktische Maßnahmen bei einer erhöhten PV verschiedenster Ursachen.

Tabelle 23: Indikationen zur Hämodilution

| Krankheitsbilder | Optimaler Hkt- und PV-Wert | Art der Hämodilution | Zeitraum |
| --- | --- | --- | --- |
| 1. Akuter ischämischer Infarkt mit Penumbra | Hkt = 40% (37 - 42%) | Hypervolämisch nach kardialer Belastbarkeit HZV ↑ > 10% | Innerhalb von 0 - 12h, über 6 - 10 Tage |
| 2. Durchblutungsstörung nach SAB (*mit* ausgeschaltetem oder *ohne* Aneurysma) | Hkt = 40% (37 - 42%) | Hypervolämisch langsam infundiert, niedrig dosiert | Nach klinischen Symptomen |
| 3. Polyzythämie | Hkt = 45% | Isovolämisch | Nach Hkt |
| 4. Exsikkose | Hkt = 40 - 42% | Hypervolämisch | Nach Hkt |
| 5. Polyglobulie | Hkt = 45% | Isovolämisch und/oder hypervolämisch | Nach Hkt und Plasmavolumen |
| 6. Hyperviskosität (z.B. bei SAE, Dysproteinämie, Hypertonus, Diabetes mellitus) | PV < 1,3 mPas | Isovolämisch oder Beutelplasmapherese | Nach PV |

## 1.4. Praxis der Hämodilutionsbehandlung beim akuten ischämischen Hirninfarkt

### 1.4.1. Optimaler Hkt

Die Diskussion um den optimalen Hkt ist noch nicht abgeschlossen. Für das Verständnis der Hämodilution ist entscheidend, daß der optimale Hkt keine starre Größe ist, sondern unter anderem von der zerebralen Flußgeschwindigkeit, den Gefäßverhältnissen, der Herzleistung, dem Blutdruck und den hämorheologischen Faktoren abhängt.
In tierexperimentellen Untersuchungen [199] konnte eindrucksvoll gezeigt werden, daß selbst bei gesunden Tieren sowohl ein zu hoher wie auch ein zu niedriger Hkt den zerebralen Stoffwechsel verschlechtern kann, so daß die Konzentration des ATP abfällt und die des Laktats ansteigt (Abb. 45). Aufgrund der großen Kompensationsbreite gesunder Gehirne bleiben der Energie- und Glukosestoffwechsel über einen breiten Hkt-Bereich von 30-49% normal. Die Abhängigkeit von einem optimalen Hkt wird aber wesentlich größer, wenn bei den Tieren hypertoniebedingte Gefäßveränderungen vorliegen. In diesen Fällen kann nur ein enger Hkt um 40% eine gute Hirnfunktion gewährleisten. Zusätzlich hängt der optimale Hkt von der Hämodynamik, d.h. vom Herz-Kreislauf, Blutdruck und HZV, ab. Wenn daher beim Hund aufgrund der besonderen Herz-Kreislauf-verhältnisse die Senkung des Hkt von 40% auf 30% und 10% mit einer Zunahme des HZV um 50% bzw. sogar 120% einhergeht, so kompensiert diese Zunahme der Herzleistung die Abnahme der $O_2$-transportierenden Erythrozyten soweit, daß daraus ein sehr niedriger optimaler Hkt von 30-33% resultiert [358]. Da bei Normalpersonen und besonders beim gefäß- und herzkranken Patienten ein solcher hämodynamischer Effekt nicht erwartet werden kann, dürfen diese Werte nicht auf den Humanbereich übertragen werden. Aufgrund verschiedener Befunde muß vielmehr beim Hirninfarktpatienten, abgesehen von Blut-, Herz- und Gefäßbesonderheiten, ein optimaler Hkt von 40% angenommen werden. Dieser Wert stimmt auch gut mit den Befunden bei KHK überein. Der optimale Hkt-Bereich muß als besonders eng angesehen werden, wenn die Autoregulation wie in der Penumbra gestört ist. Da der hämodynamische Effekt der isovolämischen Hämodilution gering ist, d.h. die Senkung des Hkt nicht durch eine Verbesserung des HZV kompensiert wird, muß der niedrige Ziel-Hkt in der skandinavischen und italienischen Hämo-dilutionsstudie als zu gering angesehen werden. Lediglich bei invasiv überwachter und verbesserter Hämodynamik, wie es GOSLINGA et. al. [85, 86] unter intensivmedizinischen Bedingungen gelang, kann, wie seine positiven klinischen Befunde zeigen, auch ein wesentlich niedrigerer Hkt ausreichen.

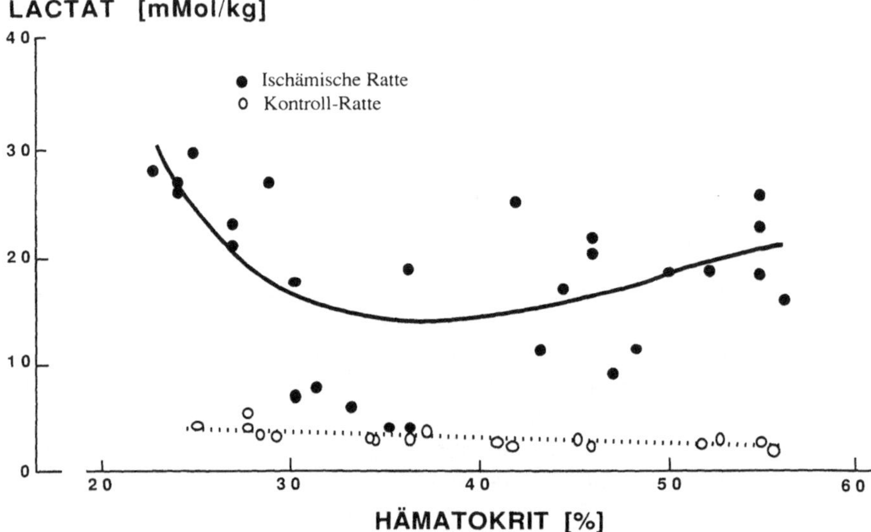


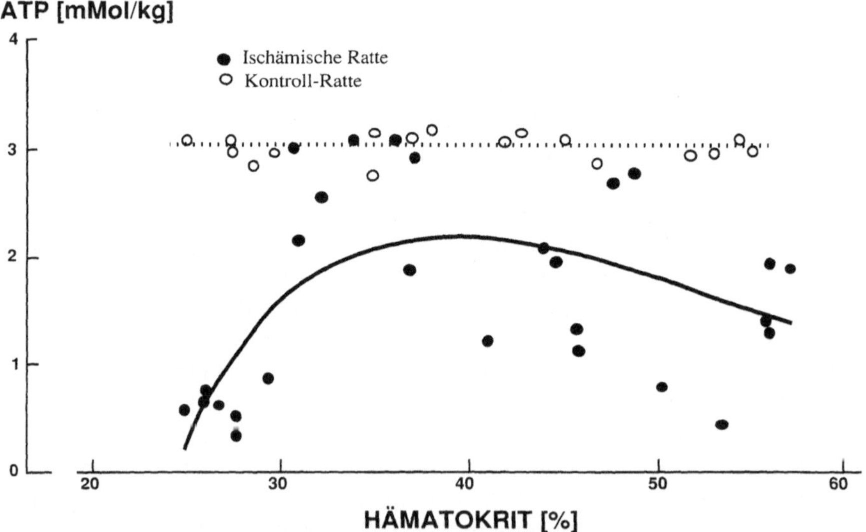


Abbildung 45:  Einfluß des Hkt auf die ATP- und Lactatkonzentration des Gehirns von gesunden oder spontanen hypertensiven Ratten (KIYOHARA et al. [198])

Man kann sich in diesem Zusammenhang in der Tat fragen, ob in der Reperfusionsphase allein ein optimal hoher Hkt oder mehr eine optimal schnelle Perfusion entscheidend ist, um Schäden durch saurere

Stoffwechselprodukte und zell- sowie membranschädigende Mediatoren zu verringern. Insofern scheint eine leichte Erniedrigung unter 40% zugunsten einer besseren Durchblutung vertretbar. Schlechte Gefäß- und Herz-Kreislaufverhältnisse verschieben dagegen den Wert nach oben. Bei Polyzythämie- und Polyglobulie-Patienten wird ein Wert von 45% empfohlen. Bei der Diskussion um den optimalen Hkt darf ferner nicht außer Acht gelassen werden, daß der Hkt in den großen Gefäßen deutlich höher ist als in den kleinen Gefäßen der Mikrozirkulation und sich Veränderungen des Hkt der großen Gefäße nicht linear auf den Hkt der Mikrozirkulation auswirken. Durch das sogenannte "plasma-skimming" kommt es zu einem Plasma- und Erythrozytenstrom, die durch eine Erhöhung der Vollblutviskosität, sprich Hkt, und durch eine Hämodilution unterschiedlich stark beeinflußt werden. Sowohl SPECT-Untersuchungen an Infarktpatienten als auch direkte Messungen des Plasma- und Erythrozytenstromes in der Mikrozirkulation der Nagelfalz zeigen [315] (siehe Kapitel II und IV), daß eine Reduktion des Hkt durch Hämodilution den Hkt der Mikrozirkulation im gesunden Hirngewebe nahezu unbeeinflußt läßt und den Hkt in der Mikrozirkulation der Nagelfalz nur ungefähr halb so stark abfallen läßt.

---

**Ausschlaggebend für die Höhe des optimalen Hkt ist also, daß es sich hier nicht um eine absolute Größe handelt, sondern seine Berechnung individuell unterschiedliche hämodynamische Faktoren berücksichtigen muß, die sich aus dem HZV, dem Blutdruck, der Viskosität und den Gefäßverhältnissen ergeben.**

---

## 1.4.2. Hämodilutionsstudien

Die Entwicklung der Hämodilution bei neurologischen Indikationen kann nicht ganz ohne den psychologischen Hintergrund verstanden werden. Der Komplexität dieser Therapie wird es zunächst meines Erachtens nicht gerecht, wenn die bisherigen Studien einfach aufgereiht werden und dann abgezählt wird, wieviele einen positiven, keinen oder negativen Effekt gezeigt haben, ohne wichtige methodische Unterschiede wie Beginn der Therapie oder Durchführung als hyper-, iso- oder hypovolämische Hämodilution zu berücksichtigen. Dies gilt insbesondere für die Unterscheidung zwischen einer iso- und hypervolämischen Hämodilution, da es sich um einen beachtlichen Dosisunterschied mit hämorheologischen und vor allem hämodynamischen Folgen handelt. Ein solcher Dosisunterschied würde auch bei der Bewertung anderer Therapieansätze nicht außer Acht gelassen.

Zunächst hat die Beobachtung, daß die Erniedrigung des Hkt zu einer Steigerung des CBF führt (Kap. III, 1.3.3.) einen suggestiven Effekt. Als Konsequenz kam es teilweise dazu, daß jede Form der Hkt-Senkung als wirksame Hämodilution aufgefaßt wurde. Die meines Erachtens wichtigste Entwicklung, nämlich die Umstellung von hochdosiert hypervolämisch in den ersten Studien über immer stärker isovolämisch bis schließlich teilweise hypovolämisch verlief ohne ausreichende Beachtung (Tab. 24). Die ersten Arbeiten bis 1976 bestanden, ebenso wie die retrospektive Untersuchung von GOTTSTEIN et al. [88], aus einer *hypervolämischen* "loading dose" von immerhin 500 ml 10% Dextran 40 und einer anschließenden hypervolämischen Langzeitbehandlung von weiteren 1000 ml desselben Plasmaersatzmittels in den folgenden 24 Stunden. Es wurde also mit einem hohen Volumen eine vor allem sehr hämodynamisch wirksame Therapie durchgeführt, während niedrige Hkt-Werte offensichtlich eine untergeordnete Rolle spielten, was unter anderem aus den fehlenden Angaben geschlossen werden kann. Zur damaligen Zeit konnten die Studien allerdings den heutigen methodischen Anforderungen nicht genügen, und vor allem der späte Behandlungsbeginn mußte die therapeutischen Möglichkeiten entscheidend schmälern. Immerhin zeigte eine Studie einen positiven klinischen Effekt und in einer anderen wurde die Letalität signifikant gesenkt. Der positive Effekt der Studie von GOTTSTEIN et al. (1976) [88] wurde bei dieser Bewertung wegen der retrospektiven Erhebung nicht berücksichtigt.
Die Gruppe um STRAND et al. [351] wandelte nun das Konzept insofern ab, als die Senkung des Hb mit einem Zielwert von < 12 g in den Vordergrund rückte. Dazu wurde erstmals eine isovolämische "loading dose" eingeführt und das infundierte Plasmaersatzmittel-Volumen im Vergleich zu den vorherigen Studien auf ein Drittel reduziert, um die Therapie auch bei kardial weniger belastbaren Patienten durchführen zu können. Es muß als wesentlicher Vorteil dieser Studie angesehen werden, daß das Behandlungsteam dieser Spezialklinik mit der Versorgung von Hirn-infarktpatienten besonders vertraut war, was man beispielsweise von der multizentrischen Nachfolgestudie nicht fordern konnte. Das Ergebnis dieser Studie war so eindeutig positiv, daß es meines Erachtens durch den methodischen Nachteil einer offenen Studie nicht in Frage gestellt werden kann.
Die Untersuchung der SCANDINAVIAN STROKE STUDY GROUP [316] wird als Nachfolgestudie bezeichnet, aber es darf nicht unberücksichtigt bleiben, daß die Hämodilutionsmethode noch einmal deutlich in Richtung auf eine stärkere isovolämische Infusionsart geändert wurde. Die isovolämische "loading dose" von 250-500 ml wurde doppelt so hoch gewählt, so daß einige Patienten gar keine hypervolämische Langzeitbehandlung mehr in den ersten 24 Stunden erhielten.

Tabelle 24:  Hämodilutionsstudien

| Autoren | Hämodilutionsart (innerhalb der ersten 24 h) | Ziel-Hkt | Bewertung | Therapie-Beginn | Therapie-Dauer | Klinisches Ergebnis |
|---|---|---|---|---|---|---|
| GILROY et al. (1969) | "loading dose" hypervolämisch: 500ml Dextran 40<br>Langzeitbehandlung: 2x 500ml Dextran 40 / 24 h | ? | hypervolämisch | 24-72 h | 3 Tage | positiv |
| SPUDIS et al. (1973) | "loading dose" hypervolämisch: 500ml Dextran 40<br>Langzeitbehandlung: 2x 500ml Dextran 40 /12h | ? | hypervolämisch | < 24 h | 3 Tage | kein Effekt |
| KASTE et al. (1976) | "loading dose" hypervolämisch: 500ml Dextran 40<br>Langzeitbehandlung: 500ml Dextran 40<br>+ Dexamethason | ? | hypervolämisch | 24-48 h | 3 Tage | kein Effekt |
| MATTHEWS et al. (1976) | "loading dose" hypervolämisch: 500ml Dextran 40<br>Langzeitbehandlung: 2x 500ml Dextran 40 /12h | ? | hypervolämisch | < 48 h | 3 Tage | positiv |
| GOTTSTEIN et al. (1976)<br>retrospektive Untersuchung | "loading dose" hypervolämisch: 500ml Dextran 40<br>Langzeitbehandlung: 1x 500ml Dextran 40 /6-8h | ? | hypervolämisch | | | positiv |
| STRAND et al. (1984) | "loading dose" isovolämisch: 150-200ml Dextran 40<br>Langzeitbehandlung: 1x 300-350ml Dextran 40 | 37% | leicht isovolämisch und hypervolämisch | < 48 h | 7 Tage | positiv |
| SCANDINAVIAN STROKE STUDY GROUP - SSSG (1987) | "loading dose" isovolämisch:<br>a) Hkt > 42%: 500ml Dextran 40<br>b) Hkt 38-42%: 250ml Dextran 40<br>+ 250ml hypervolämisch<br>"loading dose" hypervolämisch:<br>c) Hkt < 38%: 500ml Dextran 40 | < 38% | rein isovolämisch<br>iso- und hyper-volämisch<br>selten hyper-volämisch | < 48 h | 5 Tage | kein Effekt |
| ITALIAN ACUTE STROKE STUDY GROUP (1988) | "loading dose" isovolämisch:<br>nach Hkt < 38%: 500ml Dextran 40 | < 35% | rein isovolämisch | < 12 h | 2 Tage | kein Effekt |
| THE HEMODILUTION IN STROKE STUDY GROUP (1989) | "loading dose" nach Hkt iso- oder hypervolämisch<br>Langzeitbehandlung hypervolämisch,<br>maximal 1500ml Haes 250/0,45 hypervolämisch | 30-33% | iso- und hyper-volämisch<br>hypervolämisch | < 24 h | 3 Tage | positiv |
| MAST & MARX (1989) | "loading dose" 100ml Haes hypervolämisch<br>Aderlaß: 500ml<br>Langzeitbehandlung: 400ml Haes /5h isovolämisch | 35% | wenig hypervolämisch<br>lange hypovolämisch<br>nach 5h isovolämisch | < 48 h | | negativ |
| GOSLINGA THE AMSTERDAM STROKE STUDY (1989) | normovolämisch<br>hypervolämisch<br>Albumin, Elektrolytlösung nach Viskosität | 32% | normovolämisch<br>hypervolämisch | | | positiv |
| KOLLER et al. (1990) | "loading dose" isovolämisch: 500ml Dextran 40<br>Langzeitbehandlung hypervolämisch,<br>1000ml Dextran 40 /24 h | 30-35% | iso-hypervolämisch | | 3 Tage | positiv |
| HAAß et al. (1990, 1991) | "loading dose" nach Hkt iso- oder hypervolämisch<br>500ml Haes 200/0,5<br>Langzeitbehandlung hypervolämisch,<br>2x 500ml Haes 200/0,5 /6h | | iso- oder hyper-volämisch<br>hypervolämisch | < 24 h | 10 Tage | positiv |

Da in der Untergruppen-Analyse die Patienten mit den niedrigsten Hkt-Werten schlechter abschnitten als die mit höheren Werten, läßt sich daraus der entscheidende Einwand ableiten, daß bei der Hämodilutionsbehandlung des akuten ischämischen Hirninfarktes eine alleinige Senkung des Hkt mit der möglichen Gefahr der gleichzeitigen Senkung des

HZV durch den Aderlaß, oder zumindest ohne Verbesserung der Hämodynamik, nicht zuverlässig wirksam ist. Auch die begleitenden Messungen des CBF, die bei zwölf Patienten durchgeführt wurden, bestätigten die nicht ausreichende hämodynamische Wirksamkeit dieser Hämodilutionsmethode, denn eine Verbesserung der Durchblutung des betroffenen Hirnareals konnte nur in zwei Fällen nachgewiesen werden, die sich übrigens auch im Gegensatz zu den 10 restlichen Patienten klinisch deutlich besserten. Dagegen haben verschiedene Arbeitsgruppen zeigen können, daß die hypervolämische Hämodilution nahezu regelmäßig zu einer Perfusionszunahme im Infarktbezirk führt [100].

Ferner verdeutlicht eine dritte Beobachtung den negativen hämodynamischen Effekt dieser Hämodilutionsform. Bei der Subgruppenanalyse stellte sich, wenn auch mit gewissen statistischen Vorbehalten [9], heraus, daß tiefliegende Marklagerinfarkte möglicherweise negativ beeinflußt wurden. Wenn nun gerade diese Endstrominfarkte als typische hämodynamische Infarkte (Kap. III, 1.1.3.) schlechter abschnitten, so kann dies als überzeugendes Indiz dafür angesehen werden, daß unter der Therapie das HZV abfallen konnte. Diese hauptsächlich isovolämisch ausgerichtete Therapie barg also die Gefahr in sich, die hämodynamischen Perfusionsverhältnisse negativ zu beeinflussen. Diese Möglichkeit wurde durch unsere Untersuchung des HZV bei isovolämischer und hypervolämischer Hämodilution (Kap. III, 1.3.5.) und durch die Untersuchung der Durchblutung der Nagelfalzkapillaren von JUNG et al. (Kap. II und IV) bestätigt.

Völlig isovolämisch wurde die italienische Hämodilutionsstudie [147] durchgeführt, wobei der Ziel-Hkt von < 35% besonders niedrig war. Aus diesem Grunde wurde die isovolämische Behandlung sogar bis zu dreimal durchgeführt. Nach unseren Messungen verbessert diese Hämodilutionsform das HZV gar nicht, und die schnelle Durchführung des Aderlasses kann jeweils ein Abfallen des HZV hervorrufen, was also im Verlauf der italienischen Hämodilutionsstudie im Einzelfall bis zu dreimal möglich sein konnte (Abb. 44 a+b).

Ein nahezu entgegengesetztes Konzept hat die HEMODILUTION IN STROKE STUDY GROUP [94] mit Ihrer am HZV orientierten hypervolämischen Hämodilution verfolgt. Das Für und Wider wurde schon an anderer Stelle besprochen [99, 100], so daß nur noch die drei wichtigsten Ergebnisse zusammengefaßt werden sollen. Nach dieser Untersuchung muß eine erfolgreiche Hämodilution erstens mindestens innerhalb von zwölf Stunden begonnen werden, sie sollte zweitens den Hkt um mehr als 15% senken und drittens das HZV gleichzeitig um mehr als 10% erhöhen. Abgebrochen wurde die Studie, da aufgrund des doppelblinden Studiendesigns vorher nicht bekannt war, daß durch die Randomisierung eine ungleiche Verteilung entstanden war und deshalb in der Hämodilutionsgruppe ungefähr doppelt so viele schwerste Infarktpatienten aufgenommen wurden wie in der Kontrollgruppe, was von den Autoren in der Abbildung 1 der Arbeit nachvollziehbar dargestellt wurde. Anteilsmäßig verstarben daher auch mehr Patienten in der Hämodilutionsgruppe. Aber wenn man auch das klinische Gesamtergebnis der ersten drei Tage anschaut, in das ein gleich hoher Anteil von Patienten aus beiden Gruppen einging, so daß die klinische Bewertung nicht durch den Ausfall schwerstkranker Patienten verfälscht werden konnte (43 von 45 Hämodilution; 41 von 43 Standardtherapie, Abbildung 4 der Originalarbeit), so wird ebenfalls deutlich, daß sich nur die Hämodilutionspatienten stark besserten, während die neurologischen Symptome der Kontrollgruppe sogar die Tendenz einer Verschlechterung hatten. Entsprechend den Angriffspunkten der Hämodilution bewirkt sie akut zu einer Verbesserung der neurologischen Symptome, die sich in dieser Untersuchung um 50% stärker zurückbildeten als in der Kontrollgruppe.

Nach dem Ergebnis der skandinavischen Studie wird auch verständlich, warum die Durchführung der Hämodilution in der Untersuchung von MAST und MARX [250] eine Verschlechterung erbrachte. Wie der Erstautor berichtete, wurden nach dem Hämodilutionsprotokoll akut 100 ml Haes infundiert und dann ein Aderlaß von immerhin 500 ml Blut durchgeführt. Die zur Isovolämie fehlenden 400 ml Haes wurden dann erst in den folgenden fünf Stunden langsam infundiert. Nach unseren Untersuchungen kann dabei das HZV in Einzelfällen deutlich abfallen (Abb. 44a). Ursache dafür ist die nach diesem Infusionsschema über längere Zeit bestehende Hypovolämie. Da bei vielen Hirninfarktpatienten schon primär mit einem erniedrigten intravasalen und extrazellulären Volumen gerechnet werden muß, könnte diese zunächst hypo- und erst später isovolämische Hämodilution die aus hämodynamischer Sicht äußerst vulnerable Anfangsphase eines Hirninfarktes durchaus negativ beeinflußt haben. Damit unterstreicht diese Studie die klinisch relevanten Unterschiede einer hypervolämischen und einer mehr oder weniger starken isovolämischen Hämodilution. Der Vergleich der Protokolle der SKANDINAVISCHEN [316, 317] und der ITALIENISCHEN STUDIE [147] sowie der von STRAND et. al. [351] und MAST und MARX [250] legt nahe, daß die Verstärkung der isovolämischen Komponente für den fehlenden Erfolg dieser Hämodilutionsformen verantwortlich gemacht werden kann. Im nachhinein kann gesagt werden, daß die isovolämische Hämodilution für den akuten Hirninfarkt risikoreich ist und aufgrund der Perfusionsverhältnisse in der Penumbra die hypervolämische Hämodilution Mittel der ersten Wahl sein sollte (Kap. III, 1.3.5.). Die Indikation zur isovolämischen Hämodilution beschränkt sich deshalb auf nicht akute Fälle zerebraler Durchblutungsstörungen wie Polyzythämie und sekundäre Polyglobulie (Kap. III, 1.3.6.).

Eine eigene, vor kurzem abgeschlossene doppelblinde, plazebo-kontrollierte Hämodilutionsstudie bestand aus einer vom Ausgangs-Hkt abhängigen iso- oder hypervolämischen "loading dose" und einer anschließenden hypervolämischen Haes-Langzeitbehandlung. Die um 50% bessere Rückbildung der neurologischen Symptome in der Hämodilutionsgruppe bestätigte die klinische Wirksamkeit der Therapie (Kap. III, 1.5.).

Es ist zunächst verständlich, daß sich nach der skandinavischen und italienischen Studie, trotz schwerwiegender methodischer Einwände gegenüber der letzten Untersuchung, eine Verunsicherung ausbreitete, so daß ein Artikel gegen die Hämodilution [16] auf eine gewisse Resonanz stieß, obwohl hier "das Kind mit dem Bade ausgeschüttet" wurde und entscheidende Punkte zur Bedeutung des Hkt, der PV, der SEA und der Bewertung des intrakraniellen Druckes bei Hämodilution in dieser Form nicht haltbar waren [134, 326]. Diese Diskrepanzen wurden in 3 Arbeiten ausführlich dargestellt [99, 100, 106].

Tabelle 25: Hämodilution mit Untersuchung des Herzzeitvolumens

| Patientenuntersuchungen | Plasmaersatzmittel | Volumen | Hkt | HZV |
|---|---|---|---|---|
| 1. WOOD & FLEISCHER (1982) [400] | Albumin<br>Dextran | 2,5 l<br>2,0 l | 32% | -<br>- |
| 2. KOROSUE et al. (1988) [215] | Frischplasma | 400-1000 ml | 33% | +29% |
| 3. Hemodilution in Stroke Study Group (1989) [94] | 10% Haes 250/0,45 | 500-1000 ml | < -15%<br>> -15% | < 10%<br>> 10% |

| Tieruntersuchungen | Plasmaersatzmittel | Volumen | Hkt | HZV |
|---|---|---|---|---|
| 1. SUNDT & WALTZ (1967) Katzen [359] | Dextran | - | - | - |
| 2. KELLER et al. (1985) Affen [170] | Dextran | 25 ml/kg | -15% | +280% |
| 3. WOOD et al. (1984) Hunde [402] | Frischplasma | 40% Ges.-Vol. | 30-35% | +71% |
| 4. TRANMER et al. (1986) Affen [371] | Haes | 50-100 ml nach HZV | ˙28% | +130% |

Die wissenschaftliche Auseinandersetzung bot den entscheidenden Vorteil, über die konsequente Durchführung einer sinnvollen Hämodilution wieder nachzudenken, da nicht mehr jede und zu einem beliebigen Zeitpunkt durchgeführte Infusionsbehandlung als wirksame Therapie angesehen werden konnte. Ergänzende Befunde zur hämodynamisch wirksamen Hämodilution lassen sich neben der Studie der HEMODILUTION IN STROKE STUDY GROUP [94] und den Untersuchungen von GOSLINGA [85, 86] und KOLLER et al. [213] noch aus klinischen Pilotstudien und tierexperimentellen Untersuchungen ableiten, die in Tabelle 25 (siehe vorherige Seite) zusammengefaßt wurden.

Zusammenfassend kann gesagt werden, daß die Hämodilutionsbehandlung beim akuten Hirninfarkt einen Wandel von der hyper- zur isovolämischen Hämodilution durchgemacht hatte. Vergleicht man das sehr positive Ergebnis der gut geplanten und durchgeführten Studie von STRAND et al. [351] mit dem der nachfolgenden isovolämischen Therapiestudien und dem der HEMODILUTION IN STROKE STUDY GROUP [94] sowie der eigenen Untersuchung, so ergibt sich, daß der Erfolg dieser Behandlung von der hypervolämischen Durchführung abhängt. Diese Annahme wird durch pathophysiologische Untersuchungen unterstützt, nach denen nur eine hypervolämische und nicht eine isovolämische Hämodilution das HZV und die gestörte Perfusion einer Penumbra mit aufgehobener Autoregulation ausreichend stark verbessern kann. Neben der Steigerung des HZV und der Senkung des Hkt ist ferner für den Erfolg der Behandlung ein ausreichend früher Therapiebeginn notwendig.

Es erscheint nun dringend notwendig, dieses Hämodilutionskonzept in einer großen klinischen Studie auf seine Wirksamkeit hin erneut zu überprüfen, um noch bestehende Zweifel auszuräumen.

### 1.4.3. Charakterisierung der Dextran- und Hydroxyäthylstärkelösungen

Kolloidale Plasmaersatzmittel aus Dextran und Hydroxyäthylstärke bestehen aus einem Gemisch unterschiedlich großer Moleküle und das mittlere Molekulargewicht der Ausgangslösung wird jeweils in Dalton angegeben. Aufgrund unserer Erfahrungen mit Dextran 40 und Haes 200/0,5 konnten wir erstmals zeigen, daß sich die Zusammensetzung dieser Plasmaersatzmittel in vivo entscheidend ändert [108, 221]. So entsteht durch Elimination und Metabolismus ein neues Molekülgemisch mit einem neuen mittleren Molekulargewicht, das letztlich für die biologischen Effekte ausschlaggebend ist. Zur besseren Charakterisierung der Plasmaersatzmittel müßten also nicht nur die "in vitro"-Parameter, sondern auch die "in vivo"-Parameter angegeben werden, wie es im

Kapitel III, 1.4.4. erfolgt. Zunächst wird vom Hersteller die Konzentration des Plasmaersatzmittels angegeben, beispielsweise 6% oder 10% (Tab. 26).

Tabelle 26:    Charakterisierung der Dextran- und Hydroxyäthylstärkelösungen

## I. Charakteristika der Dextranlösungen

1. *Konzentration*              6%; 10%
2. *Mittleres Molekulargewicht*     40.000; 60.000; 75.000

## II. Charakteristika der Hydroxyäthylstärkelösungen

1. *Konzentration*              6%; 10%
2. *Mittleres Molekulargewicht*     40.000; 200.000; 450.000
3. *Substitutionsgrad*            0,5; 0,62; 0,7
4. *Substitutionsart*             C-2-Hydroxyäthylierung;
                                C-6-Hydroxyäthylierung

Entscheidend ist aber nicht so sehr die Konzentration selber, sondern ob es sich um eine onkotisch ausgeglichene oder hyperonkotischen Lösung handelt, was davon abhängt, wieviel freies Wasser die Lösung zusätzlich binden kann. 10% Dextran 40 bindet noch einmal 100% seines Volumens, das gleiche kann für 10% Haes 200/0,62 angenommen werden, und 10% Haes 200/0,5 erreicht eine Zunahme um 50% [206] (Abb. 46).

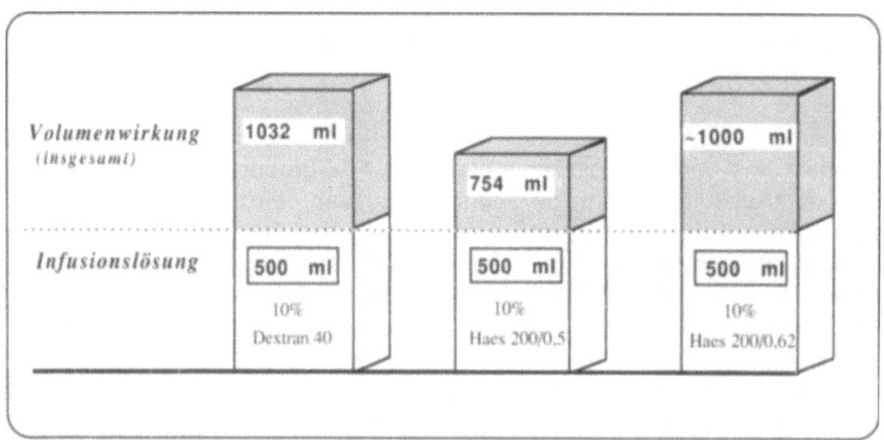


Abbildung 46:    Volumeneffekt von 10% Dextran 40, 10% Haes 200/0,5 und 10% Haes 200/0,62 (KÖHLER et al. [206])

Um den vollen Volumeneffekt auszunutzen und um optimale hämorheologische Verhältnisse zu erzielen (Kap. III, 1.4.5.5.), muß daher mit
dem Plasmaersatzmittel eine entsprechende zusätzliche Flüssigkeitsmenge in Form einer Elektrolytlösung infundiert werden, da die Patienten
in der Regel exsikkiert sind und das freie Wasser nicht zur Verfügung
steht. Diese zusätzliche Flüssigkeitsmenge entfällt bei der 6% Haes
200/0,5. Die 6%-Lösungen vereinfachen damit die Durchführung der
Infusionsbehandlung, sie dürfen aber nicht vergessen lassen, daß die
Volumenwirkung entsprechend niedriger ist.
Als nächstes wird das mittlere Molekulargewicht (MW) in Dalton
angegeben. Da Dextran 40 so gut wie nicht verstoffwechselt wird, ist die
Größe der Moleküle ausschlaggebend für die renale Ausscheidung und den
Verbleib der Dextranpartikel im Körper. Die Hydroxyäthylstärkemoleküle
werden dagegen durch die Amylasen gespalten. Es hat sich nun heraus-
gestellt, daß die Größe der Ausgangsstärkemoleküle, d.h. das auf den
Infusionslösungen angegebene mittlere Ausgangsmolekulargewicht, für
die Abbaugeschwindigkeit eine untergeordnete Rolle spielt. Ausschlaggebend ist vielmehr der Substitutionsgrad und die Substitutionsart. Je
höher die Hydroxyäthylierung und je höher das $C_2/C_6$-*Hydroxy-
äthylierungsverhältnis*, umso langsamer wird die Stärke metabolisiert.


### 1.4.4. Metabolismus und Elimination der Plasmaersatzmittel und ihre Folgen für die in vivo-Wirkung

Dextran- und Hydroxyäthylstärkelösungen enthalten verschieden große
Moleküle, deren Molekulargewichtsverteilungen für 10% Dextran 40, 10%
Haes 200/0,5 und 10% Haes 200/0,62 in Abbildung 47 dargestellt sind.
Nach der Infusion werden sie unterschiedlich stark metabolisiert, renal
ausgeschieden oder im RES (retikulo-endotheliale System) gespeichert,
wodurch sich ihre "in vivo"-Zusammensetzung ändert. Beim Dextran 40
dominiert die renale Ausscheidung. Dadurch werden die kleinen nieren-
gängigen Moleküle ausgeschieden und die großen kumulieren im Verlauf
einer Langzeitbehandlung [108, 221]. Als Folge befindet sich im Blut nicht
mehr Dextran 40.000, dessen mittleres Ausgangsmolekulargewicht nach
unseren Untersuchungen 52.000 Dalton betrug, sondern Dextranmoleküle
mit einem MW von 102.000 Dalton. Die Zunahme großer Dextranmoleküle,
die die Blutbahn nur schwer verlassen können, ist für das pharmako-
kinetische, hämorheologische, hämostaseologische und hämodynamische
Verhalten verantwortlich (Tab. 27).
Die langsame Elimination der Dextrane führt zu dem lang anhaltenden
deutlichen Volumeneffekt. Im Gegensatz zu den kleinen Dextranmolekülen
erhöhen die großen die SEA, weil sie so lang sind, daß sie die

Erythrozyten miteinander verkoppeln können. Da sich die großen Moleküle im Verlauf einer Langzeitbehandlung anreichern, nimmt die Dextrankonzentration im Blut zu, und die PV steigt an (Kap. III, 1.4.5.3.). Die Gerinnungsparameter werden in Richtung auf eine hämorrhagische Diathese verschoben und die Thrombozytenaggregation erniedrigt (Kap. III, 1.4.5.4.).

Tabelle 27: Zusammenstellung der mittleren *in-vitro*- und *in-vivo*- (innerhalb von 9 bzw. 10 Infusionstagen) Molekulargewichte von 10% Dextran 40, 10% Haes 200/0,5 und 10% Haes 200/0,62 und die Folgen auf **hämodynamische**, **hämorheologische** und **hämostaseologische** Parameter

|  | *10% Dextran 40* | *10% Haes 200/0,62* | *10% Haes 200/0,5* |
|---|---|---|---|
| 1. Mittleres Molekulargewicht (Mw) |  |  |  |
| in vitro (Infusionslsg.) | 52.000 | 270.000 | 200.000 |
| in vivo (9-10 Tage) | 102.000 | 120.000 | 37.000 |
| 2. Hämatokrit in vivo | ↓↓ | ↓↓ | ↓ |
| 3. Erythrozytenaggregation in vivo | ↑↑ | ↑↓ | ↓ |
| 4. Plasmaviskosität in vivo | ↑↑ | ↑↑ | ↓ |
| 5. Thrombozytenaggregation in vivo | ↓ | (↓) | Ø |
| 6. Partielle Thromboplastinzeit (aPTT) in vivo | ↑↑ | ↑↑ | Ø |
| 7. Faktor VIII/vWF-Komplex in vivo | ↓↓ | ↓↓ | Ø |

Um den Abbau der Stärke zu verlangsamen, wird sie hydroxyäthyliert. Haes 200/0,5 hat eine breite, asymmetrische Molekulargewichtsverteilung. In vivo wird es so schnell gespalten, daß nur niedermolekulare Stärkemoleküle mit einem MW von 37.000 Dalton für die "in vivo"-Effekte verantwortlich sind. Die Halbwertszeit ist kürzer als von Dextran 40 und der Hkt-senkende Effekt hält deshalb weniger lange an.

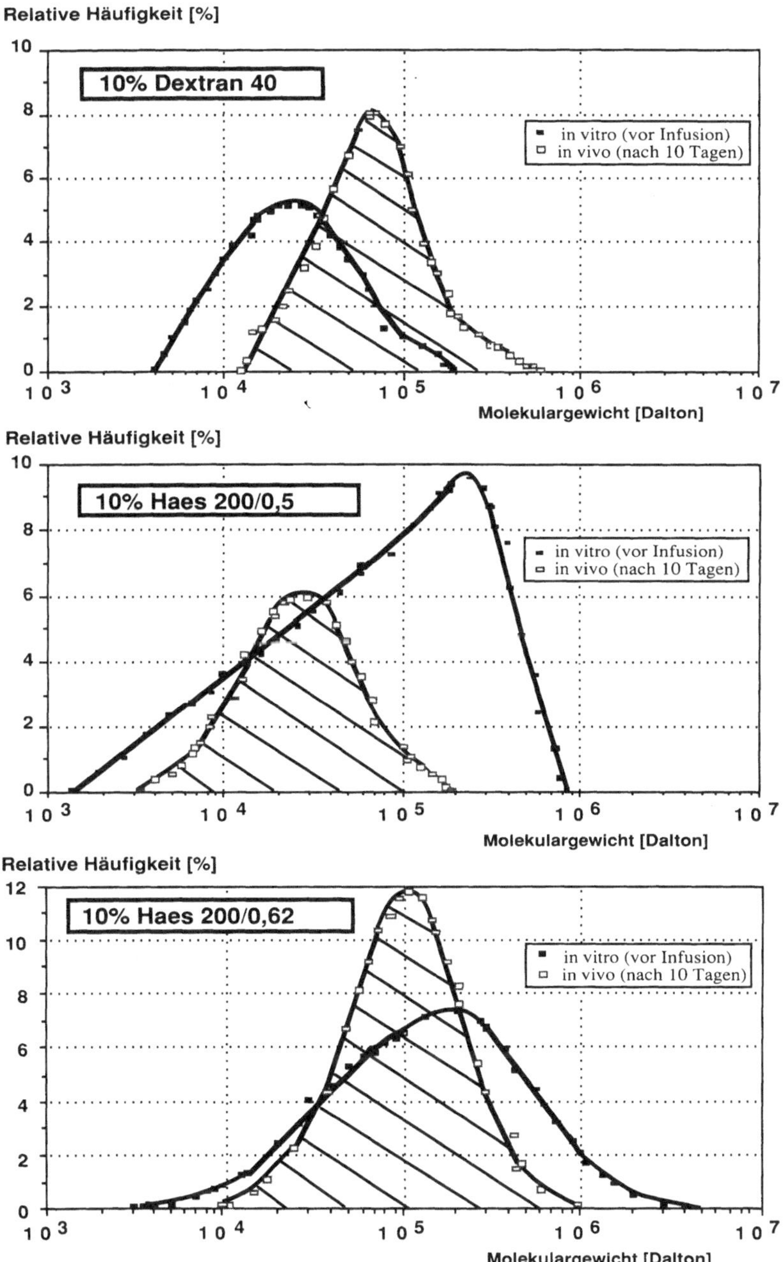


Abbildung 47: Molekulargewichtsverteilung von 10% Dextran 40, 10% Haes 200/0,5 und 10% Haes 200/0,62 in den Ausgangslösungen (= in vitro) und im Blut nach Langzeitbehandlung (= in vivo)

Sie senkt von den von uns getesteten Stärkelösungen am deutlichsten die SEA und PV und hat keine negativen Effekte auf die Gerinnungswerte. Haes 200/0,62 hat eine symmetrische Molekulargewichtsverteilung mit einem Mittel von 270.000 Dalton (Abb. 47). Es wird langsamer gespalten und einige große Moleküle werden kaum abgebaut, so daß ein mittleres Molekulargewicht von 120.000 resultiert. Der Volumeneffekt, abzulesen am Hkt, ist entsprechend stark und hält lange an. Die SEA kann bei schneller Infusion ansteigen, wird aber bei langsamer Infusion gesenkt. Die PV steigt aufgrund der Kumulation großer Moleküle im Verlauf der Langzeitbehandlung an (Kap. III, 1.4.5.3.). Der Faktor VIII-Komplex wird ebenfalls beeinflußt und die PTT steigt dadurch an.


### 1.4.5. Hämorheologische und hämostaseologische Effekte von Dextran 40 und Hydroxyäthylstärkelösungen

Für den Kliniker erscheint es oft schwierig, sich aus Einzelbefunden einen Überblick über die unterschiedlichsten Effekte verschiedener Substanzen zu machen. Dies wird bei den Plasmaersatzmitteln noch dadurch erschwert, als sich ihre Eigenschaften in vivo ändern und von der Infusionsgeschwindigkeit sowie -dauer abhängen (Kap. III, 1.4.4.). Im folgenden werden daher die Effekte von 10% Haes 200/0,5, 10% Dextran 40 und 10% Haes 200/0,62 im Rahmen einer "loading dose" und Langzeitbehandlung dargestellt. Die drei Infusionsprotokolle waren nicht völlig identisch, unterschieden sich aber auch nicht grundsätzlich mit der Ausnahme, daß die Dosis der Langzeitbehandlung von 10% Haes 200/0,62 auch vom ersten bis vierten Tag nur einmal 500 ml betrug.
Prinzipiell bestand die Behandlung aus einer "loading dose", die in der Regel nach dem Hkt iso- oder hypervolämisch durchgeführt wurde. Es folgte eine Langzeitbehandlung mit einer hohen Dosierung über vier Tage (Ausnahme Haes 200/0,62) und einer anschließenden reduzierten Dosierung über fünf bis sechs Tage.


*"loading dose"* :

Hkt ≥ 42%:    450 ml Aderlaß
Hkt 40-42%:  300 ml Aderlaß


gleichzeitig Infusion von 500 ml des jeweiligen Plasmaersatzmittels und von zusätzlich 500 ml einer Elektrolytlösung (Elomel®).

**Langzeitbehandlung** :

*-10% Haes 200/0,5 (Haes steril® 10%)*
1.-4. Tag:    2x500 ml 10% Haes 200/0,5 in je zwölf Stunden
              2x500 ml Elektrolytlösung in je zwölf Stunden
5.-10. Tag:   1x500 ml 10% Haes 200/0,5 in je zwölf Stunden
              1x500 ml Elektrolytlösung in je zwölf Stunden

*-10% Dextran 40 (Dextran 40 elektrolytfrei)*
1.-4. Tag:    2x500 ml 10% Dextran 40 in je sechs Stunden
              nach jeder Dextraninfusion jeweils 1x500 ml Elektrolyt-
              lösung in sechs Stunden
5.-10. Tag:   1x500 ml 10% Dextran 40
              nach der Dextraninfusion 1x500 ml Elektrolytlösung

*- 10% Haes 200/0,62 (Elohäst®)*
1.-9. Tag:    1x500 ml Haes 200/0,62 in zwölf Stunden
              zusätzlich 1x500 ml Elektrolytlösung

Weitere Einzelheiten können den Originalarbeiten entnommen werden
[108, 111].


### 1.4.5.1. Hämatokrit (Hkt)

Wie in Kapitel III, 1.4.4. dargestellt, sind nicht die hämorheologischen in
vitro-Eigenschaften der Dextran- und Stärkelösungen für die biologischen
Effekte entscheidend, sondern die Eigenschaften der neu im Blut
entstehenden Plasmaersatzmittel-Zusammensetzungen. Die Wirkung auf
den Hkt ist im wesentlichen von der Volumenbindung und der Plasma-
halbwertszeit abhängig (Abb. 48). Haes 200/0,62 hat den stärksten und
aufgrund seiner langen Halbwertszeit auch den gleichmäßigsten Hkt-
senkenden Effekt. Sie wird gefolgt von 10% Haes 200/0,5 und 10%
Dextran 40. Haes 200/0,5 hat den Vorteil, nicht zu kumulieren. Sie hat die
kürzeste Wirkung und bedarf zur dauernden Hkt-Reduzierung der wiederholten Infusionsbehandlung. Der Volumeneffekt der 10% Haes 200/0,62
ist so stark, daß statt der verwendeten 500 ml pro Tag auch eine
halbierte Volumenmenge für eine Hämodilutionslangzeitbehandlung beim
Hirninfarkt ausreichend wäre. Die Dosisreduktion würde auch den
hämodynamischenEffekt reduzieren, aber den unerwünschten Anstieg der
PV verringern.

**Hämatokrit  [%]**

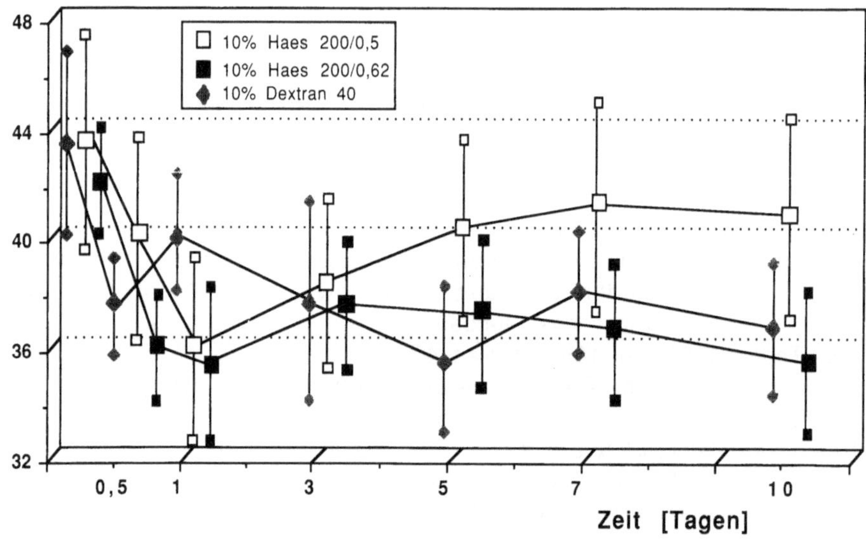


Abbildung 48:   Beeinflussung des Hkt durch eine Langzeitinfusionsbehandlung mit 10% Haes 200/0,5; 10% Haes 200/0,62 und 10% Dextran 40

## 1.4.5.2.  Erythrozytenaggregation  (SEA)

Die SEA spiegelt am deutlichsten die unterschiedlichen biologischen Effekte der Dextran- und Stärkelösungen wieder (Abb. 49). Der Dextraneffekt auf die SEA hängt von der Infusionsgeschwindigkeit, der infundierten Menge und der Dauer der Behandlung ab. Da Dextran 40 früher nur in Kurzinfusionen von 30 - 60 Minuten untersucht wurde, dominieren in dieser kurzen Zeit zunächst die kleinen Moleküle und führen zu einer Senkung der SEA. Dieser Effekt kehrt sich aber bei längerer Infusionszeit schnell um, und die großen Moleküle erhöhen während der Langzeitbehandlung stetig die SEA. Jede Einzelinfusion führte zu einem Anstieg der SEA um 4%. Nach einer fünftägigen Infusion von zweimal 500 ml pro Tag nahm die SEA um 25% zu.
Haes 200/0,5 senkte die SEA am deutlichsten, und zwar sowohl während der Kurzinfusion als auch während der Langzeitbehandlung. Eine Einzelinfusion reduzierte die SEA um 15% und die fünftägige Infusionsbehandlung um 53%. Hier dominierte also die desaggregierende Wirkung der kleinen Moleküle, die die SEA optimal senken.
10% Haes 200/0,62 erhöhte die SEA während der "loading dose" um 15%, reduzierte sie dann aber während der fünftägigen Langzeitinfusion um 8%.

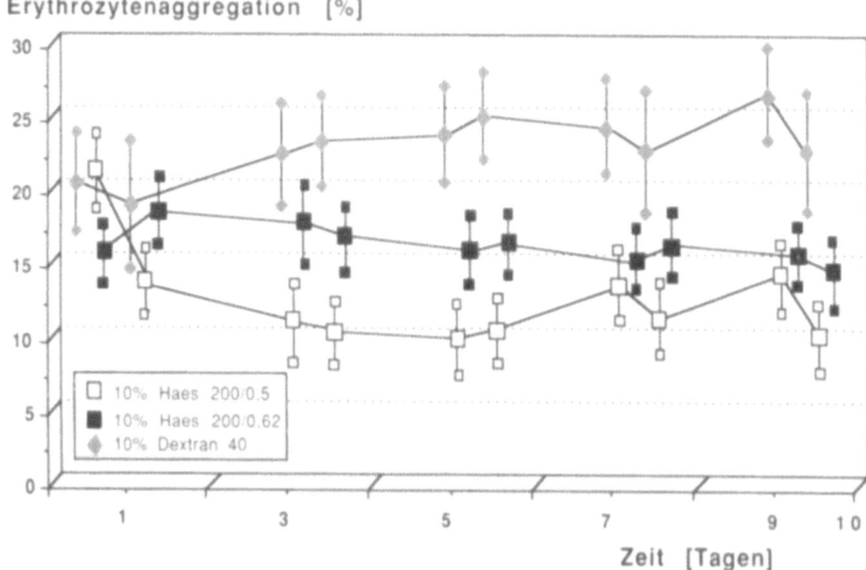


Abbildung 49:   Beeinflussung der SEA durch eine Langzeitinfusionsbehandlung mit 10% Haes 200/0,5; 10% Haes 200/0,62 und 10% Dextran 40

Die Schnellinfusion ließ die SEA über die großen Moleküle ansteigen, während bei einer Langzeitinfusion ausreichend viele durch die α-Amylase zerkleinerte Stärkemoleküle zur Verfügung standen, um eine Senkung der SEA zu gewährleisten.

## 1.4.5.3.  Plasmaviskosität  (PV)

Die Plasmaviskosität ist ein direktes Maß für die Menge und Größe der im Blut vorhandenen Dextran- oder Stärkemoleküle. Die stetige Zunahme der Dextrankonzentration im Blut und die Kumulation großer Moleküle führte während der Langzeitbehandlung zu einem deutlichen Anstieg der PV bis auf Werte über 1,6 mPas (Abb. 50). Dieser hohe Wert entsprach einer Dextranserumkonzentration von über 20 g/l.
Auch 10% Haes 200/0,62 ging mit einer stetigen Zunahme der Stärkekonzentration im Serum einher, so daß nach neun Tagen auch Konzentrationen von bis zu 20 g/l nachweisbar waren. Trotz dieser hohen Serumkonzentration stieg die PV nicht so stark an wie unter Dextran, da die kugelige Konfiguration der Stärkemoleküle sich günstiger auswirkt als die Kettenform der Dextrane.
10% Haes 200/0,5 senkte dagegen bei ausreichender zusätzlicher

Flüssigkeitszufuhr die PV konstant ab. Eine Kumulation der Stärkemoleküle konnte nicht beobachtet werden und die Serumkonzentration
blieb während der gesamten Infusionsdauer in einem niedrigen Bereich
von 10 g/l.

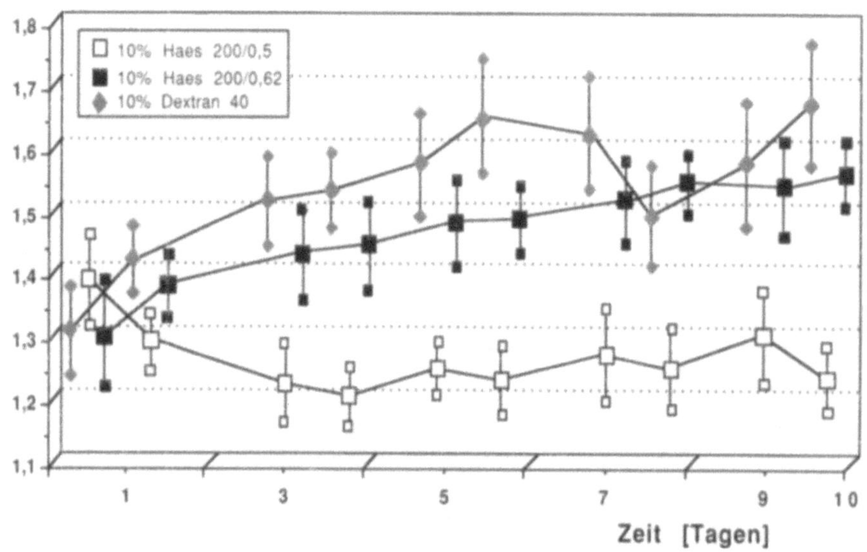


Abbildung 50:   Beeinflussung der PV durch eine Langzeitinfusionsbehandlung mit 10% Haes
200/0,5; 10% Haes 200/0,62 und 10% Dextran 40

Die Kurzinfusion im Rahmen der "loading dose" und die Langzeitinfusion
über neun bis zehn Tage führte zu einer Zunahme der PV um 4% bzw. 24%
bei 10% Dextran 40 und um 7% bzw. 18,5% bei 10% Haes 200/0,62,
während 10% Haes 200/0,5 die PV um 1% bzw. 9% senkte.

### 1.4.5.4. Thrombozytenaggregation und Gerinnungsparameter

In bezug auf die Thrombozytenaggregation besteht ein grundsätzlicher
Unterschied zwischen Dextran 40 und der mittelgradig substituierten
Stärke. Während Dextran 40 die spontane und induzierte Thrombozyten-
aggregation deutlich hemmt, hat 10% Haes 200/0,5 keinen wesentlichen
Einfluß auf beide Thrombozytenfunktionsprüfungen (Abb. 51 und 52). Haes
200/0,62 nimmt eine mittlere Stellung ein, d.h. eine leichte reversible
Hemmung der Spontanaggregation ließ sich nachweisen.

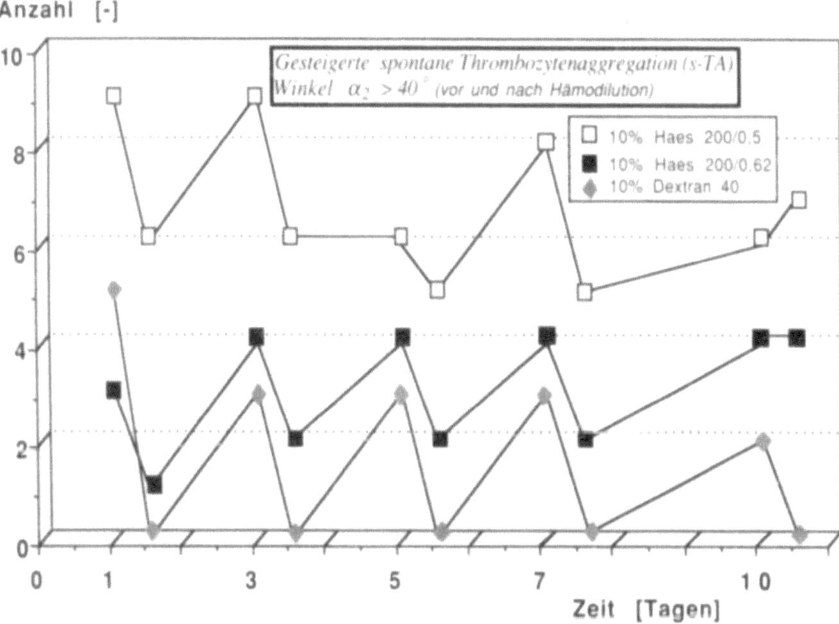


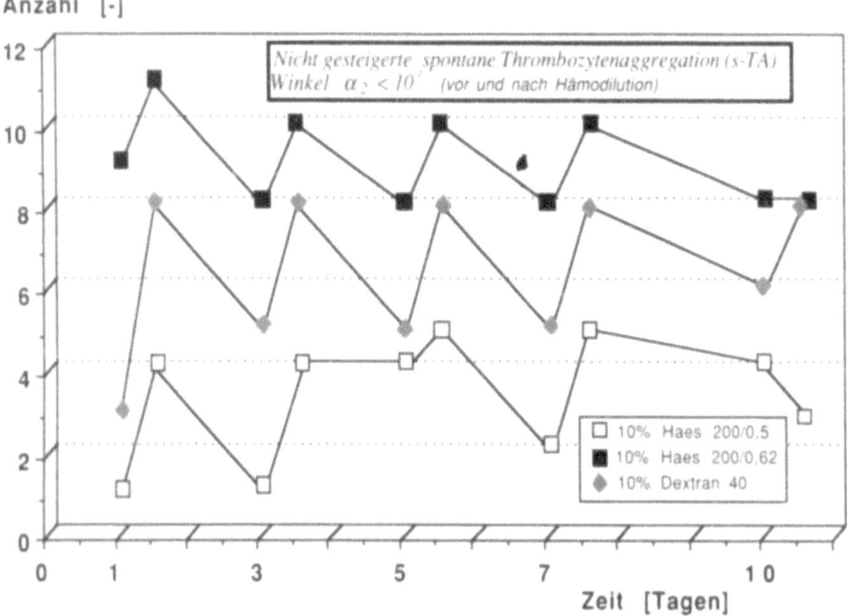


Abbildung 51:  Beeinflussung der spontanen Thrombozytenaggregation (s-TA) durch eine Langzeitinfusionsbehandlung mit 10% Haes 200/0,5; 10% Haes 200/0,62 und 10% Dextran 40

**Amplitude [%]**

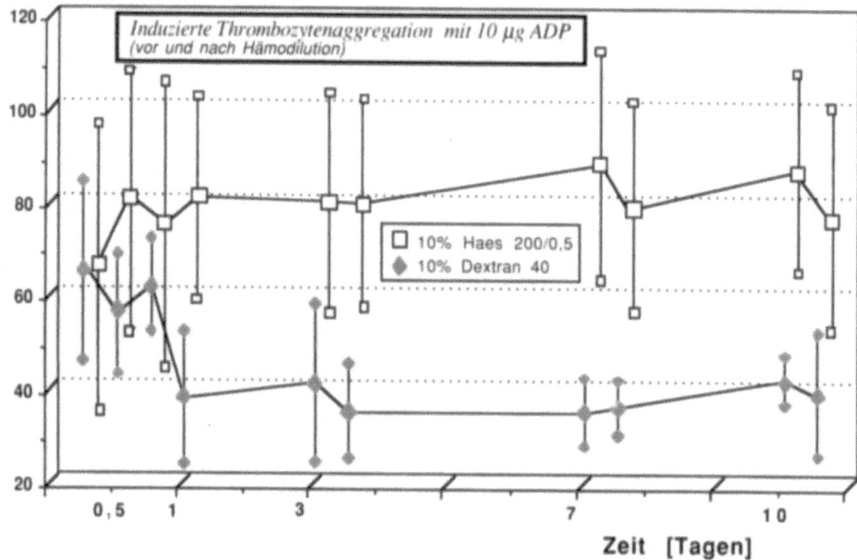


Abbildung 52:   Beeinflussung der induzierten Thrombozytenaggregation mit 10 µg ADP durch eine Langzeitinfusionsbehandlung mit 10% Haes 200/0,5; 10% Haes 200/0,62 und 10% Dextran 40

Eine stärkere Hemmung der Thrombozytenaggregation, die aber geringer als die des Dextran ist, wird unter der hochmolekularen stark substituierten Stärke Hetastarch 450/0,7 angegeben. Damit hat Haes 200/0,5 den wesentlichen Vorteil, diesen Teil der Gerinnungskaskade klinisch nicht relevant zu beeinflussen, so daß bei normaler Dosierung und sonst unauffälligen Gerinnungsparametern eine entscheidende hämorrhagische Diathese nicht befürchtet werden muß. Dieses Plasmaersatzmittel eignet sich deshalb auch für den Akuteinsatz.

Besonders alarmierend waren 1987 Berichte über schwerwiegende zerebrale Blutungen bei Subarachnoidalblutungen nach Anwendung der hochmolekularen stark substituierten Hetastarch 450/0,7 [101] Unsere gerinnungsphysiologischen Untersuchungen zeigen nun, daß es sich hierbei um einen von der Art der Stärke und vom Volumen abhängigen Effekt handelt. Gerinnungsveränderungen unter Dextran 40 waren bisher bekannt. Abbildung 53 zeigt die Wirkung der drei Plasmaersatzmittel auf die PTT. Es ist zunächst besonders wichtig, daß 10% Haes 200/0,5 diesen Gerinnungsparameter, abgesehen vom Verdünnungseffekt, nicht weiter beeinflußt. 10% Dextran 40 und 10% Haes 200/0,62 erhöhten dagegen die **PTT dosisabhängig im Verlauf der Langzeitbehandlung.** Diese Veränderungen provozieren bei normalen Gerinnungsverhältnissen keine Blutung, können aber bei gestörter Gerinnung, beispielsweise im Rahmen einer Subarachnoidalblutung gefährlich werden, so daß sich der Einsatz von Haes 200/0,62 ebenso wie von Dextran 40 in diesen Fällen verbietet. Durch die weiteren Untersuchungen konnte auch die entscheidende Ursache dieser Gerinnungsstörung aufgedeckt werden [110].

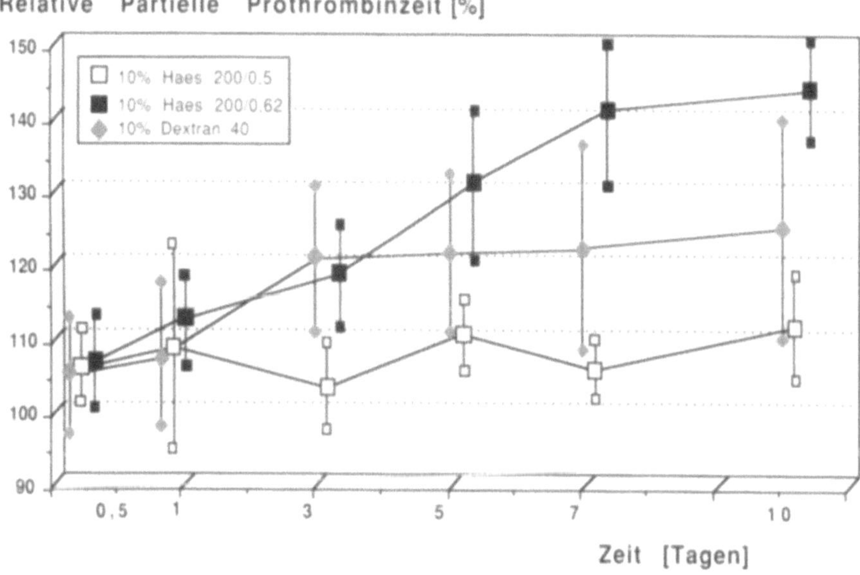


Abbildung 53: Beeinflussung der relativen partiellen Prothrombinzeit durch eine Langzeitinfusionsbehandlung mit 10% Haes 200/0,5; 10% Haes 200/0,62 und 10% Dextran 40

Es handelt sich um eine Beeinflussung des Faktor VIII/von Willebrand-Faktor-Komplexes, dessen drei Parameter in Abbildung 54 wiedergegeben sind. Sowohl die Aktivität des Faktors VIII:c als auch die des von Willebrand-Ristocitin-Cofaktors und des von Willebrand-Faktor-Antigens werden im Verlauf der Langzeitbehandlung um mehr als 60% gesenkt. Dieser Abfall geht weit über den Verdünnungseffekt hinaus, ist dosisabhängig und nur langsam reversibel, wie der Verlauf zwischen dem neunten bis 13. Tag zeigt. Es handelt sich um eine Störung des Faktor VIII/von Willebrand-Faktor-Komplexes, die von der Substitutionsart und vom Substitutionsgrad der Hydroxyäthylierung bestimmt wird, und durch schlecht eliminierbare hochmolekulare Stärke- bzw. Dextranmoleküle hervorgerufen wird. Für die Auslösung von Gerinnungsstörungen ist die Kumulation dieser großen Moleküle in vivo mitentscheidend, wodurch verständlich wird, daß dieser Pathomechanismus in vitro bisher nicht aufgeklärt werden konnte.

**Faktor VIII: C [%]**

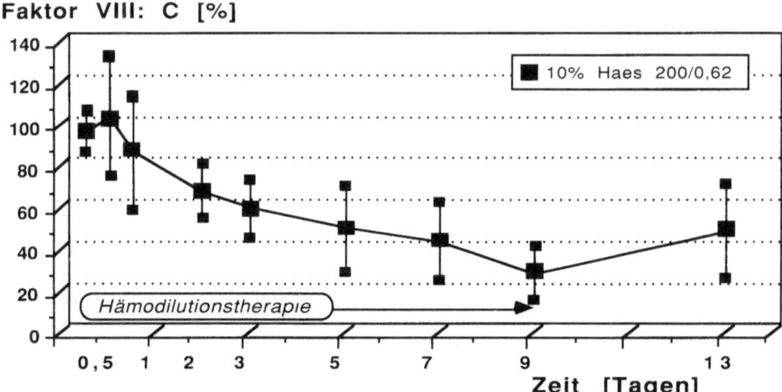


**Faktor VIII R: RCF [%]**

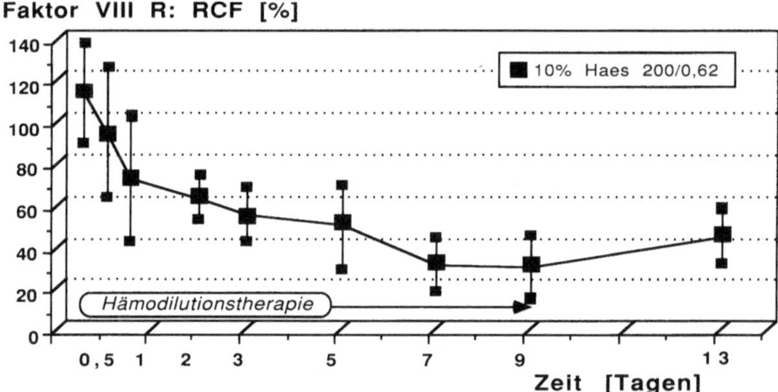


**Faktor VIII R: Ag [%]**

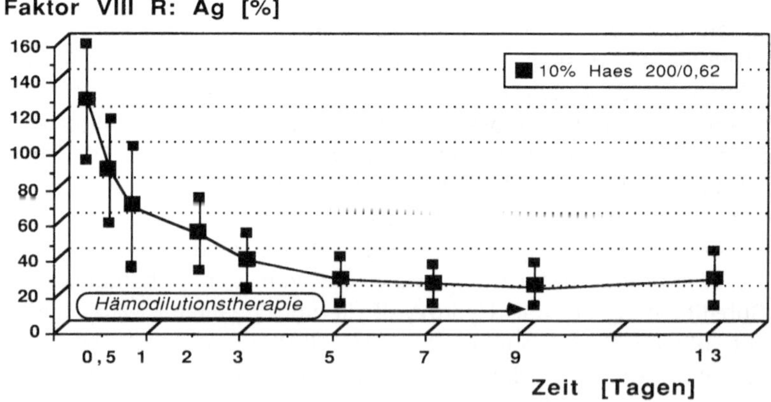


Abbildung 54:  Beeinflussung der Aktivität des Faktor VIII: C, des von Willebrand-Ristocitin-Cofaktors (RCF) und des von Willebrand-Faktor-Antigens (Ag) durch eine Langzeitinfusionsbehandlung mit 10% Haes 200/0,62

> Dextran 40 und hochsubstituierte mittel- und hochmolekulare Stärkelösungen können über die Hemmung der Thrombozytenaggregation und Beeinträchtigung des Faktor VIII/von Willebrand-Faktor-Komplexes bei vorbestehender Blutungsneigung Blutungskomplikationen auslösen. Es handelt sich um einen dosisabhängigen Prozeß, der durch große kumulierende Dextran- und Hydroxyäthylstärkemoleküle ausgelöst wird.
> Bei der mittelgradig substituierten mittelmolekularen Hydroxyäthylstärke ließen sich beide Gerinnungsveränderungen in einem klinisch relevanten Ausmaß nicht nachweisen, so daß mit dieser Substanz eine ausreichende Arzneimittelsicherheit gegeben ist.

## 1.4.5.5. Spezielle hämorheologische Probleme der Hämodilution mit Dextran und Hydroxyäthylstärke

Die unterschiedlichen in vitro und in vivo-Effekte von Dextran- und Hydroxyäthylstärkelösung haben bei Klinikern, die die pharmakologischen Besonderheiten nicht kannten, zur Verwirrung geführt. Die PV kann ansteigen, wenn bei Infusion eines hyperonkotischen Plasmaersatzmittels nicht ausreichend genug freies Wasser zur Verfügung steht. Wir empfehlen deshalb, vor allem bei 10%-Stärkelösungen die gleiche Menge einer Elektrolytlösung zusätzlich zu infundieren.

Tabelle 28: Hämorheologische Probleme der Hämodilution

---

**Ursachen des *Anstieges* der Plasmaviskosität (PV) und der Erythrozytenaggregation (SEA) unter Hämodilution:**

---

1. Substanzbedingt durch *Kumulation großer Moleküle*

2. Therapiebedingt durch *zu wenig freies Wasser intravasal*

---

*KONSEQUENZ:*    1.) Plasmaersatzmittel bzw. deren Dosis so wählen, daß große Moleküle nicht kumulieren
2.) **10%** Haes 200/0,5 *mit* Elektrolytlösung infundieren
3.) **6%** Haes 200/0,5 *ohne* Elektrolytlösung infundieren

---

Ferner können durch eine schnelle und langsame Infusion unterschiedliche hämorheologische Effekte auftreten (Kap. III, 1.4.4.). Wenn also einige Autoren in Unkenntnis der Zusammenhänge scheinbar widersprüchliche Effekte der Hämodilution auf die PV oder SEA meinten festzustellen, so liegt das nicht an der Hämodilution selber, sondern an der Infusionsmethode oder dem unterschiedlichen biologischen Verhalten der verwandten Plasmaersatzmittel, die nicht alle über einen Kamm geschoren werden dürfen. Tabelle 28 faßt deshalb die wichtigsten Punkte noch einmal zusammen.

## 1.4.6. Hämodilution und intrakranieller Druck (ICP)

Die Ergebnisse der HEMODILUTION IN STROKE STUDY GROUP [94] haben die wichtige Frage aufgeworfen, inwieweit die Hämodilution den intrakraniellen Druck (ICP) erhöht. Zunächst ist zu sagen, daß gerade nach der von Kritikern der Hämodilution [16] zitierten Arbeit [401] selbst exzessive Hämodilution nicht zu einem kritischen Anstieg des ICP führte. Unter diesen experimentellen Untersuchungen stieg nämlich selbst nach einer Dextranvolumenzufuhr von immerhin 40% des gesamten Blutvolumens der ICP nur von 6 auf 11 mmHg an. Diese Erhöhung ist unbedeutend, wenn man bedenkt, daß der ICP erst oberhalb von 20 mmHg therapiebedürftig ist. Außerdem nahm der CBF trotz dieses leichten ICP-Anstieges noch um 40% in der betroffenen Hirnregion zu.
Trotzdem darf nicht außer Acht gelassen werden, daß jede Erhöhung des intravasalen und intrakraniellen Volumens zu einer Steigerung des ICP führt. Entscheidend für die Bewertung der ICP-Entwicklung unter Hämodilution sind die Befunde verschiedener Autoren, nach denen in der Regel die Hämodilution mit kolloidalen Plasmaersatzmitteln wie Dextran und Haes den ICP und das Hirnödem weniger verstärken als eine Behandlung mit Elektrolytlösungen (Tab. 29). So stieg der ICP nach NaCl-Gabe um 21 mmHg, während Haes 450/0,7 den Druck nur um 2 mmHg erhöhte [370]. Auch eine Ringerlaktatinfusion verstärkte den ICP und das Hirnödem experimenteller Infarkte, während dies unter denselben Versuchsbedingungen nach einer hypervolämischen Dextranbehandlung nicht beobachtet wurde [134]. Beim Kaninchen wurde das Hirnödem embolischer Hirninfarkte durch niedermolekulares Haes nicht verstärkt, sondern im Gegenteil die Überlebenschance der Tiere verbessert. Bei 21 Hirninfarktpatienten erhöhte eine isovolämische Hämodilution mit Frischplasma, die das HZV um 29% ansteigen und den CBF auf der betroffenen Seite um 30% sowie auf der nicht betroffenen um 17% zunehmen ließ, den ICP nur von 10,6 auf 12,3 mmHg. Entscheidend ist also nicht die ICP-Erhöhung per se, sondern wie die Hirndurchblutung insgesamt durch die Hämodilution beeinflußt wird. Auch hier ist also eine

differenzierte und nicht plakative Darstellung nötig, um den einzelnen Zusammenhängen gerecht zu werden.

Tabelle 29: Hämodilution und intrakranieller Druck (ICP)

| Autoren | - Kolloidale Plasmaersatzmittel<br>- Art der Hämodilution<br>- Spezies | Intrakranieller Druck<br>(ICP) |
|---|---|---|
| 1. WOOD et al. (1982)<br>[400] | - Dextran<br>- 40% Gesamtvolumenzunahme<br>- Hunde | ICP nur um 6 mmHg ↑ |
| 2. KOROSUE et al. (1988)<br>[215] | - Frischplasma<br>- 400 - 1000 ml<br>- Mensch | ICP nur von 10,6 auf<br>12,3 mmHg angestiegen<br>(16%) ↑ |
| 3. TU et al. (1988)<br>[372] | - LM-Dextran<br>- isovolämisch<br>- Hunde | ICP ↑, aber geringer als<br>in der Kontrollgruppe |
| 4. HEROS<br>& KOROSUE (1989)<br>[134] | LM-Dextran<br>- hypervolämisch, Hkt 30-32%<br>- Hunde | ICP nicht angestiegen,<br>Hirnödem nicht verstärkt |
| 5. TRANMER et al. (1989)<br>[370] | - Heta-HES 6%, - 30 ml/kg/h<br>NaCl-Lsg., - 30 ml/kg/h<br>- Hunde | ICP um 2 mmHg ↑<br>ICP um 21 mmHg ↑ ↑ |
| 6. LYDEN et al. (1988)<br>[246] | - Heta-HES 6%<br>Elektrolyt-Lsg.<br>- Kaninchen | Gegenüber Elektrolytlösung<br>Hirnödem nicht verstärkt und<br>Überlebenschance sogar ver-<br>bessert. |

| Autoren | - Kristalloide Lösungen<br>- Art der Hämodilution<br>- Spezies | Intrakranieller Druck<br>(ICP) |
|---|---|---|
| 1. TODD et al. (1985)<br>[366] | - isotonische Elektrolyt-Lsg.<br>- Kaninchen | ICP ↑ ↑<br>Hirnödem ↑ ↑ |
| 2. HEROS<br>& KOROSUE (1989)<br>[134] | - Ringer's-Laktatlsg.<br>- Hunde | ICP ↑ ↑ |

In diesem Zusammenhang ergibt sich aus der Behandlung der vaso-spastischen Durchblutungsstörungen der SAB, die immer mit einer

Erhöhung und häufig sogar mit einer kritischen Zunahme des ICP einhergehen, ein klinisch überzeugender Vergleich, da in diesen Fällen die hypervolämische oder hypertensive Therapie trotz des hohen ICP die klinische Symptomatik aufgrund einer verbesserten Hirndurchblutung günstig beeinflußt. Trotzdem hat dieser Therapieansatz durch die ihn begleitende ICP-Erhöhung auch Grenzen und kann nicht undifferenziert und überzogen durchgeführt werden. Der ICP-Anstieg darf in kritischen Fällen nicht verharmlost werden, sondern die Volumenbelastung muß an die intrakranielle Druckentwicklung angepaßt werden. So sollte bei einer schon im akuten Hirninfarktstadium bestehenden starken ICP-Erhöhung auf eine "loading dose" in Form einer Schnellinfusion zugunsten einer Langzeitinfusion verzichtet werden. Ferner ist NaCl-armen bzw. -freien Plasmaersatzmittellösungen der Vorzug zu geben (Kap. III, 1.4.9.2.).

## 1.4.7. Therapiebeginn und Akutbehandlung des ischämischen Hirninfarktes

Tabelle 30: Akutbehandlung des ischämischen Hirninfarktes (Flußdiagramm)

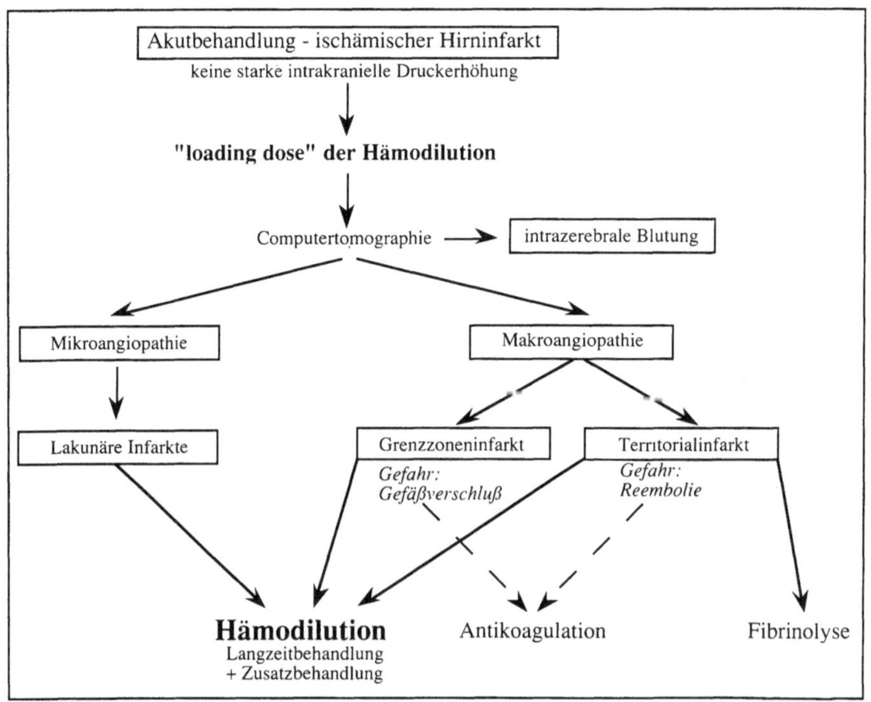

Die Akutbehandlung des Hirninfarktpatienten wird durch den Haus- oder Notarzt begonnen. Nach der Diagnose stellt sich die Frage der kardialen Belastbarkeit, der Nierenfunktion und des intrakraniellen Druckes (Tab. 30). Besteht von dieser Seite keine Kontraindikation, so kann die Hämodilution in Form der "loading dose" zur schnellen Volumensubstitution und Verbesserung der zerebralen Durchblutung begonnen werden.

Es folgt die stationäre Einweisung, in deren Rahmen unter Fortführung der Hämodilutionslangzeitbehandlung die Computertomographie durchgeführt wird. Sie läßt eine intrazerebrale Blutung erkennen und gibt Hinweise auf eine Makro- oder Mikroangiopathie. Im Rahmen der weiteren klinischen Abklärung wird entschieden, wie die Hämodilution fortgesetzt wird, oder ob eine Vollheparinisierung bzw. Fibrinolyse in Frage kommt.

Bei der Akutbehandlung stehen eine optimale Lungen-, Herz- und Kreislauffunktion zunächst im Vordergrund (Tab. 31).

Die **optimale $O_2$-Versorgung** wird durch ein Freihalten der Atemwege und gegebenenfalls durch die Gabe von $O_2$ über eine Nasensonde gewährleistet. Bei zunehmender Bewußtseinstrübung kommt eine frühzeitige Intubation, auch zur zusätzlichen Hirnödembehandlung, in Frage.

Die **Herzleistung** bedarf eines besonderen Augenmerks, da die Durchblutung der Penumbra aufgrund der gestörten Autoregulation von ihr entscheidend abhängt. Wegen der Volumenbelastung durch die Hämodilution ist eine Digitalisierung als Schnellaufsättigung angezeigt, wenn keine speziellen **Kontraindikationen** bestehen. Ferner müssen hämodynamisch wirksame **Rhythmusstörungen** vorrangig behandelt werden.

Die **Hämodynamik** wird durch die "loading dose" zum Ausgleich des häufig bestehenden Volumenmangels verbessert (Tab. 32). Da zur Steigerung der Durchblutung der Penumbra das HZV erhöht werden sollte, kommt nur die hypervolämische und nicht mehr die isovolämische Hämodilution primär in Frage (Kap. III, 1.3.5.). Sie sollte **so früh wie möglich**, und zwar am besten durch den Haus- oder Notarzt, begonnen werden, da wie beim Herzinfarkt der sofortige Therapiebeginn für die Prognose ausschlaggebend ist. Durch die Verwendung von Haes 200/0,5 ist wegen der geringen Beeinflussung der Thrombozytenaggregation und Gerinnungsparameter der vorherige computertomographische Ausschluß einer intrazerebralen Blutung nicht mehr wie früher beim Dextran 40 zu fordern. Dadurch ist ein enormer Zeitgewinn möglich, wobei nach klinischen Kriterien Kontraindikationen wie schwerste ICP-Erhöhung bei ischämischem oder hämorrhagischem Hirninfarkt zu berücksichtigen sind (Kap. III, 1.4.9.2.). Vor allem unter notärztlicher oder intensivmedizinischer Überwachung muß zusätzlich auch der Einsatz von Dopamin-Dobutamin erwogen werden, vor allem in den Nachtstunden, wenn das Risiko eines HZV- und Blutdruckabfalles besonders hoch ist.

Tabelle 31: Spezielle Akutmaßnahmen im Rahmen der Notfallbehandlung des akuten
ischämischen Hirninfarktes

---

**1.  Optimale $O_2$-Versorgung**
  1.1.   Atemwege frei halten
  1.2.   gegebenenfalls O2-Sonde
  1.3.   gegebenenfalls frühzeitige Intubation

**2.  Verbesserung der Herzleistung**
  2.1.   Digitalisierung, i.v.-Schnellaufsättigung
  2.2.   Behandlung hämodynamischer Rhythmusstörungen

**3.  Verbesserung der Hämodynamik**
  3.1.   Ausgleich des Volumenmangels und Steigerung des Herz-Zeit-Volumens durch eine
         hypervolämische Hämodilution
  3.2.   gegebenenfalls Dopamin-Dobutamin-Infusion

**4.  Steigerung der zerebralen Makro- und Mikrozirkulation**
  4.1.   an kardiale Belastbarkeit angepaßte hypervolämische Hämodilution mit mittelgradig
         substituierter Hydroxyäthylstärke, ersatzweise Albumin
  4.2.   "optimaler Hämatokrit" um 40%, bei Polyzythämie und sekundärer Polyglobulie um 45%

**5.  Blutdruckkontrolle**
  5.1.   Optimaler systolischer Blutdruckwert zwischen 140-180 mmHg
  5.2.   *CAVE:* vorschnelle und zu starke Blutdrucksenkung ! (erst Werte > 180-200 mmHg sind
         behandlungsbedürftig)
  5.3.   *CAVE:* Diuretika wegen des Anstieges von Hkt und PV!
  5.4.   Hypotonie: Volumengabe, Dopamin-Dobutamin-Infusion

**6.  Blutzuckereinstellung**
  6.1.   optimaler Wert *unter 120 mg/dl*, da sonst schlechtere Prognose des Hirninfarktes

**7.  Hirnödembehandlung**
  7.1.   Hochlagerung des Oberkörpers
  7.2.   Geradelagerung des Kopfes
  7.3.   Gabe von hyperosmolaren Substanzen: Glyzerin oral oder i.v., Sorbit i.v.
  7.4.   *nicht indiziert:* Kortison oder schnell wirksame Diuretika

**8.  Thrombozytenaggregationshemmung**
  8.1.   nur bei gesichertem Ausschluß einer intrazerebralen Blutung: Acetylsalicylsäure (500 mg i.v.)

**9.  Thromboseprophylaxe**
  9.1.   "low dose"-Heparinisierung (3x 5000 IE)

**10. Weiterbehandlung**
  10.1.  eventuell: hämorheologisch wirksame Substanzen: Naftidrofuryl, Pentoxifyllin
  10.2.  eventuell: Calcium-Antagonist: Nimodipin
  10.3.  Vollheparinisierung bei hohem Reembolierisiko
  10.4.  Fibrinolyse *nur* nach strenger Indikation

---

Die **hypervolämische "loading dose"** ist schon der entscheidende
Beginn der Hämodilution (Tab. 32), bei dem der erstversorgende Arzt das
Infusionsvolumen der kardialen Belastbarkeit des Patienten entsprechend

festlegt. Er kann beispielsweise zwischen 500 ml 6% Haes 200/0,5 oder 500 ml einer 10% Haes 200/0,5 mit zusätzlichen 500 ml einer Elektrolytlösung wählen, oder 1000 ml einer 6%-Lösung geben. Die Dosierung muß nach klinischer Erfahrung erfolgen und bedarf einer Überwachung des Patienten, wie sie beim Herzinfarktpatienten selbstverständlich ist. Bei der Höhe des Volumens muß bedacht werden, daß ein zu niedriges den klinischen Erfolg schmälert und ein kardial nicht angepaßtes zu hohes Volumen den Patienten gefährdet. Auch hier bedarf es also einer gezielten Dosierung, wie es der Arzt bei der Dosierung von Antihypertonika oder Antiarrhythmika gewohnt ist. Eine schematische Therapie, die auf alle Patienten gleich zugeschnitten ist, kann nicht sinnvoll sein, und ist allenfalls im Rahmen von klinischen Untersuchungsprotokollen zur Standardisierung gerechtfertigt. Einen Aderlaß halten wir in der Akutsituation wegen der möglichen Abnahme des HZV nicht mehr für sinnvoll (Kap. III, 1.3.5.). Er wäre nur noch zusätzlich zur hypervolämischen "loading dose" angebracht, wenn ein extrem hoher Hkt vorliegt, der durch die "loading dose" nicht ausreichend stark genug gesenkt wurde. Es sollten nach Möglichkeit kochsalzfreie oder -arme Plasmarsatzmittel verwandt werden, um die Hirnödementwicklung nicht zu fördern. Als Zusatz empfehlen sich ausgeglichene, eventuell kaliumreiche Elektrolytlösungen anstelle von physiologischen Kochsalzlösungen. Der "optimale Hkt" liegt bei ungefähr 40%, etwas niedrigere Werte sind tolerabel. Bei Polyzythämie und sekundärer Polyglobulie empfiehlt sich ein Bereich um 45%. Die Kontraindikationen sind in Tabelle 33 zusammengestellt.

Die *Blutdrucküberwachung* hat einen besonderen Stellenwert, da die optimale Perfusion der Penumbra direkt vom Blutdruck abhängt. Deshalb ist eine rasche Senkung nicht  sinnvoll und die oft reaktiv leicht erhöhten Werte sollten toleriert werden. Systolische Werte zwischen 140 und 180 mmHg sind optimal. Werte über 200/120 mmHg bedürfen einer, aber wie gesagt, leichten Senkung. Die Blutdrucksenkung sollte nur mit größter Vorsicht und nur niedrigen Dosen sowie eher wiederholten Medikamentengaben erfolgen, um keinen zu starken Blutdruckabfall zu provozieren. Da im Alter und bei Hypertonikern die zerebrale Autoregulation zu höheren Werten verschoben ist, werden hohe Blutdruckwerte besser vertragen, und wegen des sogenannten "resetting" und der Sensitivitätsabnahme des Barorezeptorenreflexes führen niedrige Werte eher zu einer zerebralen Minderperfusion [217].

Die starke Abhängigkeit der Hirndurchblutung des Hirninfarktpatienten vom Blutdruck wird ferner in der Beobachtung deutlich, daß eine frühe Mobilisierung sich wegen der Möglichkeit des Kreislaufabfalles als nicht sinnvoll erwiesen hat und die Gefahr von Reinfarkten erhöht. Der Patient sollte deshalb das Bett in den ersten Tagen nicht verlassen [253].

## Hämodilution beim akuten ischämischen Hirninfarkt

**1. Tag :**

A) Akute Schnellinfusion "loading dose"

500 ml 6% oder 10% Haes 200/0,5 (kochsalzarm) in 45-60 Minuten

**Kontraindikation:** Akute starke intrakranielle Druckerhöhung
**keine Kontraindikation:** Leichte intrazerebrale Blutung

B) Langzeithämodilutionsbehandlung

1-2x 500 ml 6% oder 10% Haes 200/0,5 (kochsalzarm) über je 6-12 h

- Bei Infusion von **1 0 %** Haes *immer* zusätzliche Gabe ***desselben*** Volumens einer Elektrolyt-Lsg. (kochsalzarm)
- Infusionsbehandlung während der Nacht *nicht* unterbrechen
- Volumen nach kardialer Belastbarkeit wählen

**2. Tag, eventuell auch 3. Tag :**

1-2x 500 ml 6% oder 10% Haes 200/0,5 (kochsalzarm) über je 6-12 h

**4. bis 10. Tag :**

1x 500 ml 6% oder 10% Haes 200/0,5 (kochsalzarm) über je 6-12 h

1.) Therapiebeginn so schnell wie möglich, ggf. Akutbehandlung durch den Haus- oder Notarzt
2.) Volumen nach kardialer Belastbarkeit wählen
3.) Hkt um 12 - 15% senken
4.) HZV nach Möglichkeit steigern
5.) Keine Hkt-Senkung zu Lasten des HZV, daher akut kein Aderlaß
6.) Wenn Hkt nach 24h > 45%, dann isovolämische Hämodilution

**Zusatztherapie :**

1.) Digitalisierung nach klinischem Befund
2.) 3x 5000 IE Heparin s.c. zur Thromboseprophylaxe
3.) Nach Ausschluß einer intrazerebralen Blutung:

1. bis 3. Tag: 1x 500 mg i.v. Acetylsalicylsäure
ab 4. Tag: 1x 500 mg oder 2x 250 mg als Brausetablette

**CAVE: 1. Kardiale Volumenbelastung**

*Procedere wahrend der Haes-Infusion:*

1 Messung von Herzfrequenz und Blutdruck
*durfen nicht ansteigen*
2 Auskultation der Lunge
*feuchte Rasselgerausche Abbruch (Linksherzinsuffizienz)*
3 Zweimalige wochentliche Kreatininbestimmung
*darf 2,0 mg/dl nicht uber steigen bei einem Initialwert $\leq 1,5$ mg/dl*

**CAVE: 2. Hypovolämie bei isovolämischer Hämodilution und Absinken des HZV**

daher:  *- Infusion wird stets vor dem Aderlaß am anderen Arm begonnen (2 Zugange)*
*- Aderlaß am anderen Arm, niemals schneller als Infusion (2 Zugange)*

Tabelle 32:    Hämodilutionsschema beim akuten ischämischen Hirninfarkt

Die **Gabe von Diuretika** erscheint wegen der häufig schon bestehenden Hypovolämie, der allgemeinen Exsikkose älterer Menschen aufgrund der altersbedingten Abnahme der extrazellulären Flüssigkeit um 40% und der Erhöhung des Hkt nicht sinnvoll und muß auf besondere Indikationen wie akutes Lungenödem beschränkt werden.
**Hypotone Blutdruckwerte** machen eine ausreichende Therapie notwendig, wobei unter Volumengabe eine frühzeitige Dopamin-Dobutamin-Therapie in Frage kommt, deren Möglichkeiten bisher im Rahmen der Hämodilution noch nicht ausreichend genutzt wurde.

Tabelle 33:    Kontraindikationen einer akuten Hämodilutionsbehandlung

1. Dekompensierte Herzinsuffizienz
2. Akuter Herzinfarkt
3. Niereninsuffizienz (Serum-Kreatinin darf 2,0 mg/dl nicht übersteigen bei einem Initialwert von $\leq$ 1,5 mg/dl)
4. Systolischer Blutdruck $\geq$ 200 mmHg
5. Hämatokrit < 34%
6. Blutungsneigung
7. Überempfindlichkeit gegenüber Hydroxyäthylstärke
8. Starke Erhöhung des intrakraniellen Druckes (ICP)
9. Große raumfordernde intrazerebrale Blutung

Die **Blutzuckereinstellung** auf Werte unter 120 mg%  verbessert nach klinischen und tierexperimentellen Untersuchungen die Prognose des Hirninfarktpatienten [112, 337]. Hohe Zuckerwerte verstärken das Hirnödem und haben einen negativen Einfluß über eine Zunahme der Laktatazidose. Da bei Hirninfarktpatienten häufig auch reaktiv hohe Werte vorkommen, kann zur raschen Senkung eine Insulingabe notwendig werden. Die **Hirnödembehandlung** wird in Kapitel III, 1.4.9.2. ausführlich behandelt. Für den Akutfall kommen einfache, aber sehr wirksame Maßnahmen wie Hochlagerung des Oberkörpers in eine Position von 30-45$^{\circ}$, die gerade Lagerung des Kopfes zum besseren venösen Abfluß und die Schnellinfusion hyperosmolarer Substanzen in Frage. Cortison hat sich beim Hirninfarkt als nicht wirksam erwiesen, so daß die Weltgesundheitsorganisation (WHO) in ihrem Hirninfarktbericht den Einsatz "mehr für schädlich als nützlich" ansieht. Diuretika sind ebenfalls nicht indiziert, da sie über eine Hkt-Erhöhung Mikrozirkulationsstörungen und damit die Hirnödementwicklung verstärken können.
Die **Thromboyztenaggregationshemmung** kommt erst nach Ausschluß einer intrazerebralen Blutung in Frage (Kap. III, 1.4.9.3.).

Die **Thromboseprophylaxe** mit einer "low dose"-Heparinisierung sollte mit einer weiten Indikation erfolgen. Eine intrazerebrale Blutung und selbst eine Subarachnoidalblutung stellen bei Vermeidung zu hoher Bolusgaben keine Kontraindikation dar.


### 1.4.8. Hämodilutionslangzeitbehandlung

Das enge therapeutische Fenster des ischämischen Hirninfarktes macht deutlich, daß die entscheidenden Therapiemöglichkeiten in den ersten Stunden liegen. Nach der "loading dose" schließt sich deshalb eine eng an die kardiale Belastbarkeit orientierte Langzeitbehandlung, deren hochdosierte Phase früher 4 Tage dauerte. Da nach PET-Untersuchungen die ersten 36-48 Stunden ausschlaggebend sind, wird die hochdosierte Behandlung heute über 2 bis 3 Tage fortgeführt (Tab. 32). Je nach Praktikabilität kann man 6%- oder 10%-Stärkelösungen verwenden, letztere wie gesagt mit einer entsprechenden zusätzlichen Elektrolytlösung. Für die Folgetherapie mit einer halbierten Volumenmenge gibt es keine fest begrenzte Dauer, wobei sechs bis zehn Tage die Regel sind.


### 1.4.9. Medikamentöse Zusatzbehandlung

### 1.4.9.1. Blutdruck- und Blutzuckereinstellung

Für die Langzeitbehandlung gelten dieselben Richtlinien wie für die Akutphase (Kap. III, 1.4.7.). Entscheidend ist ein ausreichender Perfusionsdruck und ein niedriger Blutzuckerwert.


### 1.4.9.2. Behandlung des erhöhten intrakraniellen Druckes

Wie in Kapitel III, 1.4.6. erläutert, erhöht jede intravasale Volumenvermehrung den ICP. Verschiedene Untersuchungen zeigen aber, daß die Infusion von kolloidalen Plasmaersatzmitteln wie Hydroxyäthylstärke die Hirnödementwicklung günstiger beeinflussen als die alleinige Gabe von Elektrolytlösungen. Folglich schließt ein erhöhter ICP die Hämodilution nicht per se aus, sondern durch sie kann bei angepaßter Dosierung auf eine Verbesserung der Mikrozirkulationsstörung im Bereich eines Hirnödems erwartet werden. Bei stark angestiegenem ICP sollte daher lediglich auf eine schnelle und ausgeprägte Volumenzufuhr, z.B. im Rahmen der "loading dose", verzichtet werden. Die Behandlung vasospastischer Hirninfarkte bei der Subarachnoidalblutung demonstriert, wie

schon erwähnt, daß auch beim Bestehen eines Hirnödems mit ICP-Erhöhung eine hypervolämische, hypertensive Therapie erfolgreich sein kann. Ein lebensbedrohlicher Anstieg des ICP, bei dem die "loading dose" unterlassen werden sollte, kommt in der Regel nur bei großen intrazerebralen Blutungen oder schwersten ischämischen Hirninfarkten vor. Diese Krankheitsbilder lassen sich aufgrund der Symptome wie drückender Kopfschmerz, Bewußtseinstrübung, psychomotorische Unruhe, Blickdeviation, im Spätstadium Pupillenerweiterung und beiderseits positives Babinski-Zeichen, klinisch gut erfassen und machen im Gegensatz zu der akut nicht notwendigen Abgrenzung des ischämischen Infarktes von kleinen intrazerebralen Blutungen oder leichten ICP-Erhöhungen keine differentialdiagnostischen Schwierigkeiten (Tab. 34).
In der Regel ist der ICP beim ischämischen Hirninfarkt, abgesehen von sehr jungen Patienten mit großen Ausfällen, in den ersten Stunden noch nicht stark erhöht, sondern entwickelt erst in den folgenden 24 bis 48 Stunden ein Maximum.

Tabelle 34:    Klinik der intrakraniellen Druckerhöhung

---

1. Kopfschmerzen
2. Bewußtseinseinschränkung
3. Psychomotorische Unruhe
4. Übelkeit, Erbrechen
5. Pupillenerweiterung, erst wenn ICP > 40 mmHg
6. Bewußtseinsstörung

---

Erste Behandlungsmaßnahmen sind die Hochlagerung des Oberkörpers in eine Lage von 30-45° und die gerade Lagerung des Kopfes (Tab. 35). Der nächste Schritt ist der Einsatz von hyperosmolaren Substanzen, wobei Glycerin wegen der längeren Wirkdauer für uns Mittel der ersten Wahl ist. Wegen der geringeren Flüssigkeitsbelastung bevorzugen wir die hochkonzentrierte, vom Apotheker hergestellte orale Form. Im Gegensatz zur parenteralen Infusion kann bei oraler Gabe keine Hämolyse auftreten. Vor der ersten oralen Gabe wird zweckmäßigerweise Metoclopramid intravenös injiziert, um Übelkeit oder Erbrechen zu verhindern (z.B. Paspertin®). 30 Minuten nach dem oralen Glycerinbolus wird mit einer Osmolalitätsbestimmung die Resorption überprüft, weil bei ungefähr 5% der Patienten eine mangelnde enterale Aufnahme vorkommen kann [107]. Ferner muß der Blutzucker gut überwacht werden, da er unter der Therapie ansteigen kann und die Osmolalität hochtreibt. Unter Umständen muß der Wert mit Altinsulin unter 120 mg% gehalten werden. Die

Wirkdauer von Glycerin ist bei gleicher Dosierung in Gramm ungefähr doppelt so lang wie die von Sorbit und Mannit. Die intravenöse Infusion von 10% Glycerin sollte nicht länger als über 4 Stunden gehen, da sonst wegen des schnellen Abbaus kein Osmolalitätsgradient erreicht wird und das Glycerin zwar den Patienten ernährt, aber für die ICP-Behandlung nutzlos ist.

Tabelle 35:     Hirnödembehandlung bei Hirndurchblutungsstörungen

---

1. Hochlagerung (30 Grad)
2. Geradelegung des Kopfes
3. Hyperosmolare Substanzen

   a) Glyzerin oral: 50g; 40-45%-ige Lsg.
   b) Glyzerin i.v.: 10%-ige Lsg., 500ml 2-4h, *CAVE:* Blutzucker, Hämolyse!
   c) Sorbit i.v.: 50g; 40%-ige Lsg., kürzere Wirkung
   d) (Mannit i.v.: 50g, 20%-ige Lsg., *CAVE:* Hämokonzentration !
   e) Orale Glyzerin-Bolustherapie:

   | | |
   |---|---|
   | niedrige Dosierung | 1-2 x 50g Glyzerin |
   | mittlere Dosierung | 3-4 x 50g Glyzerin |
   | hohe Dosierung | 4-5 x 50g Glyzerin |

   (50g Glyzerin = 125ml einer 40%-igen Lsg. zur oralen Anwendung)

   Vor der ersten oralen Gabe von Glycerin Metoclopramid (1 Ampulle i.v., z.B. Paspertin®) zur Vermeidung von Übelkeit und Erbrechen.

   f) Behandlung der intrakraniellen Druckerhöhung

   | | |
   |---|---|
   | Druckwerte (ICP) > 20 mmHg | sind behandlungsbedürftig |
   | Druckwerte (ICP) ~ 30 mmHg | 2-4 x 50g Glyzerin |
   | Druckwerte (ICP) 30-40 mmHg | 4 x 50g Glyzerin im Wechsel mit |
   | | 4 x 50g Sorbit |
   | Druckwerte (ICP) < 25 mmHg | 1 x 50g Glyzerin (~4-8h Wirkdauer) |
   | | 1 x 50g Sorbit (~2-3h Wirkdauer) |
   | Druckwerte (ICP) > 35 mmHg | 1 x 50g Glyzerin (~3,5-4h Wirkdauer) |
   | | 1 x 50g Sorbit (~1,5h Wirkdauer) |

   (50g Glyzerin = 125ml einer 40%-igen Lsg. zur oralen Anwendung)
   (50g Sorbit = 125ml einer 40%-igen Lsg. zur i.v.-Gabe)

   g) Allgemeine Hinweise:
   Vermeidung einer Serumosmolalität von > 340 mosmol/l
   Vermeidung einer Blutzuckerkonzentration > 120 mg/dl

4. Intubation, mechanische Beatmung (pCO$_2$ = 25-30 mmHg)
5. THAM i.v., 1 oder 2 mmol/kg KG, in 10 oder 25 min.
   *CAVE:* ATEMDEPRESSION !

Beim ischämischen Hirninfarkt:
*KEIN* Cortison
*KEINE* schnell wirksamen Diuretika

---

Die Serumosmolalität darf zur Vermeidung eines hyperosmolaren Komas nicht über **340 mosmol/l** ansteigen. Es ist zumindest mißverständlich, wenn nicht unsinnig, von einer anzustrebenden "Zielosmolalität" zu sprechen, da nicht ein bestimmter Osmolalitätswert für die Wirkung entscheidend ist, sondern nur der Osmolalitätsgradient zwischen Plasma und zerebralem Extrazellulärraum. Die Osmolalität sollte vielmehr, allgemein ausgedrückt, auf einem möglichst niedrigen "level" gehalten werden. Eine gleichmäßig durch Sorbit oder Glycerin hochgehaltene Osmolalität beinhaltet die Gefahr eines zu starken Übertritts der Substanzen in das Nervengewebe und damit eines "rebound"-Effektes. Kurze Bolusgaben von 50 g sollten deshalb bevorzugt werden.

Bei stark ansteigendem ICP ist die frühzeitige Intubation und maschinelle Beatmung mit leichter Hyperventilation notwendig (pCO$_2$ 25-30 mmHg).

THAM hat sich ebenfalls als ICP-senkendes Mittel bewährt, kann aber zur Atemdepression führen, so daß der Einsatz auf Patienten beschränkt ist, die schon beatmet werden oder beatmet werden können.

Für die Wirksamkeit des Cortisons beim ischämischen Hirninfarkt des Menschen gibt es, im Gegensatz zu anderen Indikationen und zu Tierversuchen, keine ausreichenden Anhaltspunkte.

Die Therapie mit schnell wirksamen Diuretika zur ICP-Senkung halten wir wegen der Hämokonzentration nicht für sinnvoll.

Auch Mannit hat nach einer anfänglich osmotisch bedingten Hämodilution aufgrund der anschließend gesteigerten Diurese die Eigenschaft, das Blut einzudicken, so daß die Hirndurchblutung nach Messung des CBF nach akuter vorübergehender Besserung sich schließlich wieder verschlechtert (Tab. 35).


### 1.4.9.3. Acetylsalicylsäure, "low dose"-Heparinisierung und hämorheologisch wirksame Substanzen

***Acetylsalicylsäure (ASS)*** hat einen festen Platz in der Sekundärprophylaxe nach einem Herz- oder Hirninfarkt [102]. Die ISIS-II-Studie beim Herzinfarkt hat gezeigt, daß ASS auch in der Akutbehandlung wie eine Heparinisierung den Prozentsatz endgültig rekanalisierter Koronarien erhöht. Zwei ähnliche Beobachtungen haben auch beim Hirninfarkt ergeben, daß ASS die Prognose des akuten Verlaufes verbessert [95]. Wir geben deshalb ASS unmittelbar nach dem computertomographischen Ausschluß einer ICB, und zwar zum schnelleren und effektiveren Wirkungseintritt über drei Tage parenteral als Schnellinfusion (Aspisol® i.v.). Die schnelle Infusion von ASS ist notwendig, da die Substanz nicht stabil ist und im gelösten Zustand nach einem Zeitraum von mehr als 30

Minuten zu Salicylsäure wird, die in diesem Indikationsbereich unwirksam ist.

Die **"low dose"-Heparinisierung** ist immer bei bettlägerigen Patienten mit Paresen zur Thromboseprophylaxe angezeigt. Da bei Patienten mit Gerinnungsstörungen und Thrombozytenfunktionsstörungen unter der Kombination von Heparin und ASS Blutungskomplikationen möglich sind, ist eine Überwachung notwendig [406]. In unserer zehnjährigen Erfahrung mit dieser Kombination haben wir jedoch eine entsprechende Komplikation nicht beobachtet. Aus Sicherheitsgründen geben wir aber kein ASS bei der Vollheparinisierung (Kap. III, 1.6.2.).

Die **hämorheologisch wirksamen Substanzen** Naftidrofuryl und Pentoxifyllin verbessern, wie man beim Patienten nachweisen kann, die Erythrozytenaggregation. Inwieweit sie aber über den hämorheologischen Effekt und eine zusätzliche Beeinflussung des Hirnstoffwechsels beim akuten Hirninfarkt die Prognose verbessern, ist noch nicht zweifelsfrei belegt [118, 289, 327]. Dies kann auf untersuchungstechnischen Schwierigkeiten beruhen, da in anderen Indikationsgebieten wie der PAVK eine Wirksamkeit nachgewiesen werden konnte. Tebonin, das nach akuter Gabe den CBF erhöht [130], könnte diesen Effekt nach unseren Untersuchungen über eine Hkt-Erniedrigung entwickeln. Ausreichende klinische Erfahrungen über die Wirksamkeit beim Hirninfarktpatienten sind uns nicht bekannt.

Ein klinisch noch wenig berücksichtigtes Gebiet ist die Leukozytenadhäsivitätshemmung zur Reduktion von Reperfusionsschäden, die nach tierexperimentellen Untersuchungen beim Herzinfarkt eine wesentliche Rolle spielen [323]. Klinisch verfügbare Substanzen wären bisher Piracetam [135] und auch ASS.

## 1.5. Klinische Ergebnisse einer doppelblinden, plazebokontrollierten, randomisierten iso- und hypervolämischen Hämodilutionsstudie mit 10% Haes 200/0,5

*A. Haaß, I. Decker, G. Hamann, M. Stoll, U. Kässer*

Eine kürzlich von uns abgeschlossene Studie konnte die bessere Wirksamkeit einer Hämodilutionstherapie gegenüber einer Infusionsbehandlung mit Elektrolytlösung nachweisen [104].

### 1.5.1. Patienten und Methoden

Die Studie umfaßte 45 Patienten mit einem akuten Hirninfarkt im Bereich der A. cerebri media. Die Therapie wurde innerhalb von zwölf Stunden

oder 24 Stunden nach dem akuten Ereignis begonnen. Patienten, deren Symptome nur leicht waren oder bis zur Randomisierung die Tendenz hatten, sich zurückzubilden, wurden nicht aufgenommen. Endpunkte waren die Entwicklung der neurologischen Ausfälle und des Behinderungsgrades. Nach der Randomisierung kamen 26 Patienten in die Haes- und 19 in die Plazebogruppe. Die statistische Auswertung erfolgte mit allen Patienten und mit sogenannten "matched pairs", die vom Computer als am besten übereinstimmende Paare nach Alter, Risikofaktoren und Grad der ursprünglichen neurologischen Ausfälle gebildet wurden.
Die Hämodilution bestand aus einer "loading dose" und einer hypervolämischen Langzeitbehandlung. Die "loading dose" war entsprechend dem Hkt iso- oder hypervolämisch. Es wurden 500 ml Haes infundiert und es erfolgte kein Aderlaß bei einem Hkt < 40%, ein Aderlaß von 300 ml bei einem Hkt von 40-42% oder von 500 ml bei einem Hkt > 42%. Anschließend wurden zweimal 500 ml 10% Haes 200/0,5, jeweils mit 500 ml einer Elektrolytlösung, in den ersten vier Tagen über den Tag verteilt in je sechs Stunden infundiert. Während der nachfolgenden sechs Tage wurde das halbe Volumen infundiert. Die Plazebogruppe erhielt dasselbe Volumen als Elektrolytlösung.
Ein standardisierter neurologischer Score wurde am 1. Tag vor Beginn der Therapie und dann am 3., 8., 15. und 90. Tag erhoben. Er erfaßte Bewußtseins-, Orientierungs- sowie aphasische Störungen und vor allem den Schweregrad der Lähmung an Armen und Beinen. Der **KARNOFSKY-Index** wurde am 1., 15. und 90. Tag ebenfalls bestimmt. Der Hkt, PV und SEA wurden am 1., 2., 4., 8., 15. und 90. Tag gemessen. Computertomographische Untersuchungen erfolgten vor und nach der Hämodilution, um intrazerebrale Blutungen auszuschließen und um den Infarkttyp charakterisieren zu können.


## 1.5.2. Ergebnisse

Bei den 19 "matched pairs" waren die Ausgangswerte der neurologischen Ausfälle und des KARNOFSKY-Index nahezu gleich. Aus dem Kurvenverlauf ist zu erkennen, daß sich die Hämodilutionsgruppe vor allem innerhalb der ersten Tage schneller besserte als die Plazebogruppe (Abb. 55). Dieser günstigere Effekt in der Verumgruppe war bis zum 90. Tag nachweisbar. Innerhalb von 15 Tagen verbesserte sich die Hämodilutionsgruppe um 3,7 Punkte und die Plazebogruppe nur um 2,4 Punkte, so daß die Rückbildung der klinischen Ausfälle in der Hämodilutionsgruppe um ungefähr 50% stärker war als in der Plazebogruppe. Nach dem Testfolgeplan nach BROSS für "matched pairs" war der Unterschied nach dem 8. Tag auf dem 5%-Niveau signifikant. Dieselbe Entwicklung zeigte der Verlauf des

KARNOFSKY-Index, bei dem die Verumgruppe um 10 Punkte besser abschnitt als die Vergleichsgruppe. Für den klinischen Verlauf ist besonders wichtig, daß die günstigere Prognose der Hämodilutionsgruppe auch bei der Nachuntersuchung am 90. Tag noch nachweisbar war.

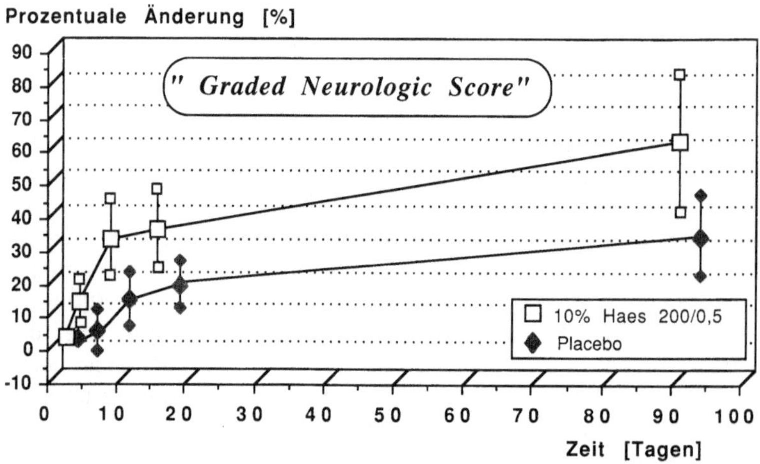


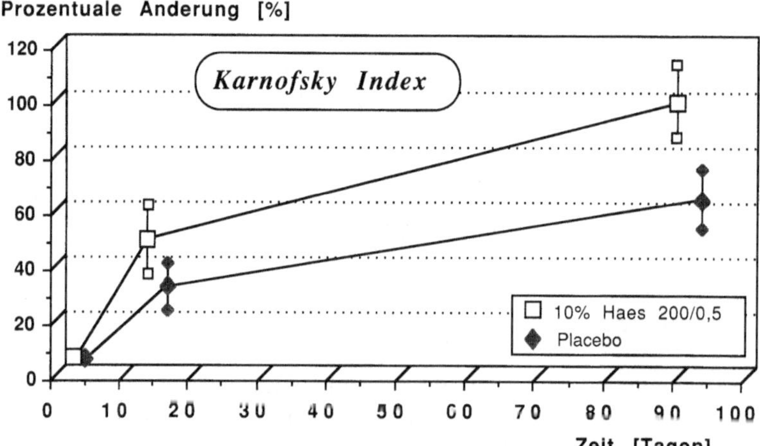


Abbildung 55:  Prozentuale Änderung der neurologischen Symptome nach akuten ischämischen Hirninfarkten während einer Hämodilutionsbehandlung mit 10% Haes 200/0,5 bzw. einer Infusionsbehandlung mit einer Elektrolytlösung und bei einer Nachuntersuchung nach 90 Tagen. (Die neurologischen Symptome wurden durch einen standardisierten neurologischen Score und den Karnofsky-Index erfaßt.)

Die Untersuchung bestätigt die Notwendigkeit eines schnellen Therapiebeginns. Nur die Patienten, bei denen die Hämodilution innerhalb von zwölf Stunden nach dem Hirninfarkt begonnen wurde, zeigten eine stärkere Besserung (Abb. 56). Der Verlauf der Patienten mit spätem Hämodilutionsbeginn glich dem der beiden Plazebogruppen.

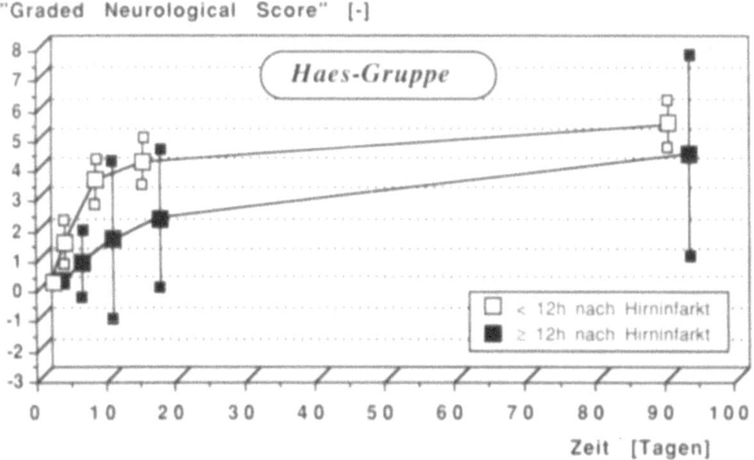


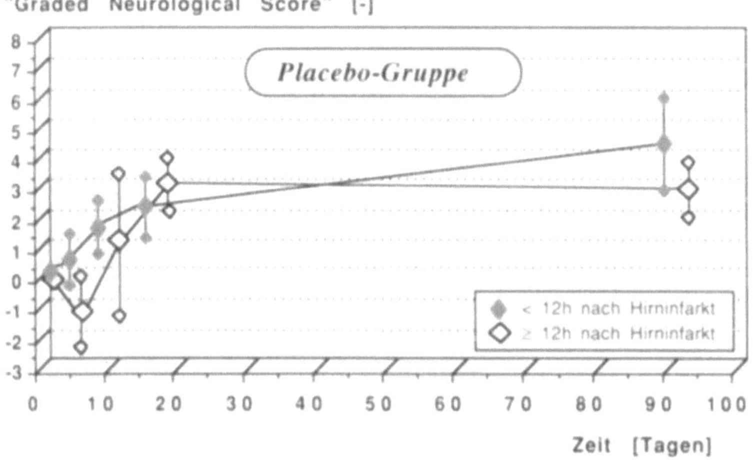


Abbildung 56: Einfluß einer Hämodilutionsbehandlung mit 10% Haes 200/0,5 bzw. einer Infusionsbehandlung mit einer Elektrolytlösung, welche innerhalb von 12 h bzw. innerhalb von 12 bis 24 h nach dem akuten Auftreten ischämischer Hirninfarkte begonnen wurden, auf die neurologischen Symptome. (Die neurologischen Symptome wurden durch einen standardisierten neurologischen Score erfaßt.)

Auch die Abhängigkeit der Wirkung der Hämodilution von einer ausreichenden Hkt-Senkung spiegelte sich in den Kurven wider (Abb. 57). Nur die Patienten, bei denen der Hämatokrit um 5%-Punkte bzw. 10% reduziert wurde, hatten einen besseren Verlauf als die Patienten mit geringerer Senkung bzw. mit der Standardtherapie.

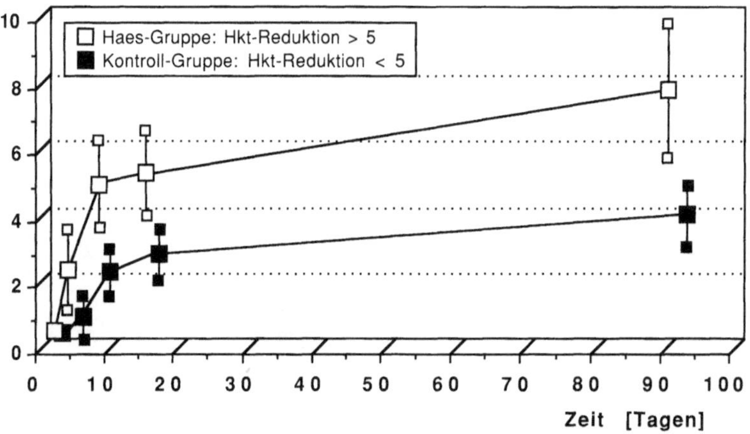



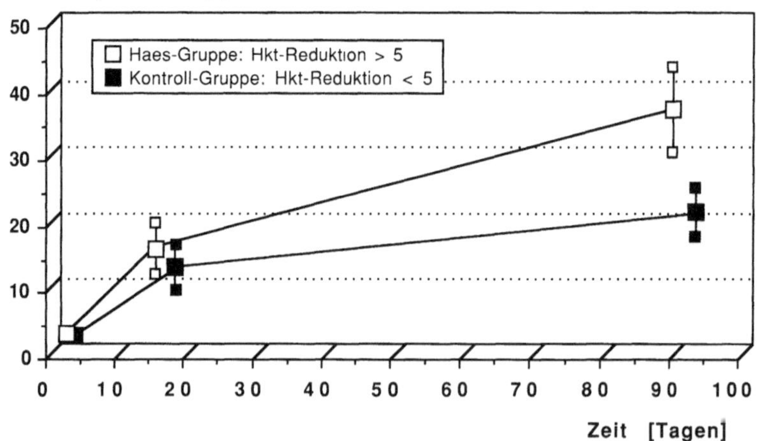



Abbildung 57: Verlauf der neurologischen Symptome nach akuten ischämischen Hirninfarkten bei einer Hämodilutionsbehandlung mit 10% Haes 200/0,5, welche zu einer Hkt-Senkung von > 5 Volumenprozent führte, und bei einer Kontrollgruppe mit einer Hkt-Reduktion von < 5 Volumenprozent. (Die neurologischen Symptome wurden durch einen standardisierten neurologischen Score und den Karnofsky-Index erfaßt.)

In der Hämodilutionsgruppe verstarben zwei Patienten. In der Plazebogruppe verstarb ein Patient und ein Patient erlitt einen schweren Reinfarkt.

### 1.5.3. Diskussion

Die Studie umfaßte wegen des hohen personellen Aufwandes nur eine relativ kleine Patientengruppe. Dieser Nachteil wird aber unseres Erachtens durch das Studiendesign in Form einer doppelblinden, plazebokontrollierten, randomisierten Untersuchung in zwei Zentren aufgewogen. Das Ergebnis ließ sich sowohl an dem Gesamtkollektiv als auch an den 19 "matched pairs" ableiten, wobei letztere den Vorteil hatten, daß sie in Bezug auf Risikofaktoren und Grad der neurologischen Ausfälle homogene Gruppen bildeten.
Fünf Schlußfolgerungen können aus der Untersuchung gezogen werden:

1. *Eine Hämodilutionsbehandlung mit einer iso- bis hypervolämischen "loading dose" und einer hypervolämischen Langzeitbehandlung mit 10% Haes 200/0,5 führt zu einer um 50% besseren Rückbildung der neurologischen Symptome als eine vergleichbare Standardtherapie mit Elektrolytlösungen.*
2. *Die hämodilutionsbedingte Besserung entwickelte sich in den ersten Behandlungstagen.*
3. *Der günstigere klinische Verlauf der Hämodilutionsgruppe war auch bei der Nachuntersuchung nach drei Monaten noch nachweisbar.*
4. *Die Hämodilution muß mindestens innerhalb der ersten zwölf Stunden nach dem Hirninfarkt eingeleitet werden, um erfolgreich zu sein.*
5. *Die Wirksamkeit der Hämodilution ist an eine Senkung des Hkt um 5%-Punkte bzw. um ungefähr 10% gebunden.*

Die Hämodilutionsstudie bestätigt damit die wesentlichen Ergebnisse der HEMODILUTION IN STROKE STUDY GROUP [94]. Der Zeitverlauf der klinischen Besserung entspricht den Erwartungen, daß die Hämodilution sich vor allem in den ersten Behandlungstagen positiv auswirkt und stimmt mit dem Kurvenverlauf der oben zitierten hypervolämischen Hämodilutionsstudie überein. Der KARNOFSKY-Index belegt, daß die um 50% bessere Rückbildung der neurologischen Ausfälle auch von klinischer Relevanz ist, denn die Hämodilutionsgruppe war um 10 Punkte und damit um eine ganze Skalierungsstufe besser. Nach dieser Charakterisierung der Pflegebedürftigkeit brauchten damit die Patienten der Hämodilutionsgruppe im Alltagsleben im Durchschnitt "gelegentliche Hilfen", während die der Plazebogruppe zu ihrer Versorgung "wesentliche Unterstützung" in Anspruch nehmen mußten. Dieses Ergebnis entspricht in etwa der skandinavischen Studie von STRAND et al. [351]. Auch die Abhängigkeit vom Behandlungsbeginn und von der Hkt-Senkung ließ sich im Vergleich zur amerikanischen Studie reproduzieren. Die Besserungen betrafen schwer- und mittelkranke Hirninfarktpatienten gleichermaßen. Damit hat sich das verwandte Hämodilutionsprotokoll bewährt, obwohl wir nach dem heutigen Stand des Wissens, abgesehen von gewissen Ausnahmen, die "loading dose" nur noch hypervolämisch durchführen.


## 1.6. Andere spezielle Therapieverfahren

*A. Haaß, M. Stoll, J. Treib*


Wesentliche und gut erprobte Alternativen zur Hämodilutionsbehandlung gibt es, außer bei einigen speziellen Indikationen, noch nicht. Zwar verbessert eine erfolgreiche Fibrinolyse das sogenannte klinische "outcome" dramatisch, aber selbst bei großzügiger Indikation kommen nach den bestehenden Einschränkungen bisher nur 15% aller Hirninfarkt-patienten für diese Therapie in Frage [280]. Die Vollheparinisierung kann nur die Rezidivrate reduzieren und beeinflußt nach früheren Unter-suchungen nicht den Verlauf selber. Die anfängliche, teilweise über-zogenen Erwartungen gegenüber den Calcium-Antagonisten sind nach der europäischen und amerikanischen Nimodipin-Studie einer gewissen Ernüchterung gewichen, da nur bei sehr frühem Einsatz eine gerade statistisch signifikante Besserung erzielt wurde, die noch einer weiteren Absicherung durch eine größere Studie bedarf. Diese Verhältnisse machen deutlich, mit welch kleinen Schritten die Entwicklung weitergeht. Ferner kann ein einzelnes Behandlungsprinzip nicht für alle Hirninfarkte gleich gut wirksam sein.


## 1.6.1. Fibrinolyse

Die Fibrinolyse bedarf eines besonderen personellen und apparativen Aufwandes, so daß sie bisher nur in einigen Zentren durchgeführt wird. Dies gilt insbesondere für die lokale Katheterlyse mit Streptokinase oder Urokinase. Die noch im Anfangsstadium stehende systemische Fibrinolyse mit thrombusspezifischen Thrombolytika rückt daher in den Vordergrund des Interesses. Die bisher gesichertste Indikation besteht bei der lebensbedrohlichen Teilthrombosierung im vertebrobasilären Stromgebiet (Tab. 36). Keine allgemeingültigen Erfahrungen gibt es bisher für das Carotis- bzw. Mediastromgebiet. Wegen des hohen Therapierisikos schließen sich Mikrozirkulationsstörungen aus. Ferner kommen große und komplette Infarkte wegen der Gefahr der Einblutung nicht in Frage. Ausgesprochen schwierig ist es festzulegen, in welchem Zeitraum die Fibrinolyse noch erfolgreich sein kann. Dieses Zeitintervall kann im vertebrobasilären Stromgebiet einige bis 24 Stunden betragen, wenn der

Patient nicht komatös ist und die klinischen Symptome, beispielsweise bei einem flottierenden Thrombus, noch stark wechseln.


Tabelle 36:    Allgemeine und spezielle Kontraindikationen der Fibrinolyse beim ischämischen Hirninfarkt

---

1.  Allgemein:

- Hohes biologisches Alter
- Hochgradige Ateriosklerose
- Nicht eingestellter Hypertonus ( > 180mmHg)
- Magen-Darm-Ulcera
- Blutende Hämorrhoiden
- Intramuskuläre Injektion
- Z.n. akuter Operation, Unfall oder Trauma
- Schwere Leber- sowie Nierenerkrankung
- Hämorrhagische Diathese

2.  Speziell:

### *Infarktmarkierung im CT*

A.) Im Bereich der Arteria cerebri media:
   a) Klinische Hinweise auf die Entwicklung einer großen
      Hirnparenchymnekrose
   b) Infarkt älter als 4h
B.) Im Stromgebiet der Arteriae vertebrales und basilaris:
   a) Längerfristiges Koma

---

Im Mediastromgebiet gilt sicher eine enge zeitliche Begrenzung von 4 bis maximal 6 Stunden, wobei wir Patienten, bei denen nach den klinischen Symptomen wie früheinsetzende Bewußtseinsstörung, Blickdeviation bei schwerer Hemiparese und -plegie und frühes ein- oder beidseitiges Babinski-Zeichen, ein großes Infarktareal mit sicherer Nekrose erwartet werden kann, auch ausschließen. Grundsätzlich kommen Patienten, bei denen sich ein Infarkt schon im CT abzeichnet, für diese Therapie ebenfalls nicht mehr in Frage.
Wir verwenden bei der lokalen Katheterlyse Urokinase 250.000 IE, in 30 Minuten infundiert, und wiederholen die Infusion nach 30 Minuten, wenn der Effekt nicht ausreichend war (Tab. 37). Vor und nach Lyse wird die Therapie über eine digitale Subtraktionsangiographie kontrolliert. Entscheidend für den weiteren Verlauf ist die gleichzeitig eingeleitete Vollheparinisierung, um eine Rethrombosierung zu vermeiden. Sie wird über 14 Tage bis zum Abschluß der Reendothelisierung beibehalten. Sie

wird mit einem Bolus von 2.000 IE begonnen. Es folgt eine Erhaltungs-
dosis von 20.000-40.000 IE pro 24 Stunden oder 350-500 IE kg/KG/24
Stunden. Der Gerinnungsstatus muß anhand der Thrombinzeit (> 120 s) und
der partiellen Thromboplastinzeit (um das 1,5 bis 2-fache verlängert)
überwacht werden.

Tabelle 37:    Systemische und lokale Fibrinolyse

## Fibrinolyse

### Lokale Fibrinolyse

(1. Streptokinase)
2. Urokinase (250.000 IU, 30 min. [1x Wiederholung])

Indikationen: - Vertebrobasiliäres Stromgebiet !
            (- Arteria carotis interna)
            (- Arteria cerebri media)

### Systemische Fibrinolyse
**(mit thrombusspezifischen Thrombolytikum)**

1. r-tPA ("tissue plasminogen activator")
2. Urokinase - Pro-Urokinase
   (250.000 IU Bolus; 4,5 Mio IU in 40 min.)

Vorteil:  Unkomplizierte Anwendung
Nachteil: Noch wenig erprobt

In Pilotuntersuchungen sammeln wir zur Zeit, nach sehr positiven
Ergebnissen der Kardiologen beim Herzinfarkt, Erfahrungen mit der
Urokinase-Pro-Urokinase zur thrombusspezifischen Thrombolyse [113].
Vorsichtsmaßnahmen sind in Tabelle 38 aufgeführt.

Tabelle 38: Maßnahmen zur Verbesserung der Therapiesicherheit der Antikoagulantien-
behandlung

1. Computertomographischer Ausschluß einer ICB
2. Verwendung *nur* von Heparin und *nicht* von Cumarinderivaten
3. Kontinuierliche Heparininfusion ist sicherer als wiederholte Bolusgaben
4. Alle 6-12h neue Heparinlösung verwenden
5. Zu hohe Dosis des initialen Heparin-Bolus ("loading dose") vermeiden
6. Genaue und engmaschige Kontrolle der Gerinnungsparameter
7. *Keine* Kombination mit Thrombozytenaggregationshemmern
8. Blutdruck muß gut eingestellt sein
9. Ältere Patienten (> 60 bzw. > 75 Jahren) sind gefährdeter
10. Sehr große Infarktbezirke sind gefährdeter

## 1.6.2. Vollheparinisierung

Die Antikoagulation mit Marcumar hat sich nach früheren Untersuchungen beim akuten Hirninfarkt nicht bewährt. Einer Vollheparinisierung zur Reinfarktprophylaxe stand ferner entgegen, daß embolische Infarkte häufig, zumindest pathologisch-anatomisch, mit einer hämorrhagischen Umwandlung einhergehen. In letzter Zeit haben sich aber aufgrund von computertomographisch überwachten Studien einige Indikationen zur Vollhepariniserung ergeben, die aber noch einer Überprüfung in kontrollierten Studien bedürfen (Tab. 39).

Tabelle 39: Indikationen zur Vollheparinisierung bei Hirn-Kreislaufstörungen

1. Kardiale Embolie
   a) Herzinfarkt
   b) Herzrhythmusstörungen
   c) Herzklappenfehler
   d) Herzklappenersatz
   e) Paradoxe Embolie
2. Dissektion der Arteria carotis interna
3. Hochgradige extra- oder intrakranielle Stenose
4. "Progressing stroke"
5. Sinusvenenthrombose

Es ließ sich bisher sichern, daß, unabhängig von der Infarktgröße, bei Beachtung bestimmter Vorsichtsmaßnahmen eine dem Patienten gefährdende Einblutungsgefahr gering ist, wobei die kritischen Punkte dieser Therapie die Vermeidung von Blutdruckspitzen und die ausreichende Überwachung des Heparineffektes sind [98, 214].

### 1.6.3. Calcium-Antagonisten und andere Substanzen

Die bisherigen Ergebnisse mit Nimodipin lassen nach einer PET-Untersuchung einen positiven zerebralen Stoffwechseleffekt erwarten [138]. Das Ergebnis einer viel zitierten klinischen Hirninfarktstudie wirft noch einige Fragen auf, da die Senkung der Mortalität nicht durch die Hirninfarkte selber, sondern durch eine geringere Zahl von Pneumonien erzielt wurde und nur mittelgradig betroffene Patienten von der Therapie profitierten, während schwer und leicht betroffene keinen Effekt zeigten [78].
Auf jeden Fall muß die Behandlung sehr früh erfolgen, d.h. innerhalb der ersten 12 Stunden, da nach verschiedenen Studien, einschließlich der größten multizentrischen Untersuchung, die Behandlung mit Nimodipin innerhalb der ersten 48 Stunden nach dem Infarkt wirkungslos ist [263]. Der Einsatz innerhalb von 12 Stunden ergab eine marginale Besserung, die in einer Nachfolgestudie überprüft werden soll. Höhere Dosen als 4x 30 mg/Tag können nach dieser Untersuchung einen negativen Effekt haben (Tab. 40).

Tabelle 40: Klinische Wirksamkeit von Calcium-Antagonisten und anderen Substanzen beim ischämischen Hirninfarkt

| | | |
|---|---|---|
| 1. | Calcium-Antagonisten | |
| | nur bei *frühem* Einsatz: Nimodipin | (+) (-) |
| | Flunarizin | ? |
| 2. | ACE-Hemmer | ? |
| 3. | Prostazyklin | ? (-) |
| 4. | Naloxon | ? (-) |
| 5. | Glutamat-Antagonisten | ? |

(+):   schwache Wirkung
?:   bisher kein Wirkungsnachweis
(-):   negativer Effekt

Für Flunarizin fehlt bisher noch der klinische Nachweis der Wirksamkeit. Der positive klinische Effekt von ACE-Hemmern ist noch fraglich, während er nach den bisherigen Studien für Prostazyklin und Naloxon, verneint werden kann. Für Glutamat-Antagonisten und Antioxidantien existieren nur experimentelle Daten (Tab. 40).
Nach klinischen Untersuchungen sind Barbiturate, Corticoide und Vasodilatantien beim akuten ischämischen Hirninfarkt nicht sinnvoll [79].

# IV. VERGLEICH VON ISO- UND HYPERVOLÄMISCHER HÄMODILUTION MIT HAES

## 1. EINMALDILUTION BEI GESUNDEN

*J. Koscielny, H. Förster, W. Kolepke, F. Jung*

### 1.1. Infusions- und Meßablauf

In einer "Cross-Over-Untersuchung" wurde bei 10 freiwilligen anscheinend gesunden männlichen Probanden (mittleres Alter von 26 Jahren, Körpergröße von 177 cm und Körpergewicht von 74 kg) der Einfluß einer iso- bzw. hypervolämischen Hämodilution mit einer 10%-igen mittelmolekularer Hydroxyäthylstärkelösung 10% Haes 200/0,5 (HAES steril® 10%, Fresenius AG) auf die Durchblutung, die Sauerstofftransportkapazität der Makro- und Mikrostrombahn, den Sauerstoffpartialdruck in der Haut und einem Skelettmuskel, die Fließfähigkeit des Blutes sowie einige metabolische Parameter untersucht. Als Studienform wurde der Individualvergleich gewählt, da "Carry-over-Effekte" bei der Einmalgabe (Auswaschphase 12 Wochen) ebenso wie Veränderungen durch den natürlichen Krankheitsverlauf (wie bei Patientenuntersuchungen möglich) nicht zu erwarten sind und so die große Variabilität des Gruppenvergleiches ausgeschaltet werden kann [373].
Vor Beginn der Infusion wurden der intramuskuläre Sauerstoffpartialdruck (Sauerstoffpartialdruckhistogramm des Musculus tibialis anterior), der Sauerstoffpartialdruck auf der Konjunktiva des linken Auges bei geschlossenen Augenlidern, der transkutane Sauerstoffpartialdruck am linken Unterarm und auf der dorsalen Seite des linken Fußes, Parameter einer Blutgasanalyse, der Blutvolumenfluß in der Arteria carotis communis sinistra, die Erythrozytengeschwindigkeit unter Ruhebedingungen in den Nagelfalzkapillaren des vierten Fingers der linken Hand sowie der subkutane Blutfluß mit einem Laser-Doppler-System, die Fließfähigkeit des Blutes (Hämatokrit, Plasmaviskosität, Erythrozytenaggregation, Erythrozytenrigidität, spontane Thrombozytenaggregation), ein Blutbild, metabolische Parameter (pH-Wert des Blutes, Lactatkonzentration und Pyruvatkonzentration im Plasma), Blutdruck und Herzfrequenz sowie die Hydroxyäthylstärkekonzentration und deren Molekulargewichtsverteilung gemessen. Dies wurde 1, 3, 6 und 24 Stunden nach Infusionsende wiederholt.
Wegen der Vielzahl der zu erhebenden Daten ließ sich die iso- und hypervolämische Hämodilution nur in jeweils zwei Teiluntersuchungen durchführen. Zuerst wurde zweimal bei denselben Teilnehmern im Abstand von 3 Monaten isovolämisch hämodiluiert und die jeweiligen

Parameter gemessen. Im gleichen Untersuchungsdesign wurde nach den beiden isovolämischen Hämodilutionsstudien zwei hypervolämische Untersuchungen durchgeführt, wiederum mit denselben Probanden und dreimonatiger Auswaschphase. Die vorgestellten Daten wurden also in vier Teilstudien ermittelt.

## Isovolämische Hämodilution

(Aderlaß von 500 ml Blut, anschließend Infusion von 500 ml 10% Haes 200/0,5)

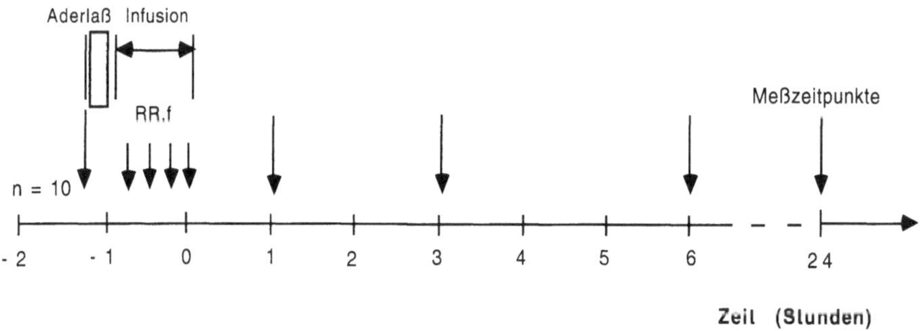


## Hypervolämische Hämodilution

(Infusion von 500 ml 10% Haes 200/0,5)

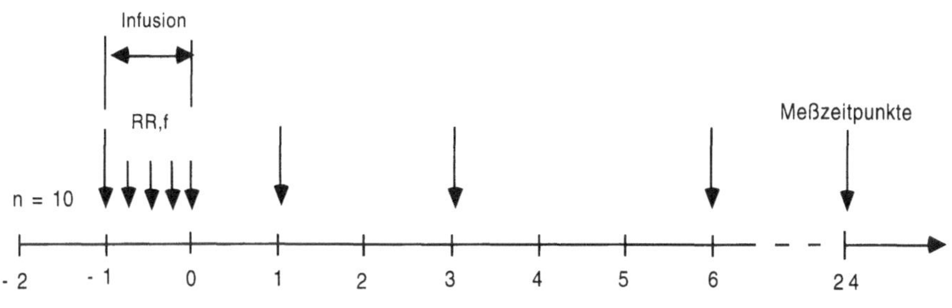


Abbildung 58:   Ablaufplan der Untersuchung;
                58a: Versuchsplan zur isovolämischen Hämodilution
                58b: Versuchsplan zur hypervolämischen Hämodilution

Die Probanden blieben während der Untersuchung für einen Zeitraum von acht Stunden am ersten Tag der Studie in den Räumen der Abteilung und erschienen zum gleichen Zeitpunkt des nächsten Tages zum 24h-Wert. Die

Untersuchungen wurden erst nach einem einstündigen Aufenthalt im Untersuchungsraum begonnen, um eine Adaptation der peripheren Durchblutung auf die Raumtemperatur zu gewährleisten. Die Untersuchungen wurden bei jedem Probanden zum gleichen Zeitpunkt durchgeführt, um die circadianen Schwankungen vergleichbar zu halten [333].

Bei der hypervolämischen Hämodilution wurden 500 ml Hydroxy-äthylstärke innerhalb von 60 Minuten infundiert. Bei der isovolämisch durchgeführten Untersuchung wurde zunächst ein Aderlaß von 500 ml Blut innerhalb von ca. 15 Minuten und anschließend eine Infusion von 500 ml Hydroxyäthylstärke über eine Infusionsdauer von ebenfalls 60 Minuten vorgenommen. Während der Infusion wurde in 15-minütigen Abständen Blutdruck und Herzfrequenz kontrolliert (Abbildung 58 a+b).

## 1.2. Ergebnisse

Die Werte zu Beginn der beiden Hämodilutionsbehandlungen unterscheiden sich nicht signifikant, eine Vergleichbarkeit des Einflusses beider Therapieformen ist damit gegeben [369]. Die hierbei erforderliche Testung für zwei verbundene Stichproben (Strukturähnlichkeitsprüfung vor den beiden Prüfphasen) wird mit Hilfe des Wilcoxon-Paar-differenzentestes durchgeführt [314]. Die Änderungen der Ausgangswerte für die einzelnen Parameter (bis auf die Erythrozytenaggregation) vor der jeweiligen Studie bewegen sich zwischen 0 und maximal 11% beim einzelnen Probanden und zwischen 0 und 4% im Mittel für das Gesamtkollektiv. Bei der Erythrozytenaggregation unterscheiden sich die Initialwerte vor isovolämischer und vor hypervolämischer Hämodilution um 18,2% im Mittel für das Gesamtkollektiv. Die signifikanten Änderungen bei allen errechneten Größen sind in ihrem Ausmaß größer als die berechneten relativen Fehler.

Der Test auf Normalverteilung wird nach Kolmogoroff-Smirnow [220] durchgeführt. Normalverteilte Stichproben werden mit Mittelwert (Mw) und Standardabweichung (s) in der Form Mw±s, nichtnormalverteilte Stichproben mit Median (Md) und Perzentilen (2,5%-Perzentil und 97,5%-Perzentil) in der Form Md (2,5%P/97,5%P) beschrieben.

Für den statistischen Vergleich verbundener Mehrstichprobenprobleme wird der Test nach Friedmann, zur Ermittlung eventuell abweichender Stichproben der Test nach Wilcoxon-Wilcox herangezogen [314].

Bei normalverteilten Stichproben werden in den Abbildungen der Mittelwert (Mw) und die Standardabweichung (s), bei nichtnormal-verteilten Stichproben der Median (Md) und die Perzentilgrenzen (2,5%-Perzentil und 97,5%-Perzentil) dargestellt.

## 1.2.1. Kolloid- und proteinchemische Parameter

### 1.2.1.1. Hydroxyäthylstärkekonzentration

Die mittlere Hydroxyäthylstärkekonzentration im Serum zeigt nach beiden Meßverfahren (enzymatische Hexokinase-Methode und o-Toluidin-Methode) eine signifikante Abnahme zu den einzelnen Meßzeitpunkten sowohl nach isovolämischer als auch nach hypervolämischer Hämodilution (in Bezug auf den 1h-Wert). Zudem unterscheiden sich die Hydroxyäthyl-stärkekonzentrationen nach isovolämischer Hämodilution im Gruppen-vergleich von denen nach hypervolämischer Hämodilution signifikant (zu den jeweiligen Meßzeitpunkten 1h, 3h, 6h und 24h post infusionem).

Zum 1h-Meßzeitpunkt liegt die Konzentration der Hydroxyäthylstärke nach isovolämischer Hämodilution um 23,2% (p<0,01) höher als die nach hypervolämischer Hämodilution, zum 3h-Meßzeitpunkt um 39,4% (p<0,01), zum 6h-Meßzeitpunkt um 22,8% (p<0,01) und zum 24h-Meßzeitpunkt um 27,0% (p<0,01).

Die Richtigkeit der Ergebnisse beider Methoden wurde geprüft, indem *vor* beiden Hämodilutionsformen *keine* Stärkemoleküle im Serum nach-gewiesen werden konnten. Die Beeinflussung des Meßwertes durch andere Zucker ist damit ausgeschlossen. In Abbildung 59 sind die beschriebenen Ergebnisse zur Konzentration der Hydroxyäthylstärke nach iso- bzw. hypervolämischer Hämodilution graphisch dargestellt.

Tabelle 41: Hydroxyäthylstärkekonzentration (Konz.) [mg/dl] 1, 3, 6 sowie 24h nach iso-
bzw. hypervolämischer Hämodilution

| | isovolämisch | | hypervolämisch | | |
|---|---|---|---|---|---|
| Zeit (h) | Konz. [mg/dl] Mw±s | proz. Änderung zum 1h-Wert | Konz. [mg/dl] Mw±s | proz.Änderung zum 1h-Wert | proz.Differenz (iso-hyp) |
| vor | - | - | - | - | - |
| 1 | 935±120 | - | 759±104 | - | **+23,2%** |
| 3 | 696±100 | **-25,6%** | 491±68 | **-33,4%** | **+39,4%** |
| 6 | 441±68 | **-52,8%** | 359±54 | **-52,7%** | **+22,8%** |
| 24 | 148±32 | **-84,2%** | 108±27 | **-85,7%** | **+27,0%** |

(**Fettdruck** = signifikante Änderung < 1%)

**Hydroxyäthylstärkekonzentration   (mg/dl)**

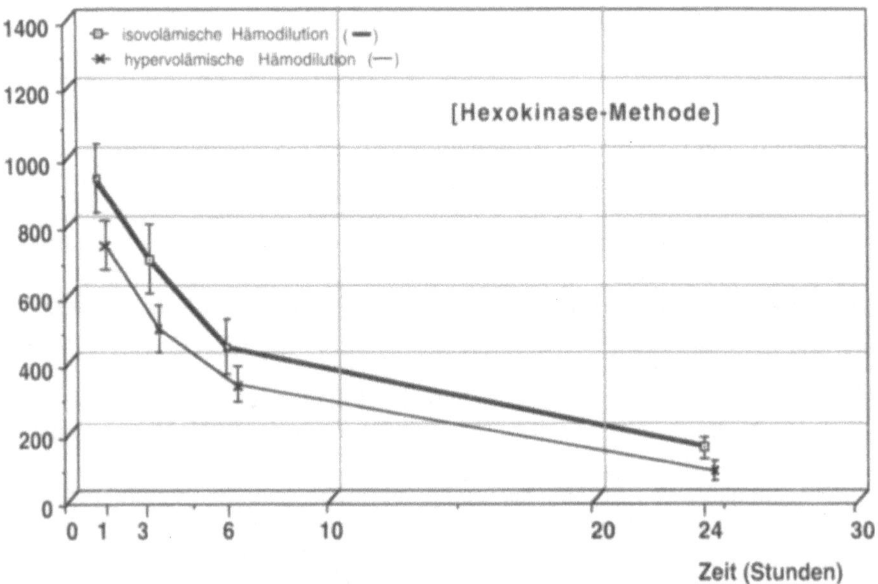


**Hydroxyäthylstärkekonzentration   (mg/dl)**

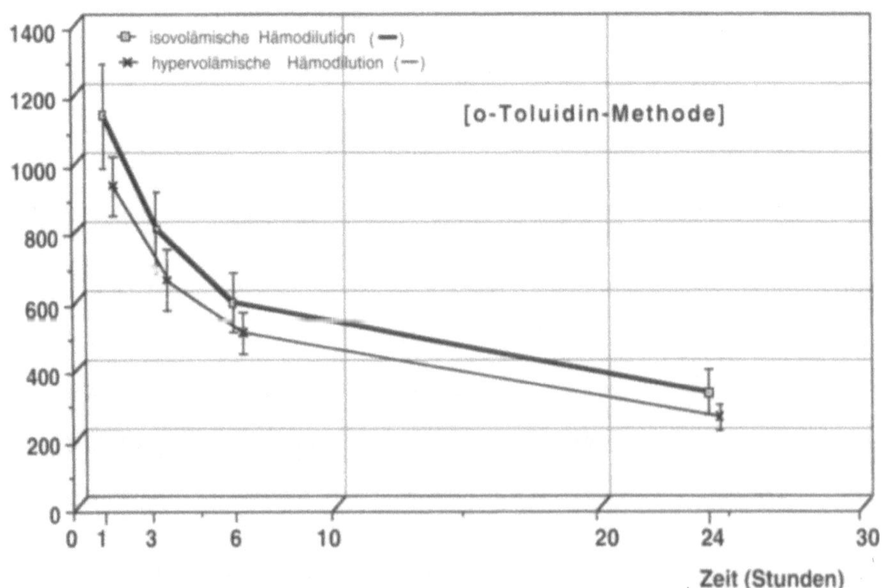


Abbildung 59:   Hydroxyäthylstärkekonzentration 1, 3, 6 und 24h nach iso- bzw. hypervolämischer Hämodilution
(Signifikanzniveau für alle mittleren Meßpunkte im Zeitreihenvergleich < 1 %)
(Signifikanzniveau für alle mittleren Meßpunkte im Gruppenvergleich < 1 %)

## 1.2.1.2.  Molekulargewichtsverteilung

Die Molekulargewichtsverteilung zeigt nach der iso- und hypervolämischen Hämodilution einen nahezu identischen Verlauf ohne signifikante Unterschiede.
Hydroxyäthylstärkemoleküle mit einem Molekulargewicht unter 3.000 Dalton und über 4.500.000 Dalton konnten in den Proben *post infusionem* nicht gefunden werden.
In Abbildung 60 a wird der Verlauf des mittleren Molekulargewichtes dargestellt.
Die nachfolgenden Abbildungen stellen den relativen Anteil der Molekulargewichtsklassen zu den einzelnen Meßzeitpunkten vor und nach iso- bzw. hypervolämischer Hämodilution dar. Auch ist der prozentuale Anteil der drei gewählten Gewichtsklassen im Untersuchungszeitraum vor und nach iso- bzw. hypervolämischer Hämodilution (siehe Abbildungen 60 b+c) unten aufgezeigt.
Die Abbildung 60 d stellt die Hydroxyäthylstärkekonzentration in Abhängigkeit von der Molekulargewichtsverteilung vor und nach iso- bzw. hypervolämischer Hämodilution dar.

Tabelle 42: Mittleres Molekulargewicht (MW) [Dalton] vor und 1, 3, 6 sowie 24h nach iso- bzw. hypervolämischer Hämodilution (Aufgrund fehlender signifikanter Unterschiede im Gruppenvergleich (iso-hyp) wird auf die prozentuale Differenz in dieser Tabelle verzichtet.)

|  | *isovolämisch* | | *hypervolämisch* | |
|---|---|---|---|---|
| Zeit (h) | MW [Dalton]<br>Mw±s | proz. Änderung<br>zum Initialwert | MW [Dalton]<br>Mw±s | proz. Änderung<br>zum Initialwert |
| vor | 221.500±5.000 | - | 221.500±5.000 | - |
| 1 | 119.237±4.108 | *-40,5%* | 118.046±4.079 | *-41,0%* |
| 3 | 98.023±5.902 | *-50,9%* | 99.433±5.553 | *-51,0%* |
| 6 | 94.420±4.117 | *-52,8%* | 95.341±4.475 | *-52,5%* |
| 24 | 99.748±5.473 | *-50,2%* | 98.555±4.498 | *-50,7%* |

(*Fettdruck* = signifikante Änderung < 0,1 %)

Molekulargewicht  [Dalton]

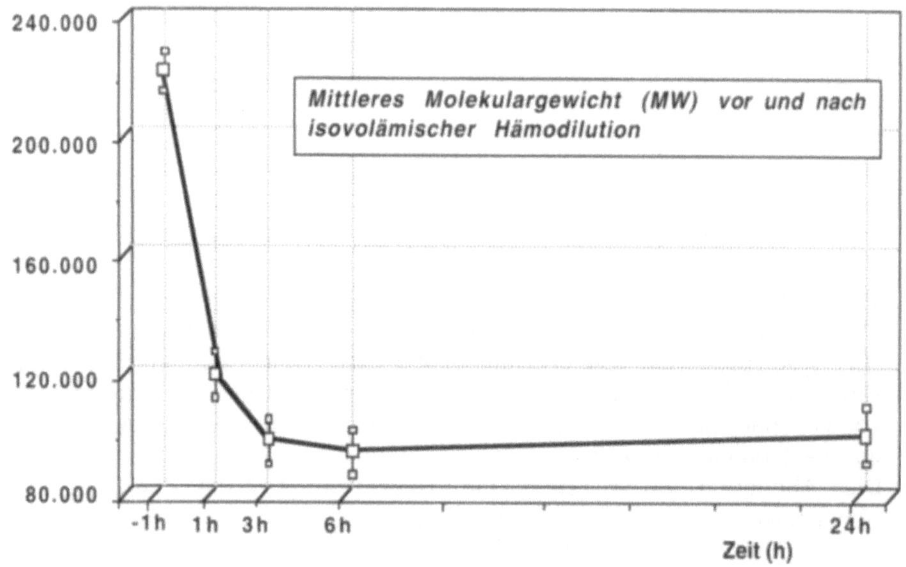


Molekulargewicht  [Dalton]

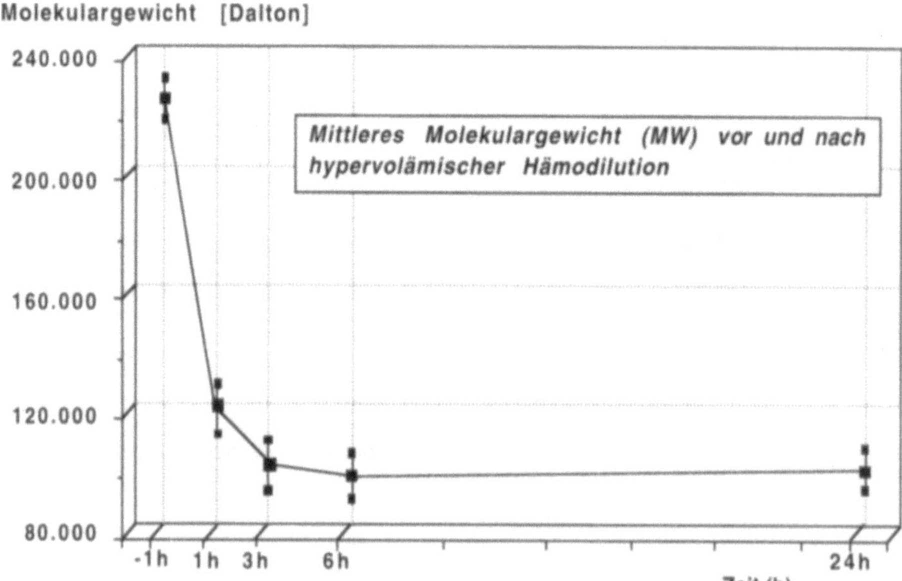


Abbildung 60 a:  Mittleres Molekulargewicht (MW) der Hydroxyäthylstärke vor und 1, 3, 6 und
24h nach iso- (grauer Hintergrund) bzw. hypervolämischer Hämodilution
(weißer Hintergrund)

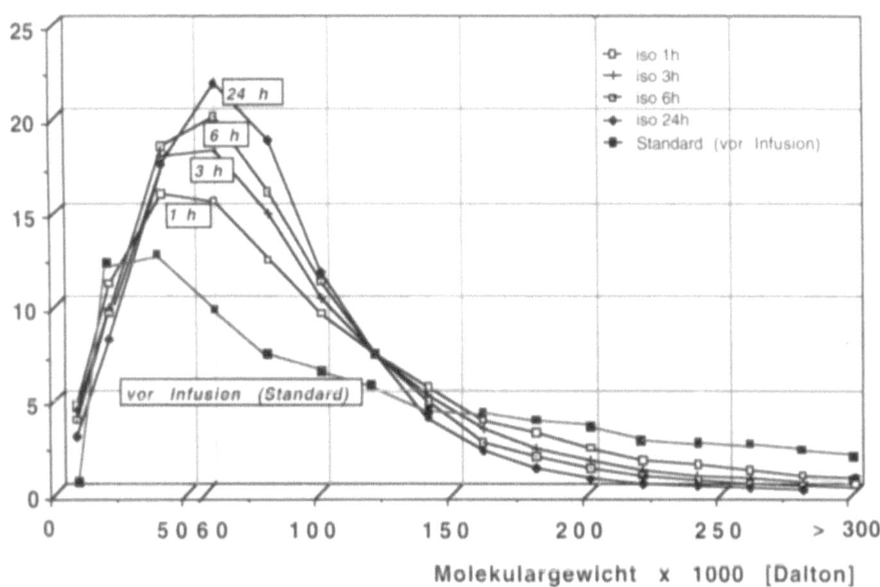


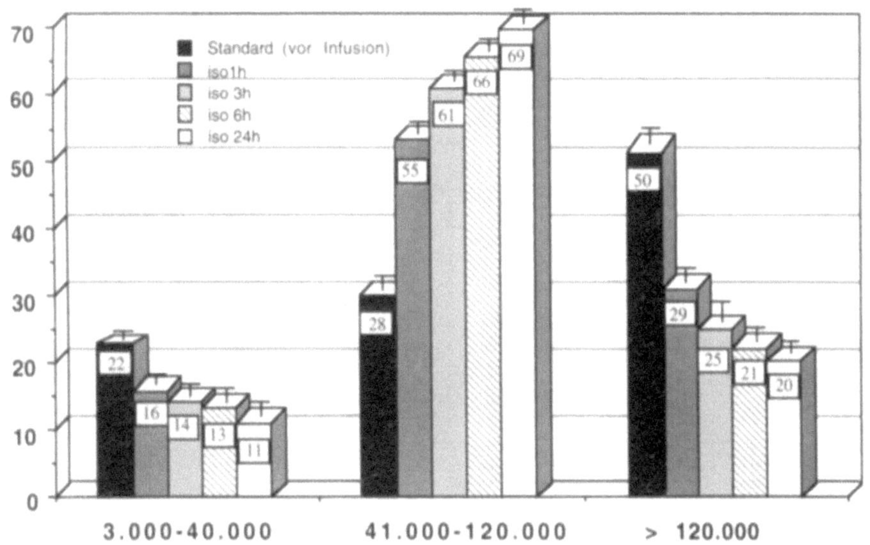


Abbildung 60 b: Molekulargewichtsverteilung vor und 1, 3, 6 und 24h nach isovolämischer Hämodilution (grauer Hintergrund)

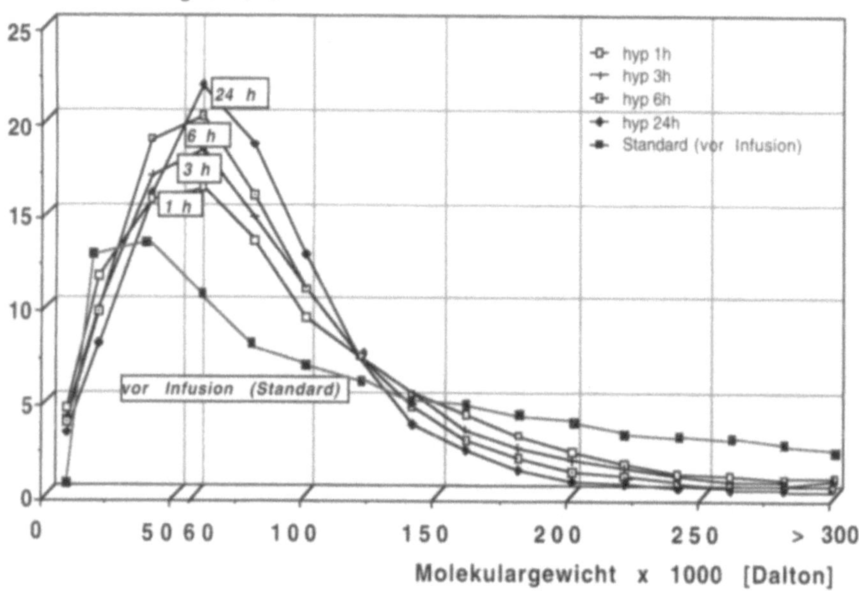


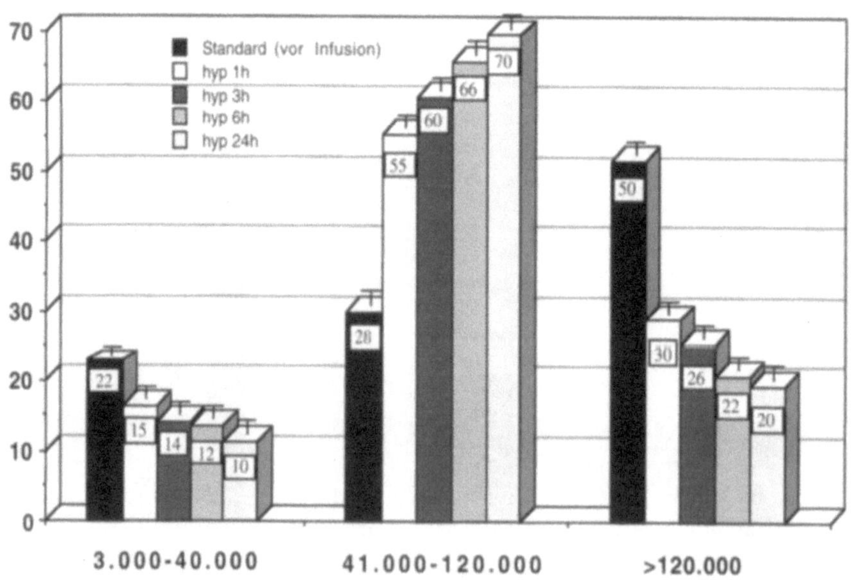


Abbildung 60 c: Molekulargewichtsverteilung vor und 1, 3, 6 und 24h nach hypervolämischer Hämodilution (weißer Hintergrund)

**Hydroxyäthylstärkekonzentration   [mg/dl]**

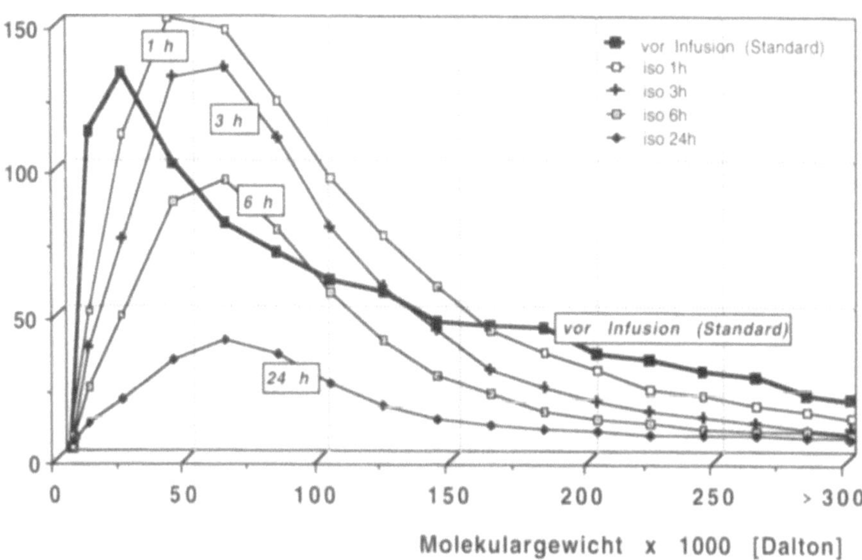


**Hydroxyäthylstärkekonzentration   [mg/dl]**

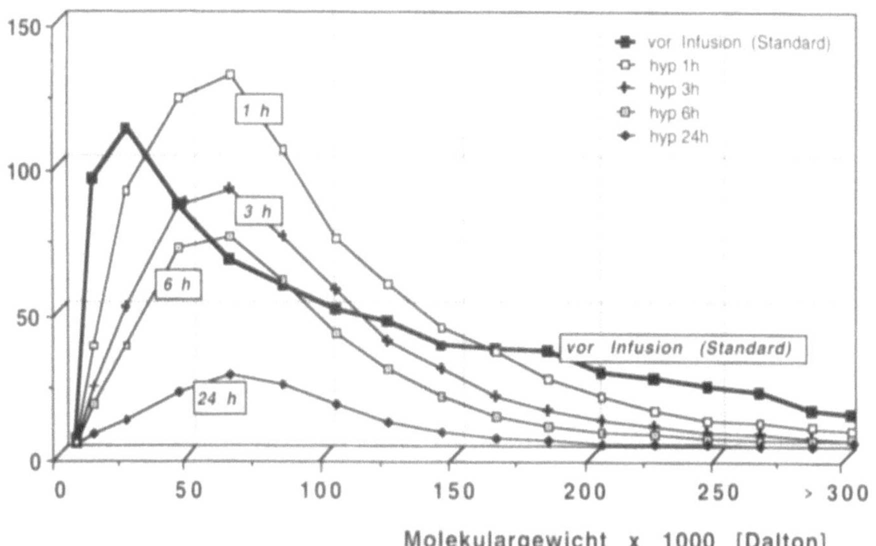


Abbildung 60 d:  Hydroxyäthylstärkekonzentration in Abhängigkeit vom Molekulargewicht vor und 1, 3, 6 und 24h nach iso- (grauer Hintergrund) bzw. hypervolämischer Hämodilution (weißer Hintergrund)

### 1.2.1.3.  α-Amylaseaktivität

Die mittlere α-Amylaseaktivität im Serum zeigt sowohl nach isovolämischer als auch nach hypervolämischer Hämodilution zu allen Meßzeitpunkten (1h, 3h, 6h und 24h) einen signifikanten Anstieg, wobei sich die α-Amylaseaktivitäten 1, 3, 6 und 24h nach isovolämischer im Gruppenvergleich von denen nach hypervolämischer Hämodilution signifikant unterscheiden (siehe Abbildung 61).

**α-Amylase-Aktivität  (U/l)  im  Serum**

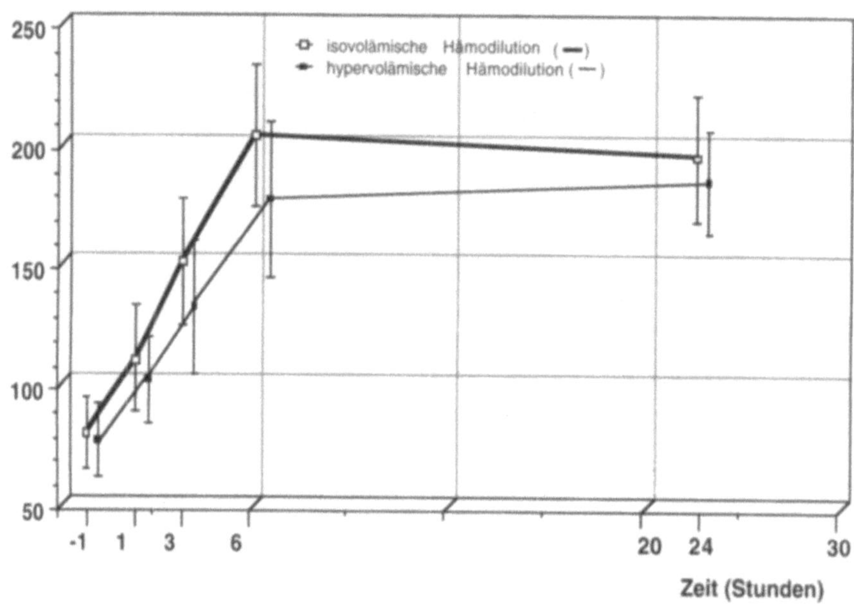


Abbildung 61:  α-Amylaseaktivität vor und 1, 3, 6 und 24h nach iso- bzw. hypervolämischer Hämodilution (Signifikanzniveau für die mittleren Meßpunkte im Zeitreihenvergleich < 1 %)
(Signifikanzniveau für die mittleren Meßpunkte nach iso- bzw. hypervolämischer Hämodilution im Gruppenvergleich < 1 %)

Nach iso- und hypervolämischer Hämodilution steigt die Enzymaktivität signifikant an und bleibt bis zu 24h deutlich erhöht. Weiterhin liegt die mittlere Enzymaktivität im Serum eine Stunde nach isovolämischer tendenziell um 7,8% höher, drei Stunden später um 12,8% (p<0,05) und nach sechs Stunden um 14,7% höher (p<0,05) als die nach hypervolämischer Hämodilution.
Die Enzymaktivitäten im Serum liegen bei allen Probanden vor der jeweiligen Hämodilution im Referenzbereich.

Tabelle 43: α–Amylaseaktivität (α-Amyl.) [U/l] vor und 1, 3, 6 sowie 24h nach iso- bzw. hypervolämischer Hämodilution

|  | *isovolämisch* | | *hypervolämisch* | | |
| --- | --- | --- | --- | --- | --- |
| Zeit (h) | α–Amyl. [U/l] Mw±s | proz. Änderung zum Initialwert | α–Amyl. [U/l] Mw±s | proz. Änderung zum Initialwert | proz. Differenz (iso-hyp) |
| vor | 79±15 | – | 77±15 | – | +2,5% |
| 1 | 110±22 | **+39,2%** | 102±18 | **+32,5%** | +7,8% |
| 3 | 150±26 | **+89,9%** | 133±28 | **+72,7%** | *+12,8%* |
| 6 | 203±30 | **+157,0%** | 177±32 | **+129,9%** | *+14,7%* |
| 24 | 194±26 | **+145,6%** | 184±21 | **+138,9%** | +5,1% |

(**Fettdruck** = signifikante Änderung < 1%)

(*Kursiv* = signifikante Änderung < 5 %)

## 1.2.1.4. Gesamteiweißkonzentration

Die mittlere Gesamteiweißkonzentration im Serum zeigt nach beiden Dilutionsformen eine signifikante Erniedrigung in Bezug auf den Initialwert, der im Referenzbereich liegt. Diese ist nach isovolämischer Hämodilution ausgeprägter als nach hypervolämischer.

Tabelle 44: Gesamteiweißkonzentration (Protein) [g/dl] vor und 1, 3, 6 sowie 24h nach iso- bzw. hypervolämischer Hämodilution

|  | *isovolämisch* | | *hypervolämisch* | | |
| --- | --- | --- | --- | --- | --- |
| Zeit (h) | Protein [g/dl] Mw±s | proz. Änderung zum Initialwert | Protein [g/dl] Md (2,5%/97,5%) | proz.Änderung zum Initialwert | proz. Differenz (iso-hyp) |
| vor | 8,39±0,49 | – | 8,45 (7,91/8,91) | – | -0,7% |
| 1 | 6,59±0,44 | **-21,7%** | 7,41 (6,88/7,94) | **-13,3%** | **-12,4%** |
| 3 | 7,01±0,56 | **-16,6%** | 7,73 (7,15/8,22) | **-8,5%** | **-10,3%** |
| 6 | 7,43±0,60 | **-11,7%** | 8,05 (7,77/8,51) | **-4,7%** | **-8,3%** |
| 24 | 7,85±0,49 | **-6,7%** | 8,25 (7,95/8,76) | **-2,4%** | **-7,1%** |

(**Fettdruck** = signifikante Änderung < 1%)

Die Werte liegen 1h nach der hypervolämischen Hämodilution im Mittel um 12,4% (p<0,01), 3h danach um 10,3% (p<0,01), 6h danach um 8,3% (p<0,01) und nach 24h noch um 7,1% (p<0,01) signifikant höher als die nach isovolämischer Hämodilution. In Abbildung 62 ist der Verlauf der Gesamteiweißkonzentration im Serum vor und nach iso- bzw. hypervolämischer Hämodilution dargestellt

**Gesamteiweißkonzentration   (g/dl)   im Serum**

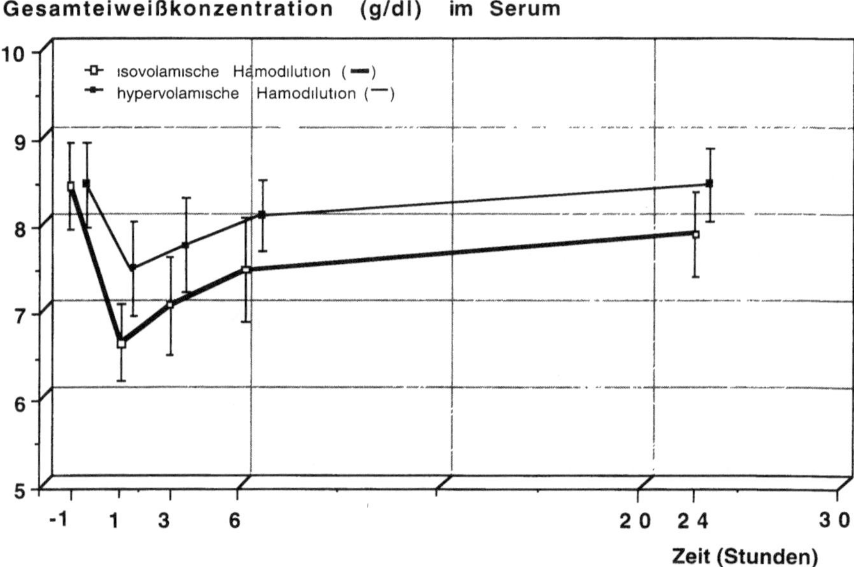


Abbildung 62:   Gesamteiweißkonzentration vor und 1, 3, 6 und 24h nach iso- bzw. hypervolämischer Hämodilution (Signifikanzniveau für alle mittleren Meßpunkte im Zeitreihenvergleich < 1 %) (Signifikanzniveau für die mittleren Meßpunkte nach iso- bzw. hypervolämischer Hämodilution im Gruppenvergleich < 1 %)


## 1.2.1.5.  Albuminkonzentration

Die mittlere Albuminkonzentration im Serum weist nach beiden Dilutionsformen eine signifikante Abnahme in Bezug auf den Initialwert auf. Diese ist nach isovolämischer Hämodilution ausgeprägter als nach hypervolämischer. Vor der Hämodilution liegen bei allen Probanden die Konzentrationswerte im Referenzbereich der Meßmethode. Außerdem liegen die Werte 1h nach hypervolämischer Hämodilution um 12,6% (p<0,01), 3h danach um 9,1% (p<0,01), 6h danach um 7,8% (p<0,01) und nach 24h noch um 7,5% (p<0,01) im Mittel signifikant höher als die nach isovolämischer Hämodilution (siehe Abbildung 63).
Da die anderen Proteinfraktionen des Elektropherogramms einen identischen Verlauf in Bezug auf ihre Konzentration aufweisen, wird nur die Albuminkonzentration stellvertretend für die anderen Proteinfraktionen dargestellt.

Tabelle 45: Albuminkonzentration im Serum (Albumin) [g/dl] vor und 1, 3, 6 sowie 24h nach iso- bzw. hypervolämischer Hämodilution

|  | *isovolämisch* | | *hypervolämisch* | | |
| Zeit (h) | Albumin [g/dl] Mw±s | proz. Änderung zum Initialwert | Albumin [g/dl] Mw±s | proz. Änderung zum Initialwert | proz. Differenz (iso-hyp) |
|---|---|---|---|---|---|
| vor | 4,90±0,23 | – | 4,95±0,19 | – | -1, 0% |
| 1 | 3,66±0,31 | **-25,2%** | 4,13±0,28 | **-16,7%** | **-12,6%** |
| 3 | 4,03±0,33 | **-17,7%** | 4,36±0,29 | **-12,1%** | **-9,1%** |
| 6 | 4,31±0,25 | **-12,1%** | 4,64±0,33 | **-6,4%** | **-7,8%** |
| 24 | 4,53±0,21 | **-7,6%** | 4,80±0,23 | **-3,1%** | **-7,5%** |

(**Fettdruck** = signifikante Änderung <1%)

## Albuminkonzentration  (g/dl)  im  Serum

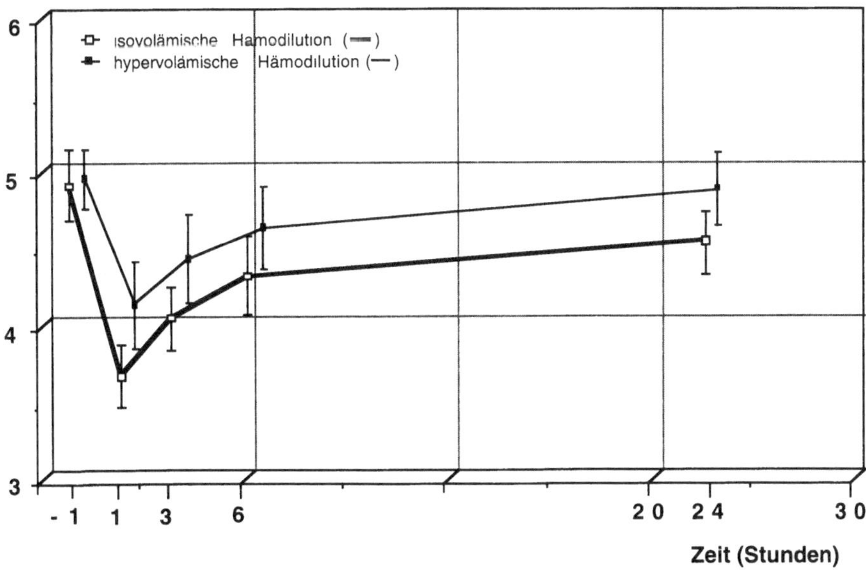



Abbildung 63: Albuminkonzentration vor und 1, 3, 6 und 24h nach iso- bzw. hypervolämischer Hämodilution
(Signifikanzniveau für alle mittleren Meßpunkte im Zeitreihenvergleich < 1 %)
(Signifikanzniveau für die mittleren Meßpunkte nach iso- bzw. hypervolämischer Hämodilution im Gruppenvergleich < 1 %)

## 1.2.2. Hämorheologische Parameter

Abbildung 64 zeigt den Einfluß der iso- bzw. hypervolämischen Hämodilution auf die Fließfähigkeit des Blutes.

Der systemische Hämatokrit (Blutentnahme aus der Vena cubitalis) nimmt nach beiden Hämodilutionsvarianten signifikant ab, nach der isovolämischen jedoch wesentlich ausgeprägter als nach der hypervolämischen (ähnlich verhält sich die Hämoglobinkonzentration). So beträgt z.B. eine Stunde nach Infusionsende die Hämatokritabnahme nach der isovolämischen 17,9% (p<0,001), nach der hypervolämischen Hämodilution 11,5% (p<0,01). In der Spätphase werden die Unterschiede kleiner; 24 Stunden nach der isovolämischen Hämodilution ist die Hämatokritabnahme noch 8,5% (p<0,01), nach der hypervolämischen besteht nur noch eine tendenzielle Erniedrigung um 4,5%.

Tabelle 46: Systemischer Hämatokrit (Hkt) [%] vor und 1, 3, 6 sowie 24h nach iso- bzw. hypervolämischer Hämodilution

|  | *isovolämisch* | | *hypervolämisch* | | |
| --- | --- | --- | --- | --- | --- |
| Zeit (h) | Hkt [%] Mw±s | proz. Änderung zum Initialwert | Hkt [%] Mw±s | proz. Änderung zum Initialwert | proz. Differenz (iso-hyp) |
| vor | 47,5±2,8 | – | 46,8±5,0 | – | +1,5% |
| 1 | 39,0±3,1 | *-17,9%* | 41,4±3,5 | *-11,5%* | **-6,1%** |
| 3 | 41,0±3,9 | **-13,7%** | 42,1±4,5 | **-10,0%** | -2,7% |
| 6 | 41,8±3,7 | **-12,0%** | 43,4±3,8 | **-7,3%** | **-3,9%** |
| 24 | 43,5±2,9 | **-8,5%** | 44,7±3,7 | -4,5% | -2,8% |

(*Fettdruck* = signifikante Änderung < 0,1 %)
(**Fettdruck** = signifikante Änderung < 1 %)

Während nach der isovolämischen Hämodilution die Plasmaviskosität bereits eine Stunde nach Infusionsende niedriger ist als vor der Hydroxyäthylstärkegabe, ist nach der hypervolämischen eine geringfügige, jedoch signifikante Plasmaviskositätszunahme erkennbar.
6 Stunden, aber auch 24 Stunden nach der isovolämischen Hämodilution ist die Plasmaviskosität signifikant gegenüber dem Ausgangswert erniedrigt.

Tabelle 47: Plasmaviskosität (PV) [mPas] vor und nach iso- bzw. hypervolämischer Hämodilution

*isovolämisch*                    *hypervolämisch*

| Zeit (h) | PV [mPas] Mw±s | proz. Änderung zum Initialwert | PV [mPas] Mw±s | proz. Änderung zum Initialwert | proz.Differenz (iso-hyp) |
|---|---|---|---|---|---|
| vor | 1,29±0,04 | – | 1,28±0,04 | – | +0,8% |
| 1 | 1,24±0,03 | -3,9% | 1,30±0,05 | *+1,6%* | *-4,8%* |
| 3 | 1,25±0,04 | -3,1% | 1,26±0,04 | **-1,6%** | -0,8% |
| 6 | 1,24±0,05 | **-3,9%** | 1,26±0,05 | *-1,6%* | -1,6% |
| 24 | 1,23±0,04 | *-4,7%* | 1,26±0,05 | -1,6% | -2,4% |

(**Fettdruck** = signifikante Änderung < 1 %)
(*Kursiv* = signifikante Änderung < 5 %)

Tabelle 48. Erythrozytenaggregation (SEA) [-] vor und 1, 3, 6 sowie 24h nach iso- bzw. hypervolämischer Hämodilution

*isovolämisch*                    *hypervolämisch*

| Zeit (h) | SEA [-] Md (2,5%/97,5%) | proz. Änderung zum Initialwert | SEA [-] Md (2,5%/97,5%) | proz. Änderung zum Initialwert | proz.Differenz (iso-hyp) |
|---|---|---|---|---|---|
| vor | 11,2 (8,0/14,2) | – | 13,7 (9,5/18,6) | – | **-18,2%** |
| 1 | 10,1 (7,0/12,2) | -9,8% | 9,5 (5,0/14,8) | **-30,7%** | +5,9% |
| 3 | 9,8 (6,0/13,7) | -12,5% | 9,9 (5,2/14,1) | **-27,7%** | -1,0% |
| 6 | 10,2 (6,5/14,2) | -8,9% | 11,0 (5,6/17,2) | -19,7% | -7,8% |
| 24 | 10,8 (6,9/14,4) | -3,6% | 13,5 (8,2/18,9) | -1,5% | **-25,0%** |

(**Fettdruck** = signifikante Änderung < 1 %)

Die Erythrozytenaggregation wird durch die isovolämische Hämodilution in diesem Akutversuch nicht signifikant beeinflußt. Eine und drei Stunden nach der hypervolämischen Dilution zeigt sich dagegen eine Abnahme. Hierbei ist zu beachten, daß die Initialwerte vor der isovolämischen Hämodilution im Mittel für das Gesamtkollektiv um 18,2% niedriger liegen als vor der hypervolämischen.

Die Erythrozytenrigidität und die spontane Thrombozytenaggregation werden von beiden Dilutionsformen nicht signifikant beeinflußt.

In den nachfolgenden Abbildungen sind *in der linken Bildhälfte* die Verläufe der jeweiligen Parameter vor und 1, 3, 6 und 24h nach *isovolämischer Hämodilution (grauer Hintergrund), in der rechten Bildhälfte* die Verläufe der jeweiligen Parameter vor und 1, 3, 6 und 24h nach *hypervolämischer Hämodilution (weißer Hintergrund)* dargestellt.

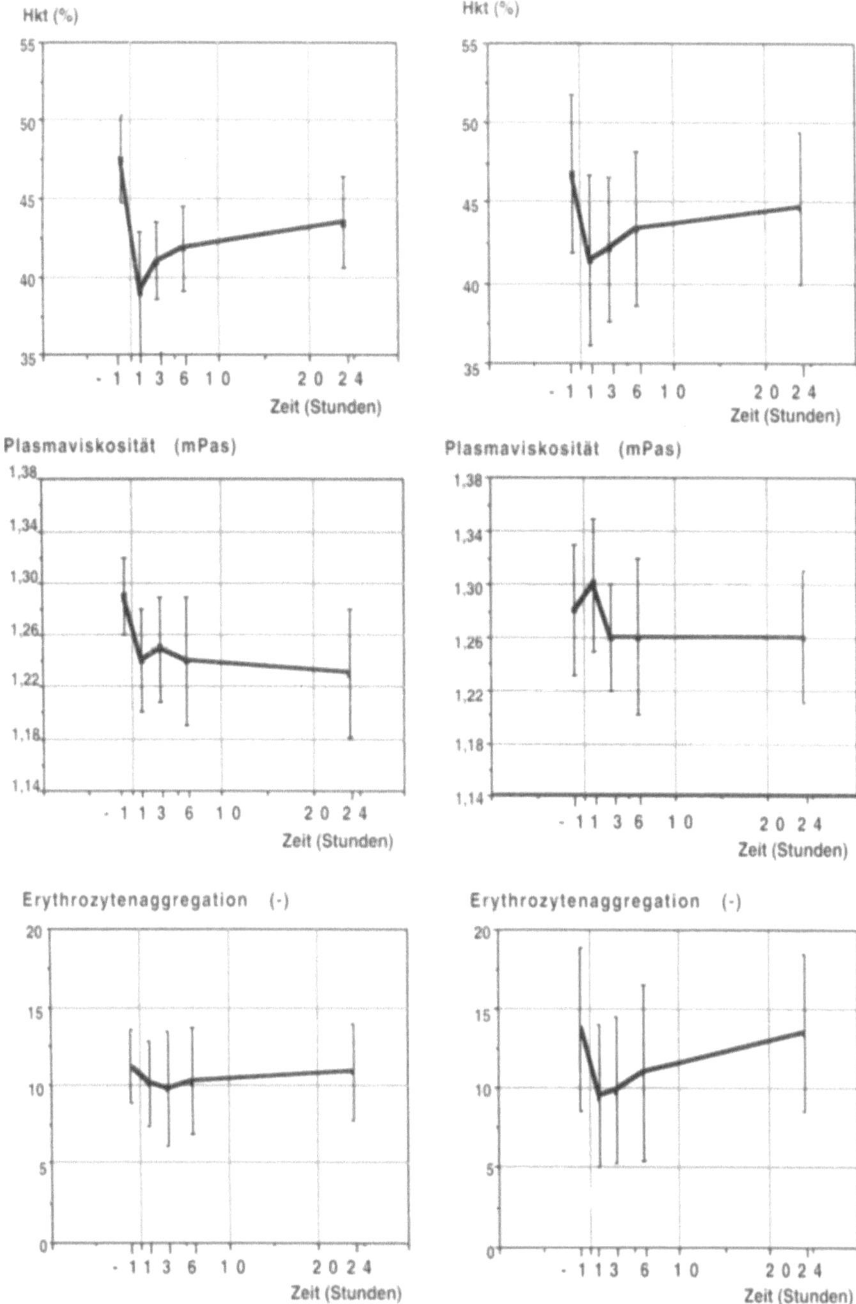

Abbildung 64:  Systemischer Hämatokrit, Plasmaviskosität und Erythrozytenaggregation  vor
und 1, 3, 6 und 24h nach iso- (grauer Hintergrund) bzw. hypervolämischer
Hämodilution (weißer Hintergrund)

## 1.2.3. Blutbildparameter

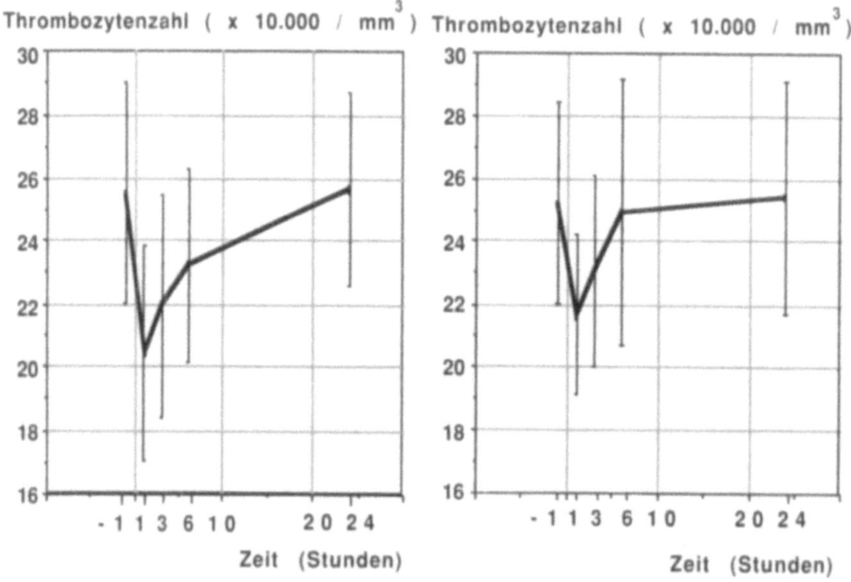

Abbildung 65:    Thrombozytenzahl vor und 1, 3, 6 und 24h nach iso- (grauer Hintergrund) bzw. hypervolämischer Hämodilution (weißer Hintergrund)

Tabelle 49:    Thrombozytenzahl (TZ) $[x10^4/mm^3]$ vor und 1, 3, 6 sowie 24h nach iso- bzw. hypervolämischer Hämodilution

|  | *isovolämisch* |  | *hypervolämisch* |  |  |
|---|---|---|---|---|---|
| Zeit (h) | TZ $[x10^4/mm^3]$ Mw±s | proz. Änderung zum Initialwert | TZ $[x10^4/mm^3]$ Mw±s | proz. Änderung zum Initialwert | proz. Differenz (iso-hyp) |
| vor | 25,5±3,5 | – | 25,3± 3,3 | – | +0,8% |
| 1 | 20,4±3,4 | **-19,9%** | 21,7±2,6 | **-14,1%** | -6,4% |
| 3 | 22,0±3,5 | **-13,9%** | 23,1±3,1 | *-12,6%* | -5,0% |
| 6 | 23,2±3,1 | *-9,0%* | 25,0±4,2 | -1,2% | **-7,7%** |
| 24 | 25,6±3,1 | +0,4% | 25,4±3,7 | +0,4% | +0,8% |

(**Fettdruck** = signifikante Änderung < 1 %)

(*Kursiv* = signifikante Änderung < 5 %)

Das mittlere korpuskuläre Volumen (MCV) und der mittlere Hämoglobingehalt (MCHC), welche hier graphisch nicht dargestellt sind, bleiben nach beiden Hämodilutionsformen zu allen Meßzeitpunkten konstant. Das MCV liegt zwischen 88,9 und 89,6 µm$^3$ und das MCHC zwischen 33,9 und 34,1 g/dl. Dies entspricht der angegebenen Fehlerbreite für beide Meß-methoden.

Dagegen verändert sich die Thrombozytenzahl nach beiden Hämodilutions-formen deutlich (Abbildung 65). Nach hypervolämischer Hämodilution ist eine weniger ausgeprägte und zeitlich kürzere Abnahme zu erkennen.

## 1.2.4.  Blutdruck  und  Herzfrequenz

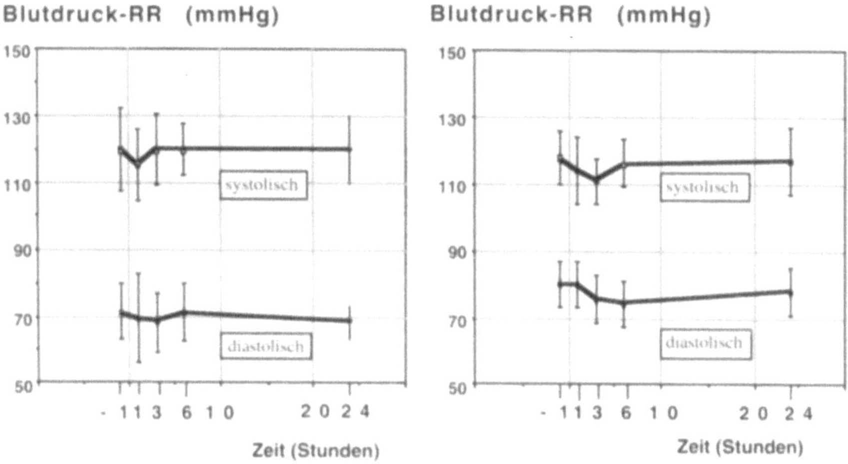


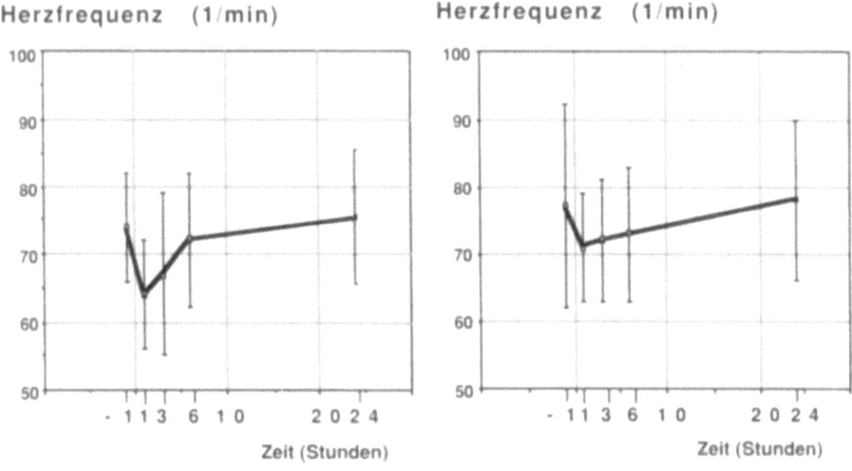


Abbildung 66: Blutdruck und Herzfrequenz vor und 1, 3, 6 und 24h nach iso- (grauer Hintergrund) bzw. hypervolämischer Hämodilution (weißer Hintergrund)

Während Blutdruck und Herzfrequenz nach der hypervolämischen Hämodilution im Mittel konstant bleiben, nimmt die Herzfrequenz eine Stunde nach der isovolämischen Hämodilution signifikant (bezogen auf die Ausgangsfrequenz) ab. Nach 6 Stunden ist der Ausgangswert wieder erreicht. Der Blutdruck zeigt nach beiden Hämodilutionsformen keine signifikanten Änderungen.

Tabelle 50: Blutdruck (RR) [mmHg] vor und 1, 3, 6 sowie 24h nach iso- bzw. hypervolämischer Hämodilution (Aufgrund fehlender signifikanter Unterschiede im Gruppenvergleich (iso-hyp) wird auf die prozentuale Differenz in dieser Tabelle verzichtet.)

| | | *isovolämisch* | | *hypervolämisch* | |
|---|---|---|---|---|---|
| Zeit (h) | | RR [mmHg]<br>Mw±s | proz. Änderung<br>zum Initialwert | RR [mmHg]<br>Mw±s | proz. Änderung<br>zum Initialwert |
| vor | systol. | 120±12 | – | 118±7 | – |
| | diastol. | 73±8 | | 76±8 | |
| 1 | systol. | 114±11 | -5,0% | 116±7 | -1,7% |
| | diastol. | 70±7 | -4,1% | 74±10 | -2,6% |
| 3 | systol. | 117±7 | -2,5% | 112±10 | -5,0% |
| | diastol. | 73±7 | ±0% | 75±8 | -1,3% |
| 6 | systol. | 120±10 | ±0% | 116±7 | -1,7% |
| | diastol. | 74±8 | +1,4% | 74±7 | -2,6% |
| 24 | systol. | 121±9 | +0,8% | 120±9 | +1,7% |
| | diastol. | 73±8 | ±0% | 75±8 | -1,3% |

Tabelle 51: Herzfrequenz (f) [1/min] vor und 1, 3, 6 sowie 24h nach iso- bzw. hypervolämischer Hämodilution

| | *isovolämisch* | | *hypervolämisch* | | |
|---|---|---|---|---|---|
| Zeit (h) | f [1/min]<br>Md (2,5%/97,5%) | proz. Änderung<br>zum Initialwert | f [1/min]<br>Md (2,5%/97,5%) | proz. Änderung<br>zum Initialwert | proz. Differenz<br>(iso-hyp) |
| vor | 74 (66/82) | – | 77 (64/92) | – | -4,1% |
| 1 | 64 (56/72) | *-13,5%* | 71 (64/78) | -7,8% | *-10,9%* |
| 3 | 67 (54/78) | -9,5% | 72 (64/82) | -6,5% | -7,5% |
| 6 | 72 (62/82) | -2,7% | 73 (64/84) | -5,2% | -1,4% |
| 24 | 75 (66/84) | +1,3% | 78 (66/90) | +1,3% | -4,0% |

*(Kursiv = signifikante Änderung < 5 %)*

## 1.2.5. Hämodynamische Parameter in der Makrostrombahn

### 1.2.5.1. Sauerstoffsättigung (SO₂), Sauerstoffpartialdruck (pO₂) und Hämoglobinkonzentration (Hb) arteriell

Die Sauerstoffsättigung zeigt einen signifikanten Abfall nach der isovolämischen Hämodilution in Bezug auf den Initialwert. Nach 6h post infusionem steigt sie wieder an, erreicht aber erst zum 24-Stundenzeitpunkt den Ausgangswert. Nach der hypervolämischen Hämodilution bleibt die Sauerstoffsättigung konstant.

Tabelle 52: Sauerstoffsättigung (SO₂) [%] vor und 1, 3, 6 sowie 24h nach iso- bzw. hypervolämischer Hämodilution

|  | *isovolämisch* | | *hypervolämisch* | | |
| --- | --- | --- | --- | --- | --- |
| Zeit (h) | SO₂ [%]<br>Mw±s | proz. Änderung<br>zum Initialwert | SO₂ [%]<br>Mw±s | proz. Änderung<br>zum Initialwert | proz. Differenz<br>(iso-hyp) |
| vor | 96,9±0,2 | – | 96,8±0,3 | – | +0,1% |
| 1 | 95,9±0,5 | **-1,0%** | 96,8±0,3 | ±0% | **-0,9%** |
| 3 | 95,3±0,3 | **-1,7%** | 96,7±0,2 | -0,1% | **-1,5%** |
| 6 | 96,1±0,6 | -0,8% | 96,7±0,3 | -0,1% | -0,6% |
| 24 | 96,7±0,2 | -0,2% | 96,8±0,3 | ±0% | -0,1% |

(**Fettdruck** = signifikante Änderung < 1 %)

Tabelle 53: Hämoglobinkonzentration (Hb) [g/dl] vor und 1, 3, 6 sowie 24h nach iso- bzw. hypervolämischer Hämodilution

|  | *isovolämisch* | | *hypervolämisch* | | |
| --- | --- | --- | --- | --- | --- |
| Zeit (h) | Hb [g/dl]<br>Mw±s | proz. Änderung<br>zum Initialwert | Hb [g/dl]<br>Mw±s | proz. Änderung<br>zum Initialwert | proz. Differenz<br>(iso-hyp) |
| vor | 16,1±1,0 | – | 15,9±1,5 | – | +1,2% |
| 1 | 13,3±2,2 | **-17,4%** | 14,1±1,4 | **-11,3%** | **-6,0%** |
| 3 | 13,9±1,6 | **-13,7%** | 14,3±1,4 | **-10,1%** | -2,9% |
| 6 | 14,2±0,8 | **-11,8%** | 14,8±1,3 | -6,9% | -4,2% |
| 24 | 14,8±1,4 | **-8,1%** | 15,3±1,5 | -3,8% | -3,5% |

(**Fettdruck** = signifikante Änderung <1 %)

Die Hämoglobinkonzentration des Blutes nimmt nach beiden Hämodilutionsarten in Übereinstimmung mit dem systemischen Hämatokrit
signifikant ab, nach isovolämischer ausgeprägter als nach hypervolämischer.
Der Sauerstoffpartialdruck im arteriellen Blut verhält sich gleichsinnig
zur Sauerstoffsättigung. Während der $pO_2$-Wert nach hypervolämischer
Hämodilution einen konstanten Verlauf aufweist, nimmt der $pO_2$-Wert
nach isovolämischer signifikant ab in Bezug auf den Initialwert (siehe
Abbildung 67).

Tabelle 54: Sauerstoffpartialdruck im Blut ($pO_2$) [mmHg] vor und 1, 3, 6 sowie 24h nach
iso- bzw. hypervolämischer Hämodilution

*isovolämisch*                              *hypervolämisch*

| Zeit (h) | $pO_2$ [mmHg] Mw±s | proz. Änderung zum Initialwert | $pO_2$ [mmHg] Mw±s | proz. Änderung zum Initialwert | proz. Differenz (iso-hyp) |
|---|---|---|---|---|---|
| vor | 88,9±4,0 | – | 88,4±5,1 | – | +0,6% |
| 1 | 81,3±4,5 | **-8,5%** | 87,5±4,6 | -1,0% | **-7,6%** |
| 3 | 76,9±3,8 | **-13,5%** | 87,4±4,2 | -1,2% | **-13,5%** |
| 6 | 78,9±5,9 | -11,2% | 87,9±3,8 | -0,6% | **-11,4%** |
| 24 | 87,4±2,7 | -1,7% | 88,2±4,1 | -0,2% | -0,9% |

(**Fettdruck** = signifikante Änderung <1 %)

Die Änderungen dieser Parameter wirken sich somit entsprechend den
Gleichungen 1 und 2 (siehe Methodikteil 1.7.) auf den Sauerstoffgehalt
($CaO_2$) bzw. Sauerstofftransportkapazität (**STK = Bf * $CaO_2$**) aus
(Abbildung 68).

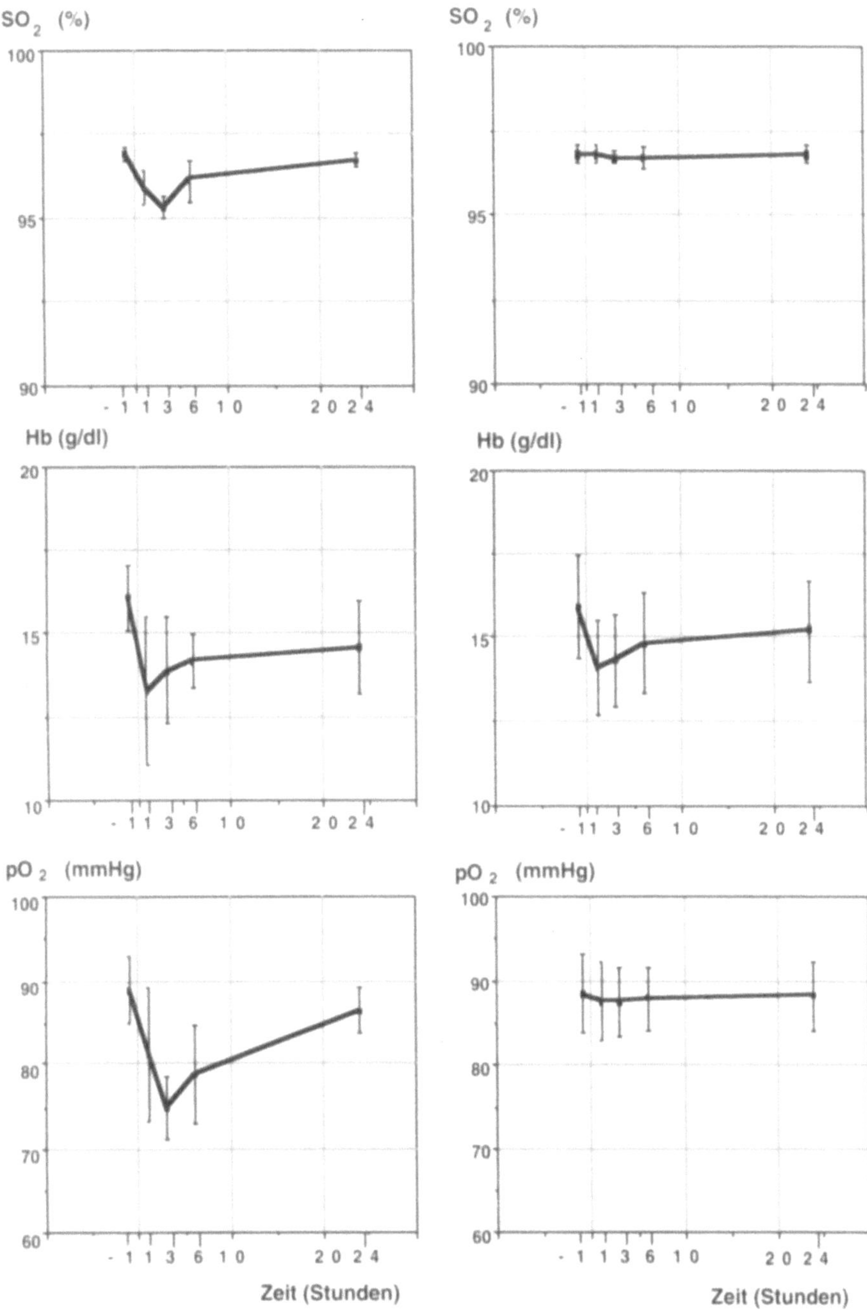



Abbildung 67: Sauerstoffsättigung (SO2), Hämoglobinkonzentration (Hb) und Sauerstoffpartialdruck (pO2) im arteriellen System vor und 1, 3, 6 und 24h nach iso-
(grauer Hintergrund) bzw. hypervolämischer HD (weißer Hintergrund)

### 1.2.5.2. Blutfluß in der Arteria carotis communis sinistra (BfAcc), Sauerstoffgehalt (CaO2) und Sauerstofftransportkapazität (STK) in der Makrostrombahn

Nach der isovolämischen Hämodilution bleibt der Blutfluß in der Arteria carotis communis sinistra nahezu konstant. Nach der hypervolämischen Hämodilution ist eine Stunde nach Infusionsende eine signifikante Zunahme (bezogen auf den Initialwert) des Blutflusses in der Arteria carotis communis sinistra zu beobachten. Zum 3-Stundenzeitpunkt post infusionem erreicht der Blutfluß wieder seinen Ausgangswert.

Tabelle 55: Blutfluß in Arteria carotis communis sinistra (BfAcc) [ml/min] vor und 1, 3, 6 sowie 24h nach iso- bzw. hypervolämischer Hämodilution

| | *isovolämisch* | | *hypervolämisch* | | |
|---|---|---|---|---|---|
| Zeit (h) | BfAcc [ml/min] Mw±s | proz. Änderung zum Initialwert | BfAcc [ml/min] Mw±s | proz. Änderung zum Initialwert | proz. Differenz (iso-hyp) |
| vor | 294±56 | – | 284±51 | – | +3,4% |
| 1 | 296±40 | +0,7% | 349±38 | **+22,9%** | **-17,9%** |
| 3 | 272±44 | -7,4% | 298±43 | +4,9% | -5,9% |
| 6 | 275±45 | -6,4% | 292±51 | +2,8% | -6,2% |
| 24 | 281±33 | -4,4% | 289±48 | +1,8% | -2,8% |

(**Fettdruck** = signifikante Änderung < 1 %)

Der Sauerstoffgehalt (**CaO2 = SO2 * Hb * 1,34 + ($\alpha$ * 100/760) * pO2 [ml O2/100 ml Blut]**) des arteriellen Blutes nimmt nach der iso- und hypervolämischen Hämodilution signifikant ab (bezogen auf den Initialwert).
Entsprechend Gleichung 1 (siehe Methodikteil 1.7.1.) läßt sich aus dem Blutfluß und dem Sauerstoffgehalt die Sauerstofftransportkapazität (**STK = BfAcc * CaO2 [ml O2/s]**) für die Makrostrombahn berechnen. Während nach der isovolämischen Hämodilution die Sauerstofftransportkapazität (STK) signifikant abnimmt, kommt es eine Stunde nach der hypervolämischen Hämodilution zu einer signifikanten Zunahme der Sauerstofftransportkapazität (STK). Danach kehrt sie wieder auf den Ausgangswert zurück.

Tabelle 56: Sauerstoffgehalt (CaO2) in der Makrostrombahn [ml O2/100 ml Blut] vor und 1, 3, 6 sowie 24h nach iso- bzw. hypervolämischer Hämodilution

| | *isovolämisch* | | *hypervolämisch* | | |
|---|---|---|---|---|---|
| | CaO2 | | CaO2 | | |
| Zeit (h) | [mlO2/100ml Bl.] Md (2,5%/97,5%) | proz. Änderung zum Initialwert | [mlO2/100ml Bl.] Md (2,5%/97,5%) | proz. Änderung zum Initialwert | proz. Diff. (iso-hyp) |
| vor | 21,2 (20,4/23,8) | – | 20,9 (20,7/21,4) | – | +1,4% |
| 1 | 17,3 (16,8/17,6) | **-18,4%** | 18,6 (18,0/19,0) | **-11,0%** | **-7,5%** |
| 3 | 18,0 (17,4/18,8) | **-15,1%** | 18,8 (18,2/19,4) | **-10,0%** | **-4,4%** |
| 6 | 18,5 (17,9/18,9) | **-12,7%** | 19,5 (19,2/20,3) | -6,6% | **-5,4%** |
| 24 | 19,5 (19,1/19,8) | -8,0% | 20,0 (19,7/20,5) | -4,3% | -2,5% |

(**Fettdruck** = signifikante Änderung < 1 %)

Tabelle 57: Sauerstofftransportkapazität (STK) in der Makrostrombahn [ml O2/s] vor und 1, 3, 6 sowie 24h nach iso- bzw. hypervolämischer Hämodiliution

| | *isovolämisch* | | *hypervolämisch* | | |
|---|---|---|---|---|---|
| Zeit (h) | STK [ml O2/s] Md (2,5%/97,5%) | proz. Änderung zum Initialwert | STK [ml O2/s] Md (2,5%/97,5%) | proz. Änderung zum Initialwert | proz. Diff. (iso-hyp) |
| vor | 62,3 (55,0/70,1) | – | 61,4 (54,2/68,7) | – | +1,4% |
| 1 | 51,2 (45,0/58,4) | **-17,8%** | 66,9 (60,1/75,8) | **+10,0%** | **-30,7%** |
| 3 | 49,0 (41,2/57,8) | **-21,3%** | 58,0 (51,0/65,0) | -5,5% | **-18,4%** |
| 6 | 50,9 (42,5/59,6) | **-18,3%** | 60,1 (53,2/68,5) | -2,1% | **-18,1%** |
| 24 | 56,8 (45,0/63,6) | -8,8% | 59,8 (52,2/68,8) | -2,6% | -5,3% |

(**Fettdruck** = signifikante Änderung < 1 %)

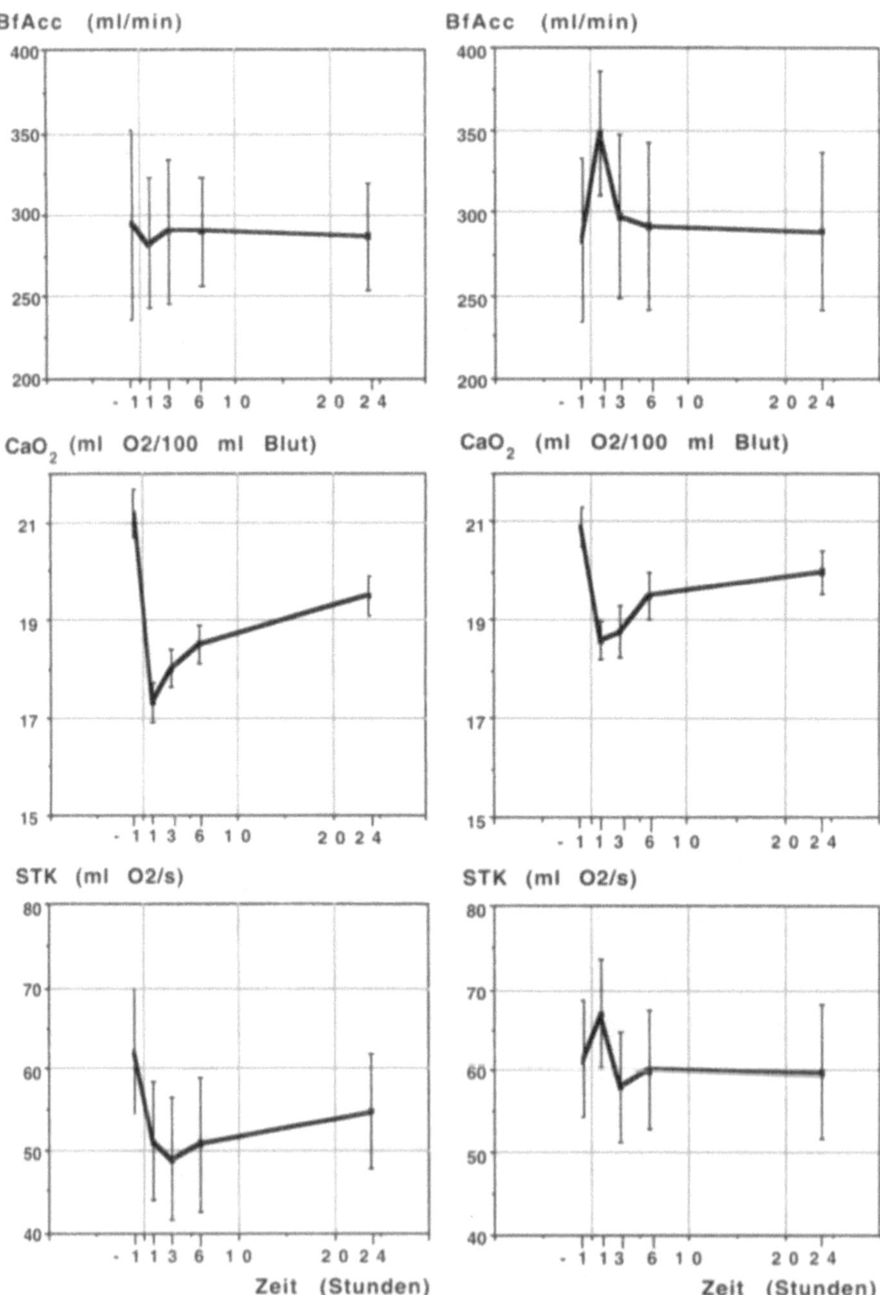


Abbildung 68:   Blutfluß in der Arteria carotis communis (BfAcc), Sauerstoffgehalt (CaO2) und Sauerstofftransportkapazität (STK) im System der großen Gefäße vor und 1, 3, 6 und 24h nach iso- (grauer Hintergrund) bzw. hypervolämischer Hämodilution (weißer Hintergrund)

## 1.2.6. Hämodynamische Parameter in der Mikrostrombahn
## 1.2.6.1.   Packungsdichte der Erythrozytensäulen

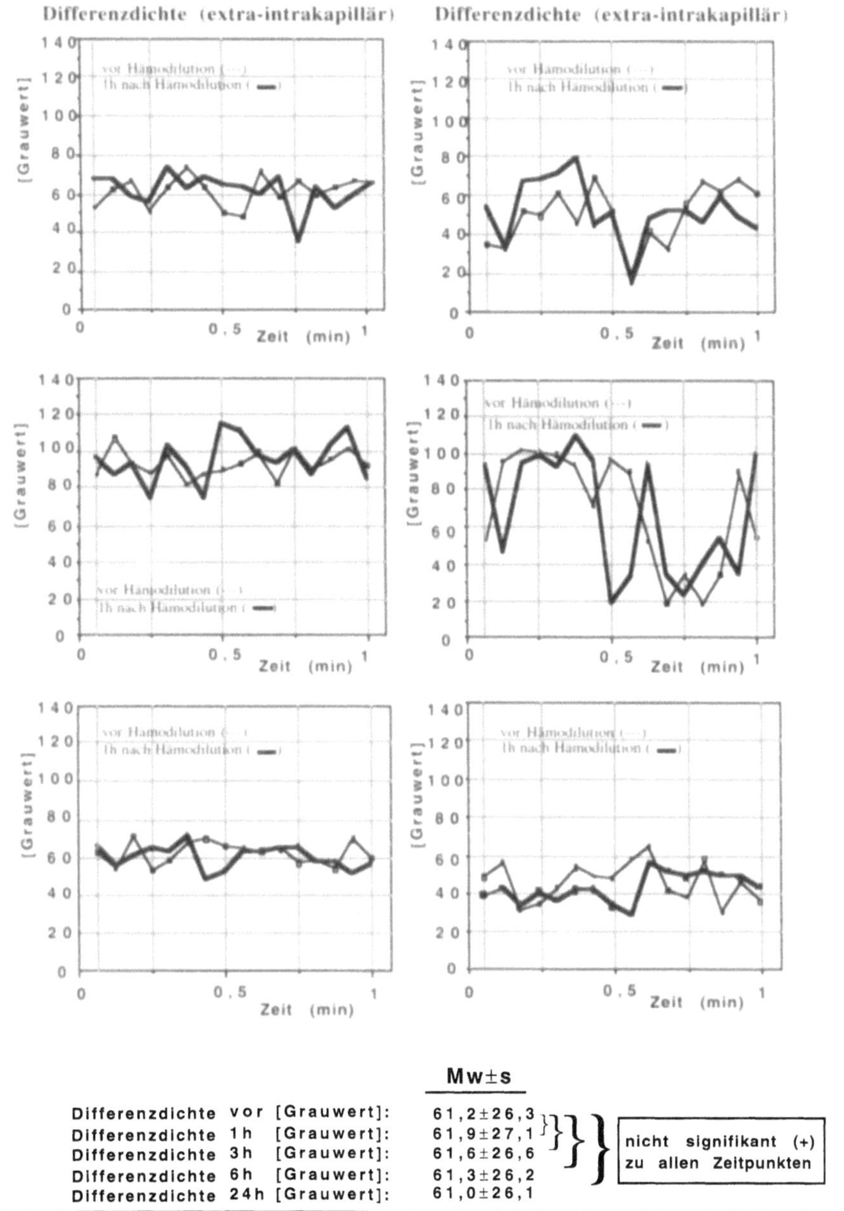

|  | **Mw±s** |
|---|---|
| Differenzdichte **vor** [Grauwert]: | 61,2±26,3 |
| Differenzdichte **1h** [Grauwert]: | 61,9±27,1 |
| Differenzdichte **3h** [Grauwert]: | 61,6±26,6 |
| Differenzdichte **6h** [Grauwert]: | 61,3±26,2 |
| Differenzdichte **24h** [Grauwert]: | 61,0±26,1 |

nicht signifikant (+) zu allen Zeitpunkten

(+). Wilcoxon-Test für Paardifferenzen

Abbildung 69 a:   Beurteilung der Packungsdichte der Erythrozytensäulen in Hautkapillaren vor und 1 h nach isovolämischer Hämodilution (grauer Hintergrund) mit Hilfe der optischen Differenzdichte (dargestellt für 6 Probanden)

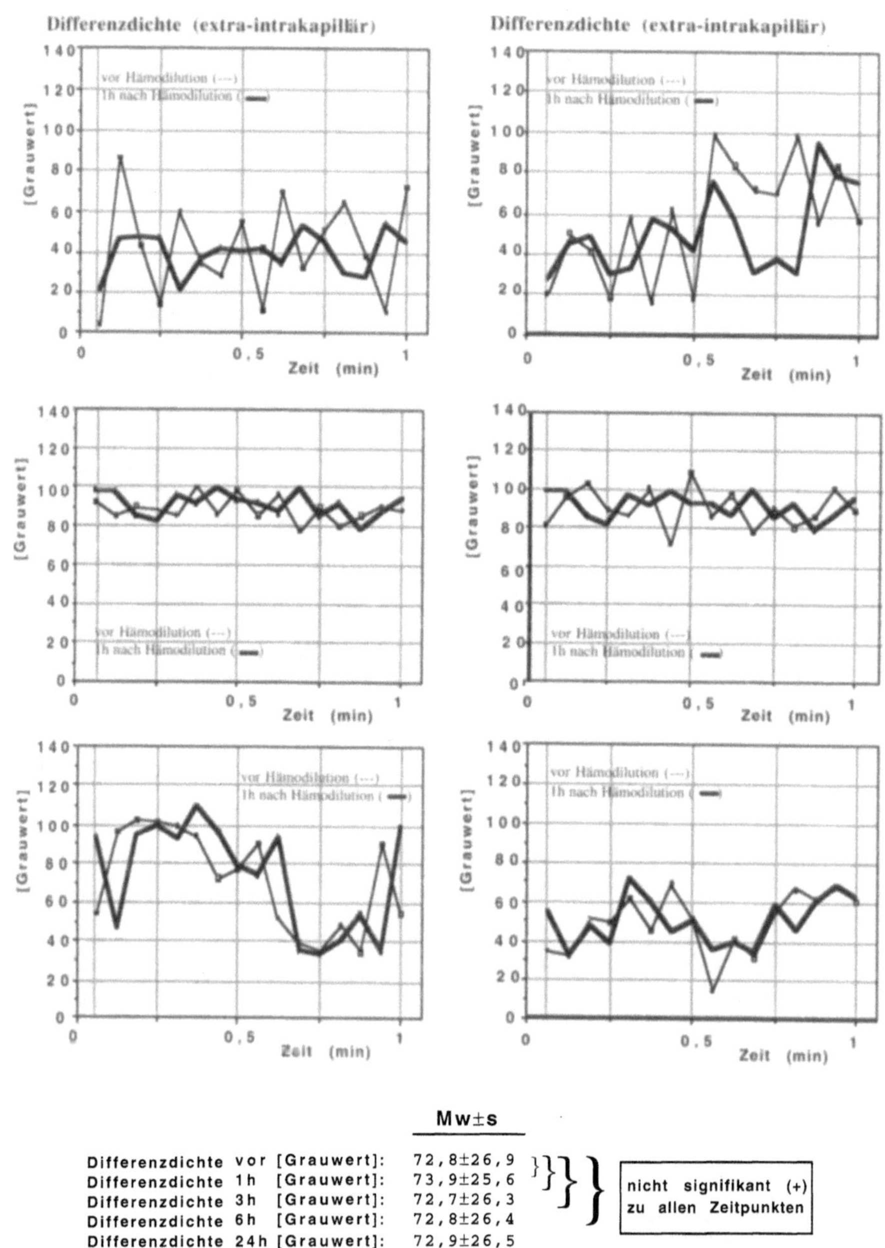



| | | Mw±s |
|---|---|---|
| Differenzdichte | vor [Grauwert]: | 72,8±26,9 |
| Differenzdichte | 1h [Grauwert]: | 73,9±25,6 |
| Differenzdichte | 3h [Grauwert]: | 72,7±26,3 |
| Differenzdichte | 6h [Grauwert]: | 72,8±26,4 |
| Differenzdichte | 24h [Grauwert]: | 72,9±26,5 |

nicht signifikant (+) zu allen Zeitpunkten

(+) Wilcoxon-Test fur Paardifferenzen

Abbildung 69 b: Beurteilung der Packungsdichte der Erythrozytensäulen in Hautkapillaren vor und 1 h nach hypervolämischen Hämodilution (weißer Hintergrund) mit Hilfe der optischen Differenzdichte (dargestellt für 6 Probanden)

Die Differenzdichten (zwischen Erythrozytensäule und Kapillarumgebung) zeigen vor und 1h nach iso- bzw. hypervolämischer Hämodilution, gemittelt über die Meßzeitpunkte (Videobilder derselben Erythrozytensäulen zu bestimmten Sekundenzeitpunkten über eine Minute lang), nach dem Wilcoxon-Test für Paardifferenzen keine signifikante Änderungen. Auch zu den graphisch nicht dargestellten Zeitpunkten 3h, 6h und 24h nach beiden Hämodilutionsformen sind die gleichen Ergebnisse festzustellen. Damit kann von einer **konstanten Packungsdichte** der Erythrozyten in den Erythrozytensäulen zu allen Meßzeitpunkten ausgegangen werden (Methodikteil 1.8.). In den Abbildungen 69 a+b werden von jeweils 6 Probanden (nicht alle 10) die Dichtedifferenzmessungen in denselben Kapillargebieten vor und 1h nach iso- bzw. hypervolämischer Hämodilution dargestellt, da zu diesem Zeitpunkt der größte Verdünnugseffekt im Blutgefäßsystem bei beiden Hämodilutionsarten zu beobachten ist. Die angegebenen Mittelwerte beziehen sich auf das Gesamtkollektiv und nicht nur auf die Werte in den dargestellten Graphiken.

### 1.2.6.2.  Erythrozytensäulendurchmesser

Die Erythrozytensäulendurchmesser werden durch die Hämodilution nicht signifikant beeinflußt. Die mit einem Bildrechner quantifizierten Meßdaten zeigt Tabelle 58 a (siehe Methodikteil 1.8.).

Tabelle 58 a:    Erythrozytensäulendurchmesser [µm] vor und 1, 3, 6 und 24 Stunden nach iso- bzw. hypervolämischer Hämodilution *(Jeder Einzelwert repräsentiert den Mittelwert aus 60 verschiedenen Videobildern)*

| | isovolämische Hämodilution | | | | | hypervolämische Hämodilution | | | | |
|---|---|---|---|---|---|---|---|---|---|---|
| | vor | 1 h | 3 h | 6 h | 24 h | vor | 1 h | 3 h | 6 h | 24 h |
| 1) | 10,8 | 11,0 | 11,0 | 10,8 | 10,9 | 10,9 | 11,0 | 11,2 | 10,8 | 10,9 |
| 2) | 10,3 | 10,0 | 10,4 | 10,3 | 10,3 | 10,5 | 10,3 | 10,6 | 10,5 | 10,5 |
| 3) | 11,1 | 10,4 | 10,8 | 10,7 | 10,9 | 11,1 | 11,2 | 11,4 | 11,1 | 11,2 |
| 4) | 12,4 | 12,3 | 12,2 | 12,5 | 12,5 | 10,7 | 10,8 | 11,0 | 10,7 | 10,8 |
| 5) | 14,2 | 14,4 | 14,5 | 14,5 | 14,2 | 14,1 | 14,3 | 14,2 | 14,2 | 14,2 |
| 6) | 9,9 | 10,4 | 9,6 | 10,2 | 9,9 | 9,8 | 9,7 | 9,7 | 9,9 | 9,9 |
| 7) | 14,3 | 14,2 | 14,4 | 14,2 | 14,2 | 14,1 | 14,2 | 14,4 | 14,1 | 14,2 |
| 8) | 13,6 | 13,4 | 13,6 | 13,5 | 13,6 | 13,9 | 14,0 | 13,8 | 13,8 | 13,8 |
| 9) | 10,8 | 10,9 | 11,2 | 10,8 | 10,9 | 10,9 | 11,0 | 11,0 | 10,8 | 10,9 |
| 10) | 12,1 | 12,3 | 12,2 | 12,2 | 12,2 | 12,3 | 12,3 | 12,2 | 12,4 | 12,4 |
| Mw | 11,95 | 11,93 | 11,99 | 11,97 | 11,96 | 11,83 | 11,88 | 11,95 | 11,83 | 11,88 |
| ± s | 1,63 | 1,63 | 1,70 | 1,64 | 1,61 | 1,64 | 1,71 | 1,64 | 1,65 | 1,64 |

### 1.2.6.3.  Erythrozytensäulenlänge  und  Plasmalückenlänge

Den Einfluß der Hämodilution auf die mittlere Plasmalückenlänge (Pll) und Erythrozytensäulenlänge (Esl) der gesamten sichtbaren Kapillaren zeigt Abbildung 70 (siehe Methodikteil 1.8.).

**Erythrozytensäulenlänge (Esl) / Plasmalückenlänge (Pll) [μm]**

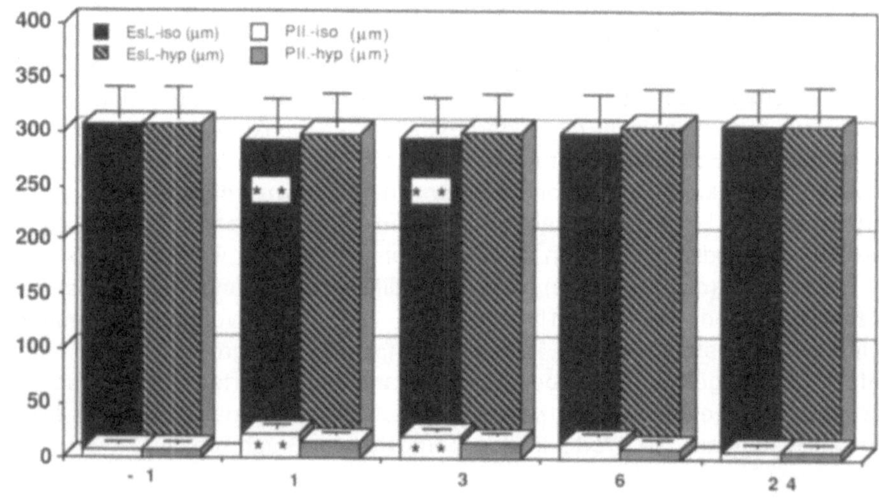


Abbildung 70:  Mittlere Länge der sichtbaren Erythrozytensäulen (Esl) und Plasmalücken (Pll) in denselben Kapillargebieten vor und 1, 3, 6 und 24h nach iso- bzw. hypervolämischer Hämodilution (** = p< 0,01)

Tabelle 58 b:  Esl und Pll [μm] vor und 1, 3, 6 sowie 24h nach iso- bzw. hypervolämischer Hämodilution

|  |  | *isovolämisch* | | *hypervolämisch* | | |
|---|---|---|---|---|---|---|
| Zeit (h) |  | Esl/Pll [μm]<br>Mw±s | proz. Änderung<br>zum Initialwert | Esl/Pll [μm]<br>Mw±s | proz. Änderung<br>zum Initialwert | proz.Diff.<br>(iso-hyp) |
| vor | Esl | 306±30 | – | 306±29 | – | ±0% |
|  | Pll | 8±1,5 | – | 8±1,5 | – | ±0% |
| 1 | Esl | 292± 31 | **-4,6%** | 298±31 | -2,6% | -2,1% |
|  | Pll | 22±3,0 | **+175,0%** | 16±2,0 | +100% | **+27,3%** |
| 3 | Esl | 294±32 | **-3,9%** | 299±31 | -2,2% | -1,7% |
|  | Pll | 20±2,5 | **+150,0%** | 15±2,0 | +88,0% | **+25,0%** |
| 6 | Esl | 299±31 | -2,2% | 304±30 | -0,7% | -1,7% |
|  | Pll | 15±2,0 | +88,0% | 10±1,5 | +25,0% | **+33,3%** |
| 24 | Esl | 306±30 | ±0% | 306±30 | ±0% | ±0% |
|  | Pll | 8±1,5 | ±0% | 8±1,5 | ±0% | ±0% |

(**Fettdruck** = signifikante Änderung < 1 %)

Die mittlere Plasmalückenlänge läßt nach isovolämischer Hämodilution signifikante Zunahmen erkennen. Hingegen zeigen sich nach hypervolämischer Hämodilution nur tendenzielle Zunahmen.

## 1.2.6.4. Kapillarhämatokrit

Die Abschätzung des Ausgangswertes für den Kapillarhämatokrit erfolgt mit Hilfe des systemischen Hämatokrits (Methodikteil 1.8.). Hierbei beträgt der Kapillarhämatokrit 33 % des systemischen Hämatokrits [72, 238].

Der Unterschied zwischen dem systemischen Hämatokrit (Hkt) und dem Kapillarhämatokrit ($Hkt_{kap}$) ist im wesentlichen mit dem FAHRAEUS-LINDQVIST Effekt [58, 59], aber auch mit dem Siebeffekt ("red cell screening" oder "plasma skimming") [72, ???] begründbar (Hämokonzentration in den Shunt-Präferenzkanälen, Hämodilution in den nutritiven Hautkapillaren).

Abbildung 71 zeigt den Verlauf des Kapillarhämatokritwertes. In den Hautkapillaren kommt es nur nach der isovolämischen Hämodilution zu einer signifikanten Abnahme des Kapillarhämatokrits; die Abnahme ist jedoch mit 1,3 Hämatokritpunkten (8,2%) zum Zeitpunkt eine Stunde nach Infusionsende nur halb so groß im Vergleich zur Abnahme in der Makrostrombahn mit 8,5 Hämatokritpunkten (17,9%). Die Abnahme des Kapillarhämatokritwertes geht im wesentlichen mit einer Zunahme der Plasmalücken (Pll) einher [158].

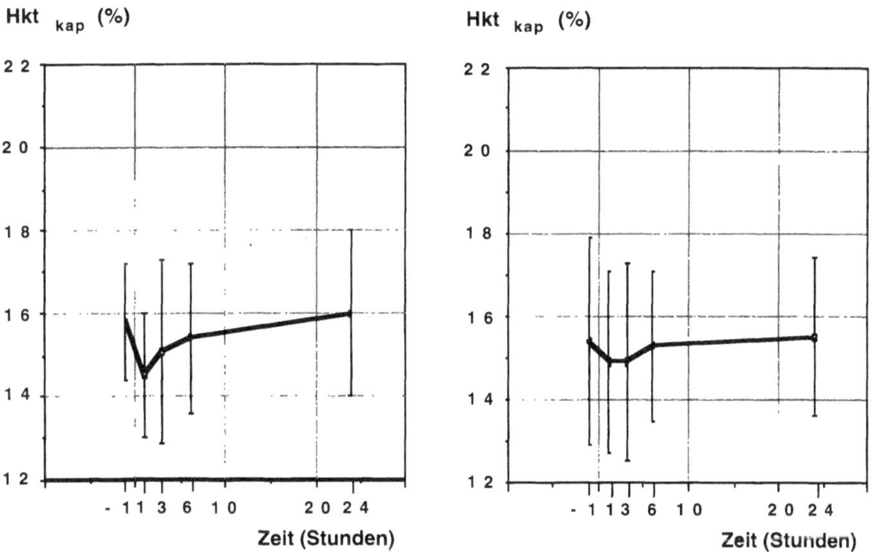


Abbildung 71: Kapillarhämatokrit ($Hkt_{kap}$) vor und 1, 3, 6 und 24h nach iso- (grauer Hintergrund) bzw. hypervolämischer Hämodilution (weißer Hintergrund)

Tabelle 59: Kapillarhamatokrit (Hktkap) [%] vor und 1, 3, 6 sowie 24h nach iso- bzw. hypervolämischer Hämodilution

| | *isovolämisch* | | *hypervolämisch* | | |
|---|---|---|---|---|---|
| Zeit (h) | Hktkap [%] Mw±s | proz. Änderung zum Initialwert | Hktkap [%] Mw±s | proz. Änderung zum Initialwert | proz. Differenz (iso-hyp) |
| vor | 15,8±1,4 | – | 15,4±2,5 | – | +2,5% |
| 1 | 14,5±1,5 | *-8,2%* | 14,9±2,2 | -3,3% | -2,8% |
| 3 | 15,1±2,2 | -4,4% | 14,9±2,4 | -3,3% | -1,3% |
| 6 | 15,4±1,8 | -2,5% | 15,3±1,8 | -0,6% | -0,6% |
| 24 | 15,9±2,0 | +1,2% | 15,5±1,9 | +0,6% | +2,5% |

(*Kursiv* = signifikante Änderung < 5 %)

## 1.2.6.5. Kapillarhämatokritänderung (bei unterschiedlichen Ausgangshämatokritwerten)

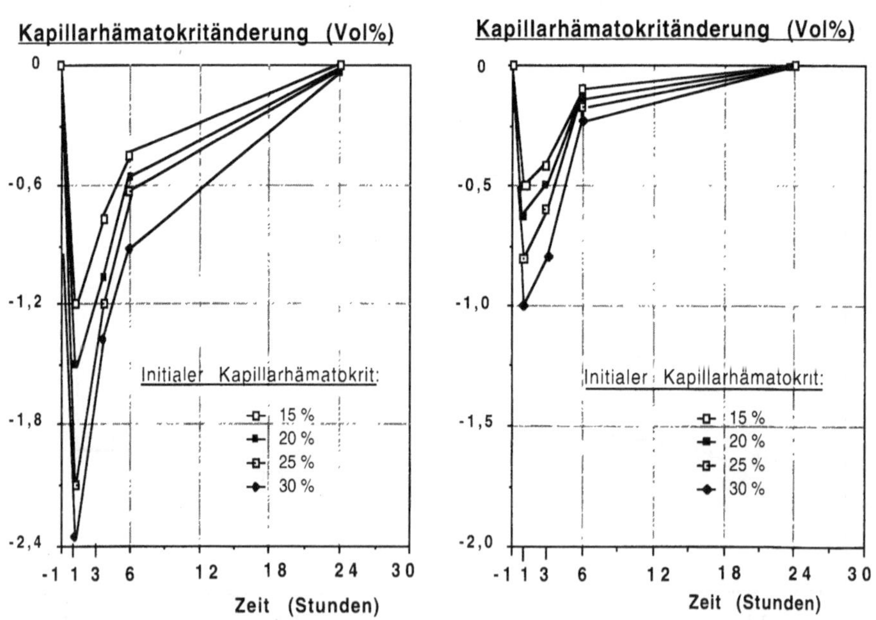


Abbildung 72: Änderung des Kapillarhämatokritwertes in Abhängigkeit vom Ausgangswert vor und 1, 3, 6 und 24h nach iso- (grauer Hintergrund) bzw. hypervolämischer Hämodilution (weißer Hintergrund)

Die Abbildung 72 stellt die Änderungen des Kapillarhämatokritwertes in Abhängigkeit vom Ausgangswert dar (siehe Methodikteil 1.8.).

### 1.2.6.6. Blutfluß in den Kapillaren (Bfkap), Sauerstoffgehalt (CaO2) und Sauerstofftransportkapazität (STK) in der Mikrostrombahn

In den Hautkapillaren kommt es 1 Stunde nach der hypervolämischen Hämodilution zu einem signifikanten Anstieg des kapillären Blutflusses, nach der isovolämischen Hämodilution hingegen zu einer signifikanten Abnahme. Danach steigt der mittlere Kapillarblutfluß wieder auf den Ausgangswert an.

Tabelle 60: Blutfluß (Bfkap) $[10^{-9}$ ml/s] in den Hautkapillaren vor und 1, 3, 6 sowie 24h nach iso- bzw. hypervolämischer Hämodilution

| | *isovolämisch* | | *hypervolämisch* | | |
| | Bfkap $[10^{-9}$ ml/s] Mw±s | proz. Änderung zum Initialwert | Bfkap $[10^{-9}$ ml/s] Mw±s | proz. Änderung zum Initialwert | proz. Differenz (iso-hyp) |
| Zeit (h) | | | | | |
| --- | --- | --- | --- | --- | --- |
| vor | 32±11 | – | 34±14 | – | -6,2% |
| 1 | 22±13 | **-29,0%** | 64±22 | **+88,2%** | **-190,9%** |
| 3 | 23±12 | **-25,8%** | 40±18 | +17,6% | **-73,9%** |
| 6 | 28±11 | -9,7% | 36±16 | +5,9% | **-28,6%** |
| 24 | 33±13 | +6,5% | 33±12 | -2,9% | ±0% |

(**Fettdruck** = signifikante Änderung < 1 %)

Der Sauerstoffgehalt (**CaO2 = SO2 * Hb * 1,34 + ($\alpha$ * 100/760) * pO2 [ml O2/100 ml Blut]**) in der Mikrostrombahn zeigt nach hypervolämischer Hämodilution einen nahezu konstanten Verlauf, während er 1h nach isovolämischer Hämodilution signifikant abnimmt und allmählich wieder auf den Initialwert ansteigt. Daraus ergibt sich für die Sauerstofftransportkapazität (**STK = Bfkap * CaO2 [ml O2/s]**) des kapillären Blutes nach der hypervolämischen Hämodilution ein signifikanter Anstieg, nach der isovolämischen eine Abnahme in Bezug auf den Initialwert.
Zur Berechnung dieser Größen werden die Werte des Sauerstoffpartialdruckes (pO2) und der Sauerstoffsättigung (SO2) im arteriellen Blut verwendet (siehe Abbildung 67).

Tabelle 61: Sauerstoffgehalt (CaO2) in der Mikrostrombahn [ml O2/100 ml Blut] vor und 1, 3, 6 sowie 24h nach iso- bzw. hypervolämischer Hämodilution

*isovolämisch*            *hypervolämisch*

| Zeit (h) | CaO2 [mlO2/100ml Bl.] Mw±s | proz. Änderung zum Initialwert | CaO2 [mlO2/100ml Bl.] Mw±s | proz. Änderung zum Initialwert | proz. Diff. (iso-hyp) |
|---|---|---|---|---|---|
| vor | 10,8±0,8 | – | 10,5±1,2 | – | +2,8% |
| 1 | 10,2±1,1 | **-5,6%** | 10,4±1,8 | -0,9% | -2,0% |
| 3 | 10,3±1,3 | -4,6% | 10,4± 1,8 | -0,9% | -0,9% |
| 6 | 10,6±1,2 | -1,9% | 10,5±1,1 | ±0% | +0,9% |
| 24 | 10,8±0,9 | ±0% | 10,7±1,3 | +1,9% | -0,9% |

(**Fettdruck** = signifikante Änderung < 1 %)

Tabelle 62: Sauerstofftransportkapazität (STK) in der Mikrostrombahn [$10^{-8}$ ml O2/s] vor und 1, 3, 6 sowie 24h nach iso- bzw. hypervolämischer Hämodiliution

*isovolämisch*            *hypervolämisch*

| Zeit (h) | STK [$10^{-8}$ ml O2/s] Mw±s | proz. Änderung zum Initialwert | STK [$10^{-8}$ ml O2/s] Mw±s | proz. Änderung zum Initialwert | proz. Differenz (iso-hyp) |
|---|---|---|---|---|---|
| vor | 0,33±0,12 | – | 0,35±0,13 | – | -6,1% |
| 1 | 0,22±0,09 | **-33,3%** | 0,67±0,31 | **+80,2%** | **-204,5%** |
| 3 | 0,24±0,11 | **-27,3%** | 0,41±0,14 | +17,1% | **-70,8%** |
| 6 | 0,29±0,13 | -12,1% | 0,39±0,09 | +11,4% | **-34,5%** |
| 24 | 0,35±0,13 | +6,1% | 0,34±0,12 | -2,9% | +2,9% |

(**Fettdruck** = signifikante Änderung < 1 %)

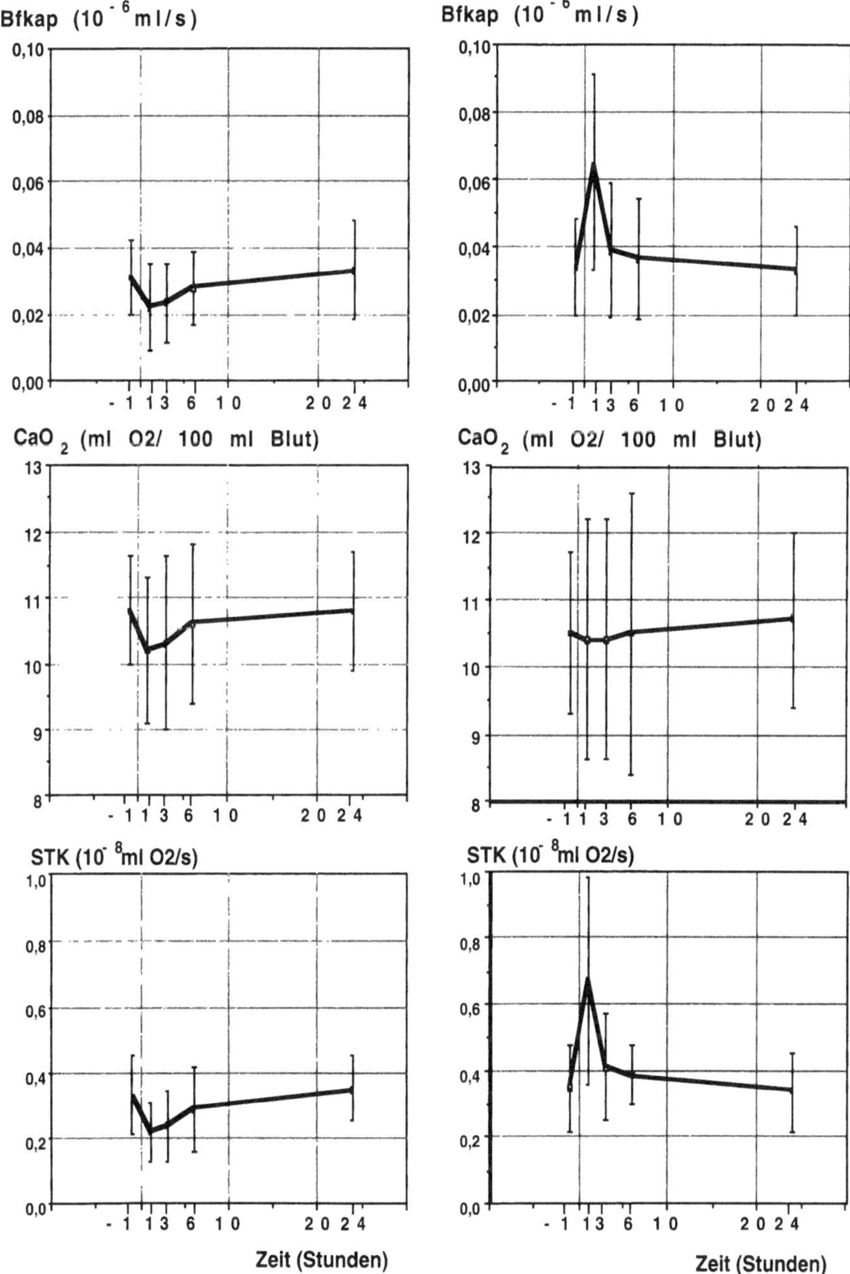



Abbildung 73: Blutfluß in den nutritiven Hautkapillaren (Bfkap), Sauerstoffgehalt (CaO2) und Sauerstofftransportkapazität (STK) in der Mikrostrombahn vor und 1, 3, 6 und 24h nach iso- (grauer Hintergrund) bzw. hypervolämischer Hämodilution (weißer Hintergrund)

## 1.2.6.7.  Reaktive  Hyperämie

**Dauer  der  reaktiven  Hyperämie  (s)**

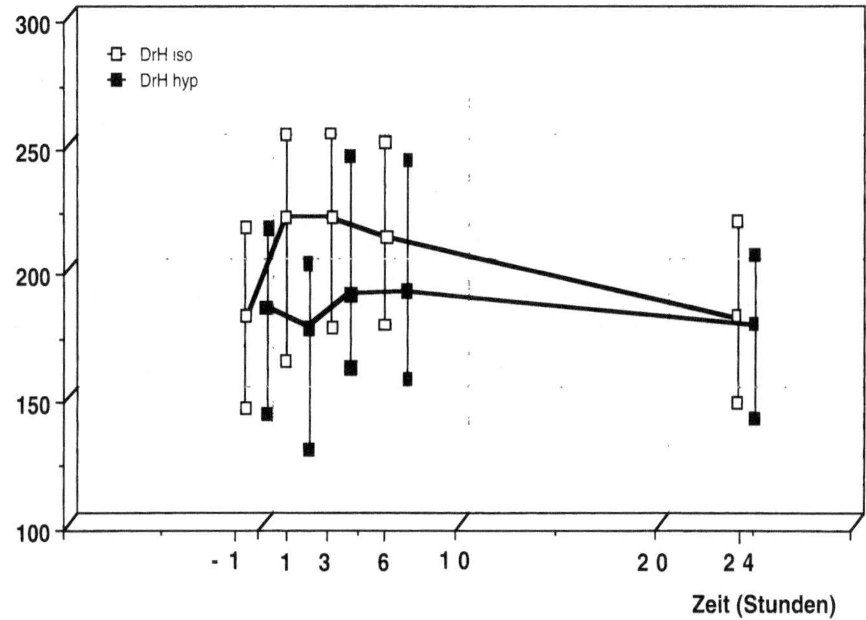


Abbildung 74:  Dauer der reaktiven Hyperämie vor und 1, 3, 6 und 24h nach iso- bzw
hypervolämischer Hämodilution (2,5% und 97,5%-Perzentile als Grenzen in
derselben Symbolik wie die jeweiligen mittleren Meßpunkte)

Eine sowie drei Stunden nach der isovolämischen   Hämodilution ist die
Dauer der reaktiven Hyperämie signifikant verlängert (p<0,05); nach der
hypovolämischen Hämodilution sind keine signifikanten Änderungen zu
beobachten.

Tabelle 63: Dauer der reaktiven Hyperämie (DrH) [s] vor und 1, 3, 6 sowie 24h nach iso- bzw. hypervolämischer Hämodilution

*isovolämisch*                              *hypervolämisch*

| Zeit (h) | DrH [s] Md (2,5%/97,5%) | proz. Änderung zum Initialwert | DrH [s] Md (2,5%/97,5%) | proz. Änderung zum Initialwert | proz. Diff. (iso-hyp) |
|---|---|---|---|---|---|
| vor | 180 (140/200) | – | 184 (140/200) | – | -2,2% |
| 1 | 220 (160/240) | **+22,2%** | 180 (120/220) | -2,1% | **+18,2%** |
| 3 | 220 (140/240) | **+22,2%** | 194 (160/240) | +5,4% | **+11,8%** |
| 6 | 210 (150/240) | +16,7% | 190 (160/220) | +3,3% | **+9,5%** |
| 24 | 180 (140/200) | ±0% | 184 (150/220) | ±0% | -2,2% |

(**Fettdruck** = signifikante Änderung < 1 %)

Der Unterschied zwischen der maximalen Fließgeschwindigkeit nach Stau und der Ruhegeschwindigkeit ($v_{max}$ - $v_{Ruhe}$) ist in allen Phasen nach beiden Hämodilutionsvarianten unverändert. Die Fließgeschwindigkeiten (in Ruhe und die maximale nach Stau nehmen nach isovolämischer Hämodilution (1h und 3h) signifikant ab, nach hypervolämischer (1h) zu (siehe Abbildung 75). Hierbei zeigen sich 1h und 3h nach isovolämischer Hämodilution identische Verläufe, so daß für diesen Zeitpunkt nur eine Darstellung erfolgt.

Tabelle 64: Ruhegeschwindigkeit der Erythrozyten in den Hautkapillaren ($v_{Ruhe}$) [mm/s] vor und 1, 3, 6 sowie 24h nach iso- bzw. hypervolämischer Hämodilution

*isovolämisch*                              *hypervolämisch*

| Zeit (h) | $v_{Ruhe}$ [mm/s] Mw±s | proz. Änderung zum Initialwert | $v_{Ruhe}$ [mm/s] Mw±s | proz. Änderung zum Initialwert | proz. Differenz (iso-hyp) |
|---|---|---|---|---|---|
| vor | 0,74±0,33 | – | 0,72±0,37 | – | +2,7% |
| 1 | 0,53±0,32 | *-28,4%* | 1,44±0,68 | *+100,0%* | *-171,7%* |
| 3 | 0,53±0,32 | *-28,4%* | 0,85±0,41 | +18,0% | *-60,4%* |
| 6 | 0,70±0,29 | -5,4% | 0,78±0,42 | +8,3% | -11,4% |
| 24 | 0,75±0,36 | +1,4% | 0,76±0,42 | +5,5% | -1,3% |

(*Fettdruck* = signifikante Änderung < 0.1 %)

Tabelle 65:     Maximalgeschwindigkeit der Erythrozyten in den Hautkapillaren nach dreiminütiger Ischämie ($V_{max}$) [mm/s] vor und 1, 3, 6 sowie 24h nach iso- bzw. hypervolämischer Hämodilution

| | *isovolämisch* | | *hypervolämisch* | | |
|---|---|---|---|---|---|
| Zeit (h) | $V_{max}$ [mm/s] Mw±s | proz. Änderung zum Initialwert | $V_{max}$ [mm/s] Mw±s | proz. Änderung zum Initialwert | proz. Differenz (iso-hyp) |
| vor | 1,40±0,48 | – | 1,42±0,45 | – | -1,4% |
| 1 | 1,20±0,44 | *-14,3%* | 2,10±1,00 | *+47,9%* | *-75,0%* |
| 3 | 1,20±0,44 | *-14,3%* | 1,61±0,57 | +13,3% | *-34,2%* |
| 6 | 1,30±0,49 | -7,2% | 1,50±0,48 | +5,6% | -15,3% |
| 24 | 1,42±0,48 | +1,4% | 1,44±0,51 | +1,4% | -1,4% |

(***Fettdruck*** = signifikante Änderung < 0.1 %)

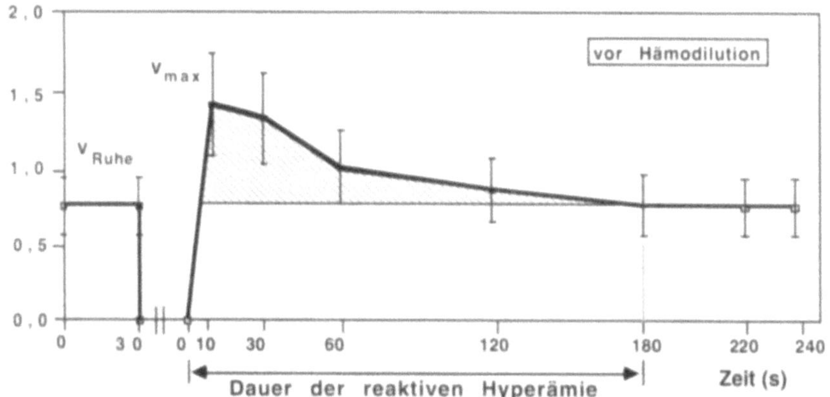


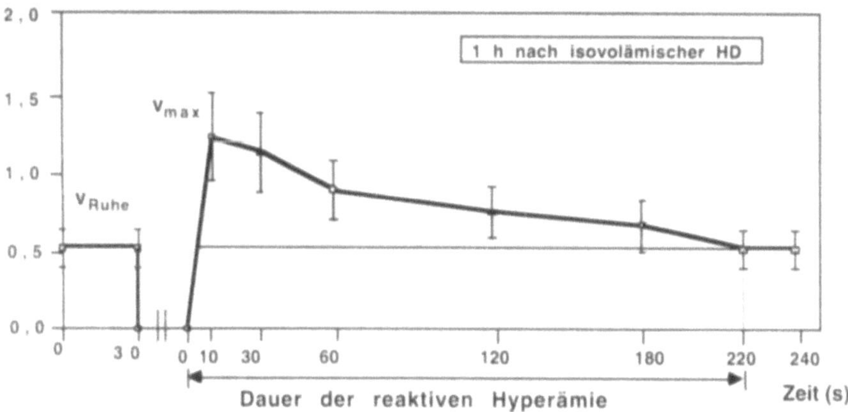


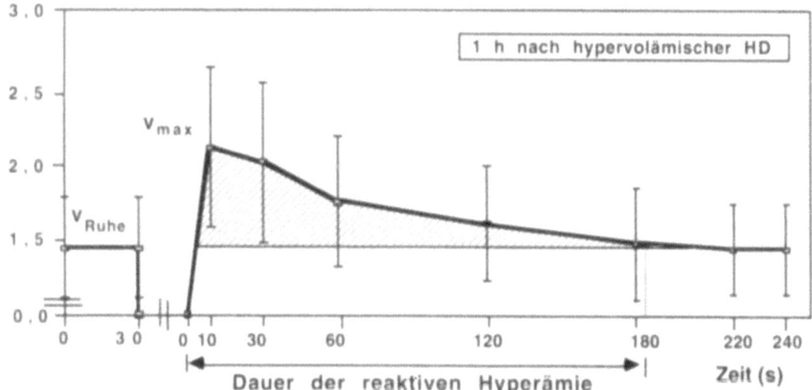


Abbildung 75: Reaktive Hyperämie als Funktion von Geschwindigkeit (v) und Zeit vor und 1h nach iso- bzw. hypervolämischer Hämodilution

## 1.2.7.  Laser-Doppler-Flux

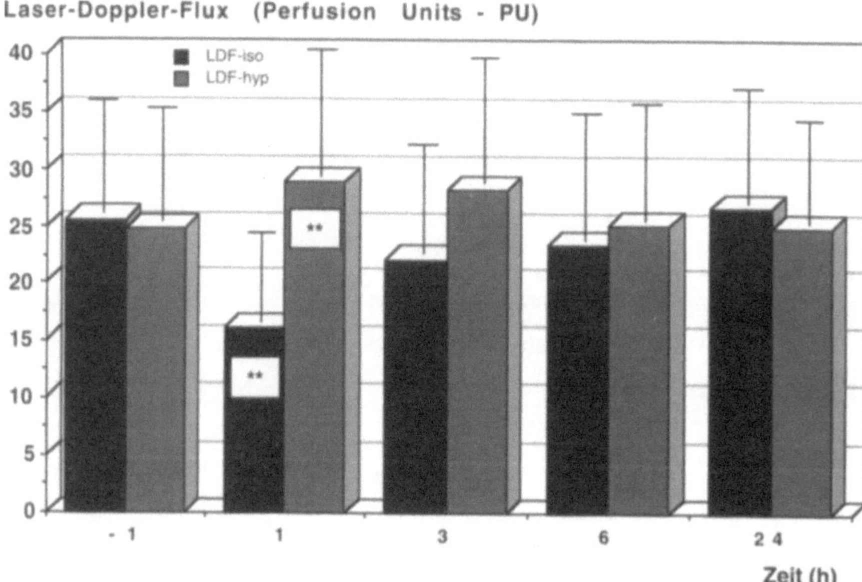


Abbildung 76:   Laser-Doppler-Flux (LDF) in Perfusion Units [PU] vor und 1, 3, 6 sowie 24h nach isovolämischer und hypervolämischer Hämodilution (** = p<0,01)

Analog zum Blutfluß in der Arteria carotis communis kommt es nach der isovolämischen Hämodilution zu einer Abnahme des Laser-Doppler-Fluxes, nach der hypervolämischen Hämodilution jedoch zu einem Anstieg.

Tabelle 66:   Laser-Doppler-Flux (LDF) [PU] vor und 1, 3, 6 sowie 24h  nach iso- bzw. hypervolämischer Hämodilution

|  | *isovolämisch* | | *hypervolämisch* | | |
|---|---|---|---|---|---|
| Zeit (h) | LDF [PU]<br>Md (2,5%/97,5%) | proz. Änderung<br>zum Initialwert | LDF [PU]<br>Md (2,5%/97,5%) | proz. Änderung<br>zum Initialwert | proz. Diff.<br>(iso-hyp) |
| vor | 25,5 (15,2/34,5) | – | 24,8 (14,0/33,0) | – | +2,7% |
| 1 | 16,1 (8,8/24,0) | **-36,9%** | 28,9 (20,1/38,9) | **+16,5%** | **-79,5%** |
| 3 | 22,1 (10,0/30,9) | -13,3% | 28,2 (14,2/37,3) | +13,7% | **-27,6%** |
| 6 | 23,3 (10,9/32,1) | -8,6% | 25,1 (16,3/34,4) | +1,2% | -7,8% |
| 24 | 26,6 (15,4/35,8) | +4,3% | 24,8 (14,2/34,0) | ±0% | +6,8% |

(**Fettdruck** = signifikante Änderung < 1 %)

Danach pendeln sich die Werte wieder auf die Initialwerte ein (siehe Abbildung 76). Die mit dem Laser-Doppler-Flux ermittelte Dauer der reaktiven Hyperämie als Antwort auf eine dreiminütige Ischämie zeigt nach beiden Hämodilutionsvarianten keine Veränderungen zu den Vorwerten.

### 1.2.8. Sauerstoffpartialdruck in Haut und Muskel

### 1.2.8.1. Transkutaner und konjunktivaler Sauerstoffpartialdruck

Das Verhalten des transkutan gemessenen Sauerstoffpartialdruckes nach iso- bzw. hypervolämischer Hämodilution zeigt Abbildung 77.
Vergleichbar zum Verhalten des kapillären Blutflusses in der Haut kommt es zu einer signifikanten Zunahme des transkutanen Sauerstoffpartialdruckes ($pO_2$) am Vorfuß nach 3h, transkonjunktival nach 1h und 3h sowie zu einem tendenziellen Anstieg transkutan am Arm. Anschließend fallen alle $pO_2$-Werte auf die Ausgangswerte zurück und erreichen diese nach 24h.
Nach der isovolämischen Hämodilution ist eine signifikante Abnahme in Bezug auf den Initialwert am Unterarm und am Vorfuß zu beobachten. Auch hier stellen sich nach 24h die Ausgangswerte ein.
Der transkonjunktivale Sauerstoffpartialdruck läßt keine statistisch nachweisbare Änderungen durch die isovolämische Hämodilution erkennen.

Tabelle 67: $pO_2$-Arm (transkutan) [mmHg] vor und 1, 3, 6 sowie 24h nach iso- bzw. hypervolämischer Hämodilution

|  | *isovolämisch* | | *hypervolämisch* | | |
|---|---|---|---|---|---|
| Zeit (h) | $pO_2$-Arm [mmHg] Md (2,5%/97,5%) | proz. Änderung zum Initialwert | $pO_2$-Arm [mmHg] Md (2,5%/97,5%) | proz. Änderung zum Initialwert | proz. Diff. (iso-hyp) |
| vor | 69 (55/81) | - | 67 (48/83) | – | +2,9% |
| 1 | 59 (44/70) | -14,5% | 88 (73/104) | **+31,3%** | **-49,1%** |
| 3 | 56 (47/63) | **-18,8%** | 85 (77/89) | +26,9% | **-51,8%** |
| 6 | 58 (50/61) | -15,9% | 76 (66/84) | +13,4% | **-31,0%** |
| 24 | 63 (51/75) | -8,7% | 72 (60/82) | +7,5% | -14,2% |

(**Fettdruck** = signifikante Änderung < 1 %)

Tabelle 68:  pO2-Fuß (transkutan) [mmHg] vor und 1, 3, 6 sowie 24h nach iso- bzw.
hypervolämischer Hämodilution

*isovolämisch*                          *hypervolämisch*

| Zeit (h) | pO2-Fuß [mmHg] Mw±s | proz. Änderung zum Initialwert | pO2-Fuß [mmHg] Mw±s | proz. Änderung zum Initialwert | proz. Diff. (iso-hyp) |
|---|---|---|---|---|---|
| vor | 78±17 | – | 79±19 | – | -1,3% |
| 1 | 66±19 | **-15,4%** | 89±15 | +12,7% | **-34,8%** |
| 3 | 70±15 | **-10,3%** | 93±16 | **+17,7%** | **-32,8%** |
| 6 | 76±22 | -2,6% | 83±24 | +5,1% | -9,2% |
| 24 | 74±18 | -5,1% | 81±17 | +2,5% | -9,5% |

(**Fettdruck** = signifikante Änderung < 1 %)

Tabelle 69:  pO2-Auge (transkonjunktival) [mmHg] vor und 1, 3, 6 sowie 24h nach iso- bzw.
hypervolämischer Hämodilution

*isovolämisch*                          *hypervolämisch*

| Zeit (h) | pO2-Auge [mmHg] Mw±s | proz. Änderung zum Initialwert | pO2-Auge [mmHg] Mw±s | proz. Änderung zum Initialwert | proz. Diff. (iso-hyp) |
|---|---|---|---|---|---|
| vor | 80±12 | – | 81±13 | – | -1,3% |
| 1 | 72±10 | -10,0% | 85±16 | **+5,0%** | **-18,1%** |
| 3 | 78±13 | -2,5% | 91±19 | **+12,3%** | **-16,7%** |
| 6 | 76±11 | -5,0% | 78±13 | -3,7% | -2,6% |
| 24 | 79±15 | -1,3% | 80±14 | -1,2% | -1,3% |

(**Fettdruck** = signifikante Änderung < 1 %)

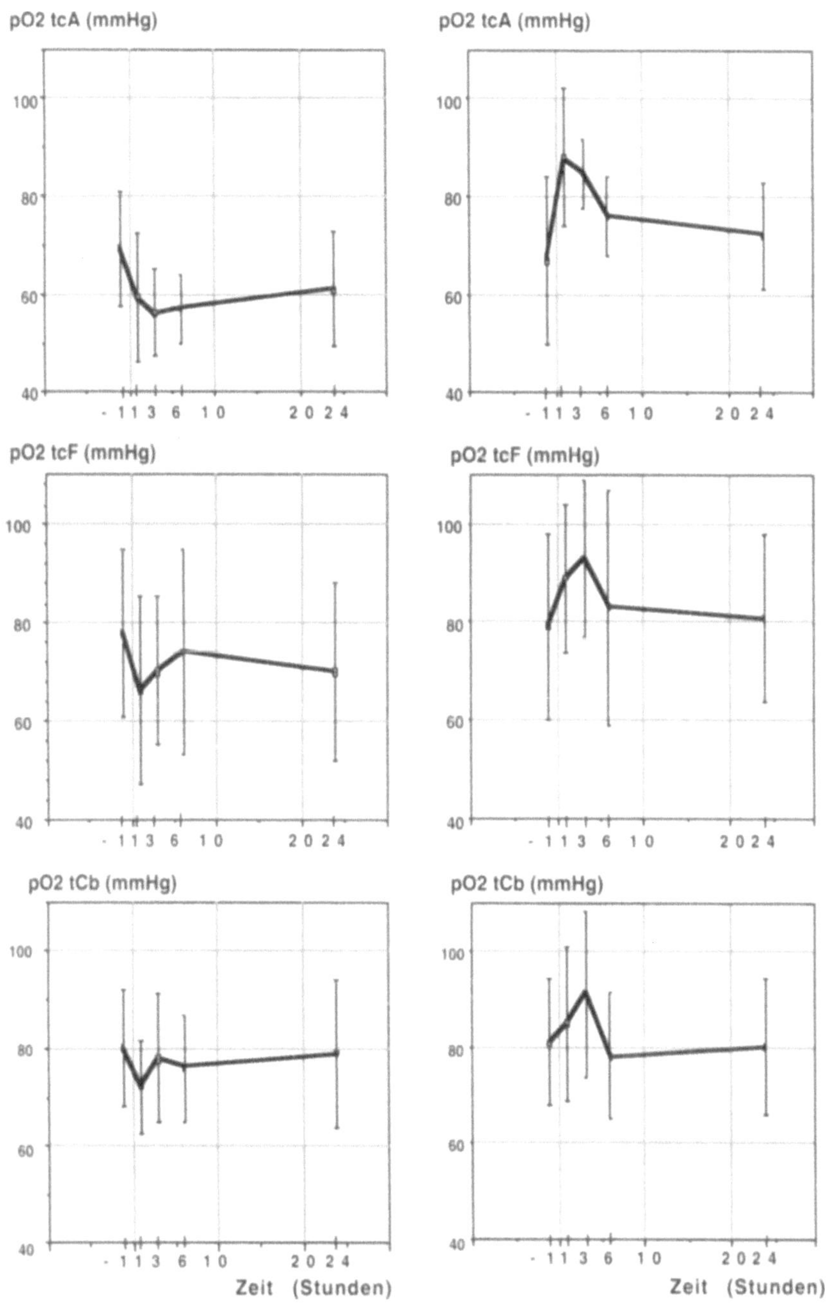


Abbildung 77: Transkutane Sauerstoffpartialdrücke am Arm (pO2-tcA) und Fußrücken (pO2-tcF) sowie der transkonjunktivale Sauerstoffpartialdruck (pO2-tCb) vor und 1, 3, 6 sowie 24h nach iso- (grauer Hintergrund) und hypervolämischer Hämodilution (weißer Hintergrund)

## 1.2.8.2. pO₂ intramuskulär im   Musculus tibialis anterior

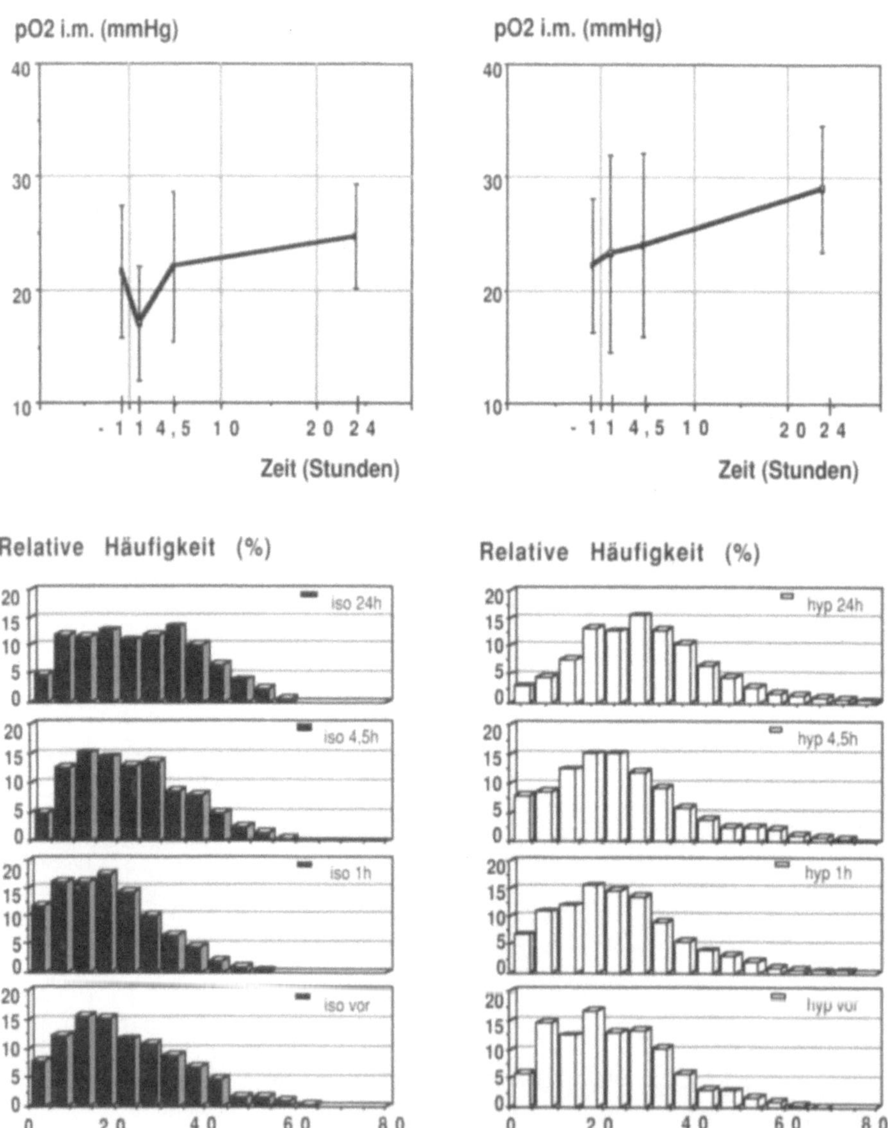



Abbildung 78: Intramuskulärer Sauerstoffpartialdruck (pO2-i.m.) vor und 1h, 4,5h sowie 24h nach iso- (grauer Hintergrund) und hypervolämischer (weißer Hintergrund) Hämodilution in Mittelwerts- (obere Graphik) und histographischer Darstellung (untere Graphik)

Intramuskulär verhält sich die Sauerstoffversorgung anders (Abbildung 78). Zwar liegt auch hier eine Stunde nach dem Ende der isovolämischen Hämodilution eine Abnahme des Sauerstoffpartialdruckes vor, im weiteren Verlauf kommt es jedoch zunächst zu einer tendenziellen, nach 24 Stunden jedoch zu einer signifikanten Zunahme des intramuskulären Sauerstoffpartialdruckes.

Bei hypervolämisch durchgeführter Hämodilution ist eine kontinuierliche Zunahme (bzw. Rechtsverschiebung) des intramuskulären Sauerstoffhistogramms zu beobachten. Im Gruppenvergleich sind die Werte des intramuskulären Sauerstoffpartialdruckes 24 Stunden nach Infusionsende für die hypervolämische Dilution signifikant (p<0,01) höher als für die isovolämische.

Tabelle 70:   pO2-i.m. (intramuskulär im Musculus tibialis anterior) [mmHg] vor und 1h, 4,5h  sowie 24h nach iso- bzw. hypervolämischer Hämodilution

|  | *isovolämisch* | | *hypervolämisch* | | |
| Zeit (h) | pO2-i.m. [mmHg] Mw±s | proz. Änderung zum Initialwert | pO2-i.m. [mmHg] Mw±s | proz. Änderung zum Initialwert | proz. Diff. (iso-hyp) |
|---|---|---|---|---|---|
| vor | 21,6±5,8 | | 22,2±5,9 | – | -2,8% |
| 1 | 17,0±4,8 | **-21,3%** | 23,3±4,5 | +4,9% | **-37,1%** |
| 4,5 | 22,0±6,6 | +1,9% | 24,0±8,1 | *+8,1%* | **-9,1%** |
| 24 | 24,7±4,6 | *+14,4%* | 29,0±5,6 | **+30,6%** | -17,4% |

(**Fettdruck** = signifikante Änderung < 1 %)
(*Kursiv* = signifikante Änderung < 5 %)

## 1.2.9.  Blut-pH,  Plasmalactat-  und  -pyruvatkonzentration

Der pH-Wert im arteriellen Blut nimmt nur nach der isovolämischen Hämodilution signifikant ab (bezogen auf den Initialwert).

Die Lactatkonzentration nimmt eine Stunde nach der isovolämischen Hämodilution signifikant, nach der hypervolämischen Hämodilution lediglich nur tendenziell ab (ähnlich im zeitlichen Verlauf). Dies gilt in ähnlicher Form für die Pyruvatkonzentration (siehe Abbildung 79).

Der Lactat/Pyruvat-Quotient verändert sich 1h nach iso- und hypervolämischer Hämodilution und sinkt signifikant (p<0,05) auf Werte zwischen 20 und 25 (um circa 18%) ab. Zu den restlichen Meßzeitpunkten bleibt der Lactat/Pyruvat-Quotient im Rahmen beider Hämodilutionsformen unverändert.

Tabelle 71: pH-Wert im arterialisierten Blut (pH) [-] vor und 1, 3, 6 sowie 24h nach iso-
bzw. hypervolämischer Hämodilution (Aufgrund fehlender signifikanter Unterschiede im
Gruppenvergleich (iso-hyp) wird auf die prozentuale Differenz in dieser Tabelle verzichtet.)

|  | *isovolämisch* | | *hypervolämisch* | |
|---|---|---|---|---|
| Zeit (h) | pH [-]<br>Md (2,5%/97,5%) | proz. Änderung<br>zum Initialwert | pH [-]<br>Md (2,5%/97,5%) | proz. Änderung<br>zum Initialwert |
| vor | 7,436 (7,425/7,448) | – | 7,434 (7,422/7,446) | – |
| 1 | 7,421 (7,410/7,428) | **-0,2%** | 7,433 (7,423/7,442) | ±0% |
| 3 | 7,414 (7,400/7,430) | **-0,3%** | 7,438 (7,424/7,448) | +0,05% |
| 6 | 7,440 (7,432/7,450) | +0,05 | 7,437 (7,424/7,447) | +0,04% |
| 24 | 7,441 (7,431/7,450) | ±0% | 7,435 (7,421/7,448) | ±0% |

(**Fettdruck** = signifikante Änderung < 1 %)

Tabelle 72: Plasma-Lactatkonzentration (Lactat) [mg/l] vor und 1, 3, 6 sowie 24h nach iso-
bzw. hypervolämischer Hämodilution

|  | *isovolämisch* | | *hypervolämisch* | | |
|---|---|---|---|---|---|
| Zeit (h) | Lactat [mg/l]<br>Mw±s | proz. Änderung<br>zum Initialwert | Lactat [mg/l]<br>Mw±s | proz. Änderung<br>zum Initialwert | proz. Diff<br>(iso-hyp) |
| vor | 160,7±24,9 | – | 154,5±27,9 | – | +3,9% |
| 1 | 98,8±22,6 | *-38,5%* | 122,5±26,9 | -20,7% | **-24,0%** |
| 3 | 105,0±22,5 | -34,7% | 138,0±15,5 | -10,7% | *-31,4%* |
| 6 | 115,3±24,6 | -28,3% | 152,3±25,8 | -1,4% | *-32,1%* |
| 24 | 154,7±22,9 | -3,7% | 152,5±24,3 | -1,3% | +1,4% |

(**Fettdruck** = signifikante Änderung < 1 %)
(*Kursiv* = signifikante Änderung < 5 %)

Tabelle 73: Plasma-Pyruvatkonzentration (Pyruvat) [mg/l] vor und 1, 3, 6 sowie 24h nach iso- bzw. hypervolämischer Hämodilution

|  | *isovolämisch* | | *hypervolämisch* | | |
| --- | --- | --- | --- | --- | --- |
| Zeit (h) | Pyruvat [mg/l]<br>Mw±s | proz. Änderung<br>zum Initialwert | Pyruvat [mg/l]<br>Md (2,5%/97,5%) | proz. Änderung<br>zum Initialwert | proz. Diff<br>(iso-hyp) |
| vor | 4,7±0,6 | – | 4,2 (3,4/5,0) | – | +10,6% |
| 1 | 3,7±0,6 | **-21,2%** | 3,9 (3,2/4,4) | -7,1% | -5,4% |
| 3 | 3,4±0,3 | **-27,7%** | 4,2 (3,2/5,0) | ±0% | **-23,5%** |
| 6 | 3,7±0,8 | -21,2% | 4,4 (3,5/5,1) | +4,5% | -18,9% |
| 24 | 4,6±0.6 | -2,1% | 4,4 (3,3/5,2) | +4,5% | +4,3% |

(**Fettdruck** = signifikante Änderung < 1 %)

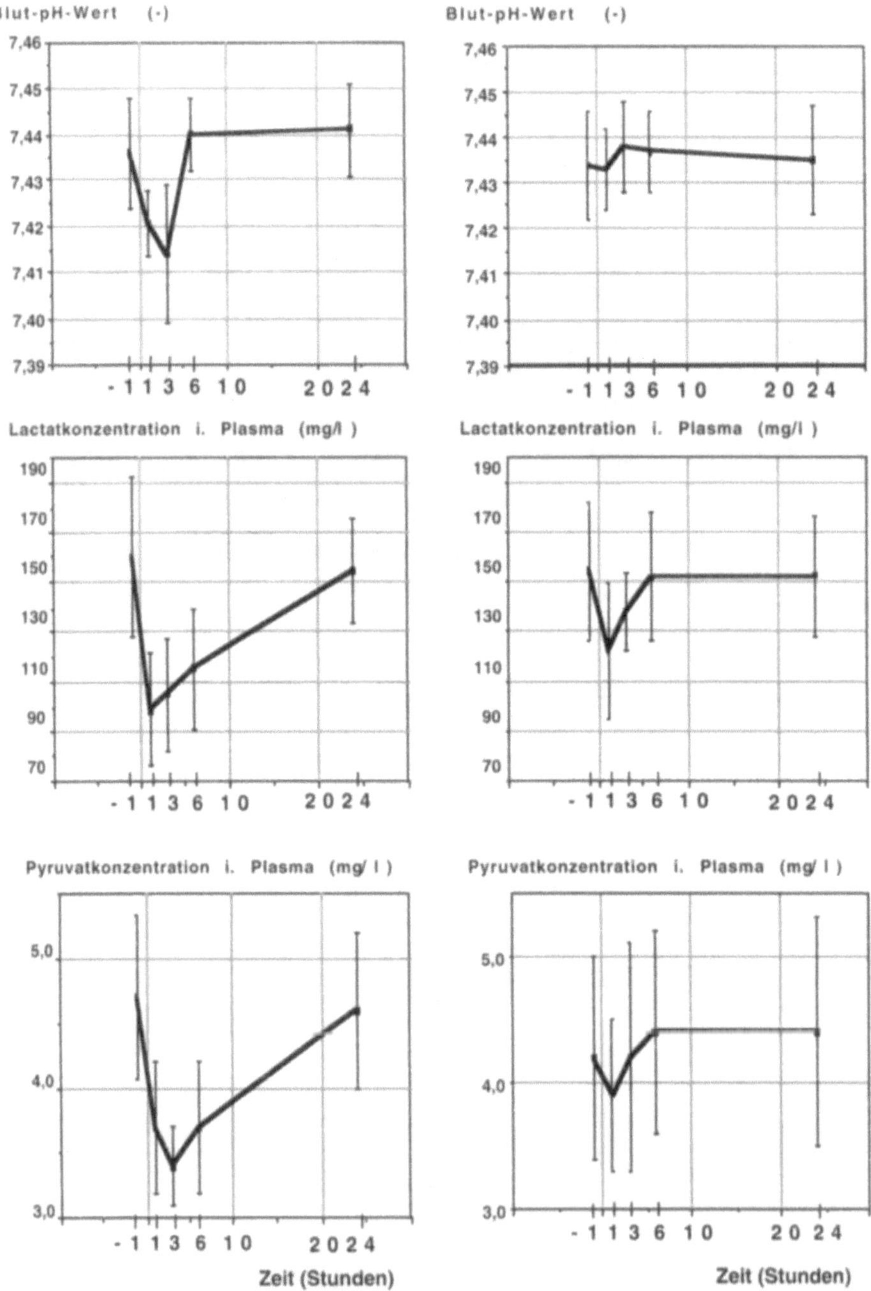



Abbildung 79: Metabolische Parameter (ph-Wert im Blut, Lactat- und pyruvatkonzentration i. Plasma) vor und 1, 3, 6 sowie 24h nach iso- (grauer Hintergrund) und hypervolämischer Hämodilution (weißer Hintergrund)

## 1.2.10.  Überblick  über  die  relativen  Änderungen  der  Parameter

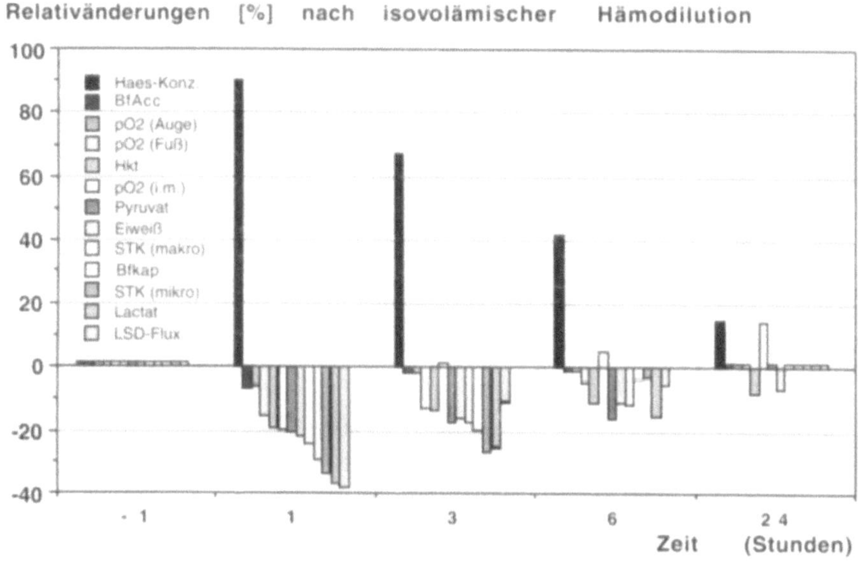


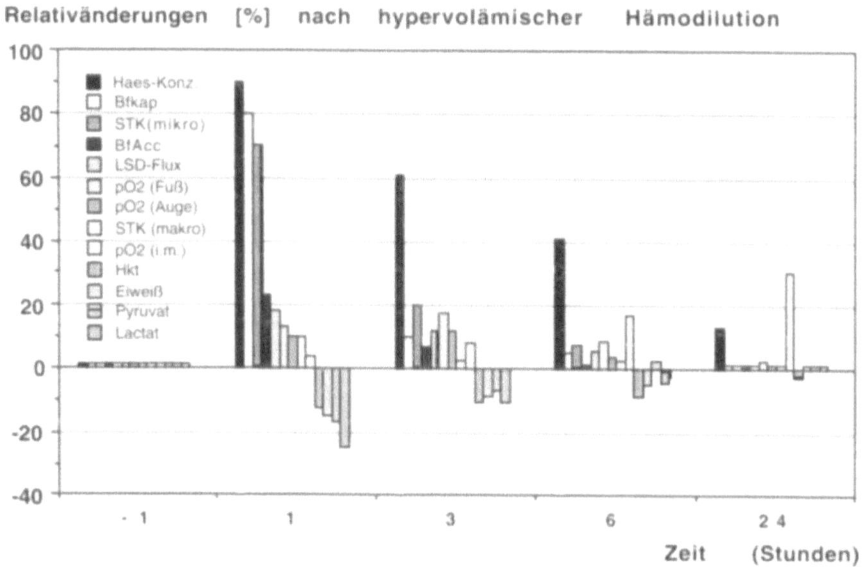


Abbildung 80:  Relativänderungen (%) der Parameter (in Bezug auf die Initialwerte) zu den 1, 3, 6 sowie 24h-Werten nach iso- und hypervolämischer Hämodilution *(Parameterkürzel sind im Kapitel Abkürzungen nachzusehen)*

## 2. MEHRFACHDILUTION BEI DER PAVK II

*H. Kiesewetter, J. Blume, A. Birk, F. Jung*

Bei Hämatokritwerten zwischen 45% und 48% kann eine hyper- oder isovolämische Hämodilution erwogen werden. Für multimorbide Patienten eignet sich als kolloidale Lösung besonders 6% Haes 200/0,5. Im Rahmen einer kontrollierten Studie [171] sollte geprüft werden, ob die hypervolämische der isovolämischen Hämodilution bei multimorbiden älteren Patienten mit PAVK II überlegen ist.

**Mehrfachdilution bei PAVK II**

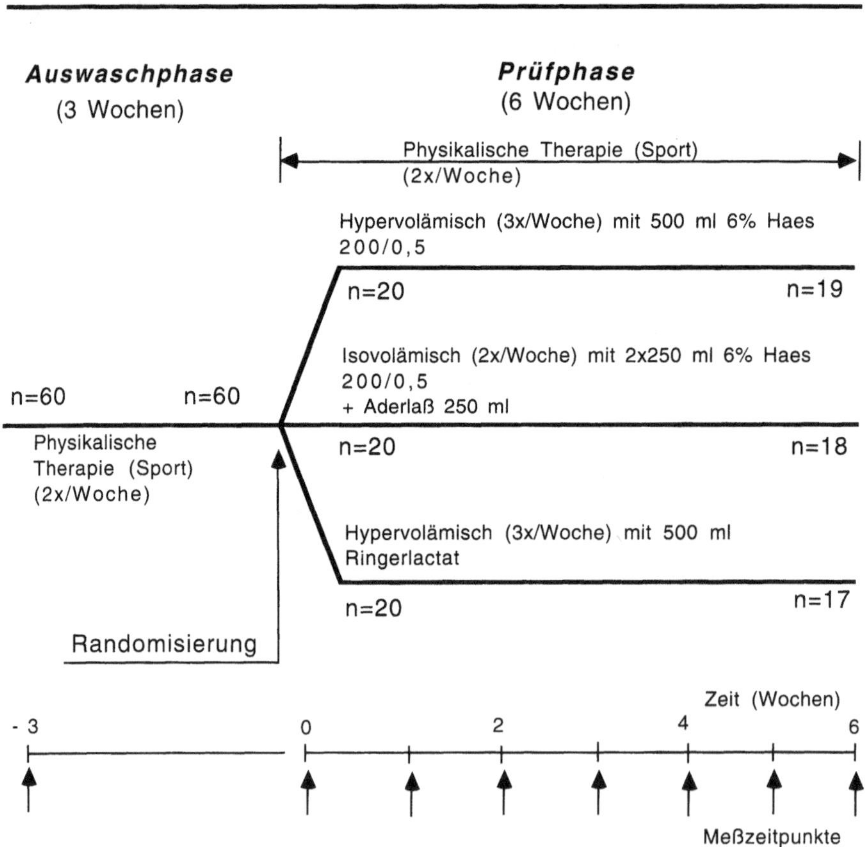


Abbildung 81: Studienablauf

60 Patienten mit PAVK II (siehe Kapitel II, 1.1.) wurden in die Studie aufgenommen und nach der Auswaschphase randomisiert in 3 Gruppen à 20 Patienten eingeteilt. Gruppe 1 und 3 wurde doppelblind und placebokontrolliert hypervolämisch dreimal pro Woche 500 ml 6% Haes 200/0,5 (HAES steril® 6%, Fresenius AG) (Gruppe 1) bzw. Ringerlactat (Gruppe 3) infundiert. Bei der isovolämischen Hämodilution wurden jede Woche zweimal 500 ml 6% Haes 200/0,5 infundiert und im Anschluß an jede Infusion 250 ml Blut entnommen (Gruppe 2). So wurde den Patienten zwischen 1 und 3 Liter Blut entnommen. War der Hämatokrit kleiner als 42%, so wurde nicht isovolämisch diluiert.

Alle Patienten wurden sowohl während der Auswaschphase (3 Wochen) als auch während der Prüfphase (6 Wochen) zweimal wöchentlich physikalisch therapiert. Abbildung 81 zeigt den Ablaufplan der Untersuchung.

Die Gruppen waren für die konfirmatorische Zielgröße und die explorativen Größen strukturgleich.

Die schmerzfreie Gehstrecke nahm in der Gruppe 1 (hypervolämische Hämodilution) von 187 m auf 255 m, also um 37%, in der Gruppe 2 (isovolämische Hämodilution) von 194 m auf 253 m, also um 30% zu, in der "Placebogruppe" (Gruppe 3) von 167 m auf 201 m, also um 20%. In allen drei Gruppen nahm die schmerzfreie Gehstrecke hochsignifikant zu ($p<0,01$). Beim Gruppenvergleich unterschieden sich die hyper- und isovolämische von der Kontrollgruppe signifikant ($p<0,05$), die hyper- gegen die isovolämische Dilutionsgruppe aber nicht (Abbildung 82).

Der Hämatokrit wurde in Gruppe 1 von 48 % auf 45 % um 5,8% abgesenkt, in der Gruppe 2 von 48 % auf 41 % um 16,5% und in der "Placebogruppe" (Gruppe 3) von 48 % auf 47 % um 2,7% (Abbildung 83).

Die Plasmaviskosität reduzierte sich in der Gruppe 1 von 1,34 mPas auf 1,31 mPas um 2,2%, in der Gruppe 2 von 1,38 mPas auf 1,32 mPas um 4,3% und in der Gruppe 3 von 1,37 mPas auf 1,35 mPas um 1,5% (Abbildung 84).

Die Erythrozytenaggregation wurde in der Gruppe 1 von 17,8 auf 16,4 um 7,9%, in der Gruppe 2 von 17,9 auf 16,0 um 10,6% und in der Gruppe 3 von 17,8 auf 17,2 um 3,4% reduziert.

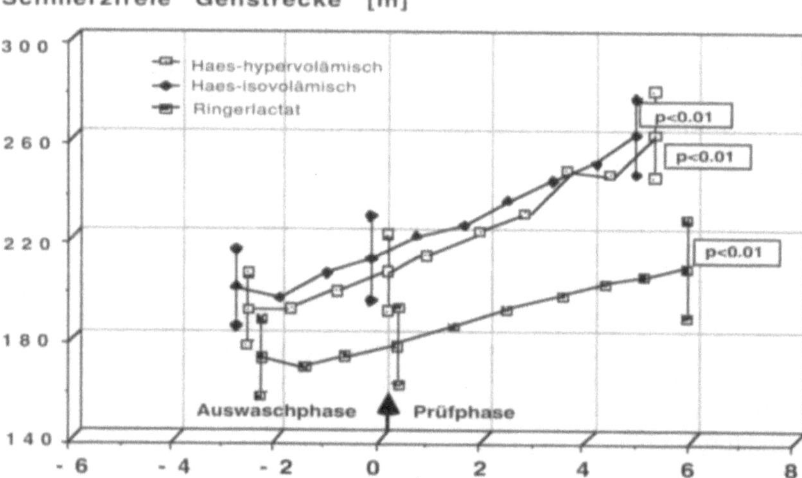


Abbildung 82: Schmerzfreie Gehstrecke für die drei Gruppen über den Behandlungszeitraum (p: Signifikanzniveau im Gruppenvergleich - Initialwert
zu letztem Wert; Grenzen des 1 s-Bereiches mit derselben Symbolik
wie die jeweiligen gemittelten Meßpunkte)

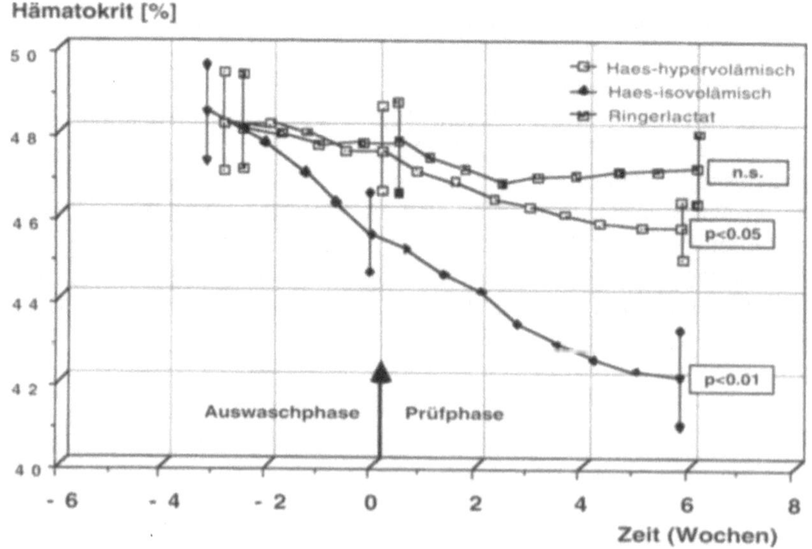


Abbildung 83: Systemischer Hämatokrit für die drei Gruppen über den Behandlungszeitraum (p: Signifikanzniveau im Gruppenvergleich - Initialwert
zu letztem Wert; Grenzen des 1 s-Bereiches mit derselben Symbolik
wie die jeweiligen gemittelten Meßpunkte)

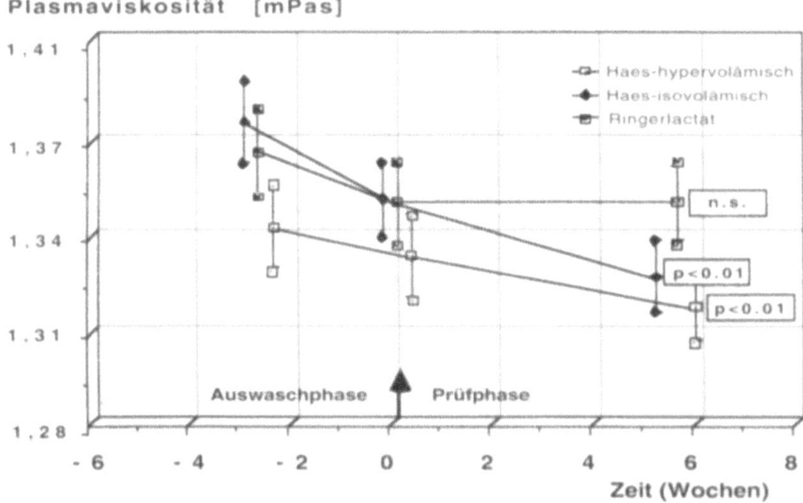


Abbildung 84: Plasmaviskosität für die drei Gruppen über den Behandlungszeitraum (p: Signifikanzniveau im Gruppenvergleich - Initialwert zu letztem Wert; Grenzen des 1 s-Bereiches mit derselben Symbolik wie die jeweiligen gemittelten Meßpunkte)

## *Merke:*

Der Einsatz von HAES steril[®] 6% 200/0,5 (Fresenius AG) bringt sowohl für die hyper- als auch für die isovolämische Hämodilution bei polymorbiden älteren Patienten mit PAVK II einen klinischen Benefit. Durch die hypervolämische Hämodilution ist im Vergleich zur isovolämischen nur ein tendenziell (nicht signifikant) besseres klinisches Ergebnis zu erzielen, da wahrscheinlich durch parallele Infusion und Aderlaß bei der isovolämischen Hämodilution keine Hypovolämie entsteht.

## 3.  ZUSAMMENFASSUNG

*H. Kiesewetter, J. Koscielny, F. Jung*

Der hyperonkotische kolloidosmotische Druck der 10% igen Haes-Lösung bewirkt eine Zunahme des Intravasalvolumens, indem freies Gewebswasser in das Gefäßsystem strömt [206]. Bei einem Volumenexpansionseffekt von circa 50% ist unmittelbar nach der hypervolämischen Hämodilution eine Zunahme des Intravasalvolumens von 750 ml (500 ml Haes und 250 ml Gewebswasser), nach der isovolämischen nur eine Zunahme von 250 ml (nur Gewebswasser wegen des Aderlasses von 500 ml) zu erwarten. Durch die Volumenüberladung des Gefäßsystems wird das Blut verdünnt [245]. Nach der isovolämischen Hämodilution ist der Verdünnungseffekt durch den Aderlaß ausgeprägter. Abgeschätzt aus der Gesamteiweißkonzentration (Abbildung 62) ist die Verdünnung des Plasmas, eine Stunde nach der isovolämischen Hämodilution 22%, nach der hypervolämischen nur 14%. Mit den Konzentrationsänderungen des Albumins (Abbildung 63) werden die Plasmaverdünnungen fast bestätigt. Für die hypervolämische Infusion von 500 ml HAES steril® 10% (200/0,5) ergibt sich somit ein Mischungsverhältnis von 4,1 zu 1 (Plasma zu Hydroxyäthylstärke) und für die isovolämische Dilution von 3,7 zu 1. Die Hydroxyäthylstärkekonzentration ist nach der isovolämischen Hämodilution deshalb zu allen Meßzeitpunkten signifikant höher als nach der hypervolämischen (Abbildung 59).
Würde so schnell infundiert, daß keine renale Ausscheidung der Haes-Lösung erfolgen könnte, wäre für das oben kalkulierte Mischungsverhältnis unmittelbar nach der isovolämischen Dilution eine mittlere Hydroxyäthylstärkekonzentration von 10,3 g pro 1 Liter Plasma und nach der hypervolämischen von 9,0 g zu erwarten. Die tatsächlich gemessenen mittleren Hydroxyäthylstärkekonzentrationen betragen aber eine Stunde nach der isovolämischen Dilution nur 9,4 g und nach der hypervolämischen nur 7,6 g, so daß anscheinend bereits 95 bzw. 140 mg renal ausgeschieden oder in den Extravasalraum übergetreten sind.

---

**Eine Stunde nach Infusionsende liegen noch  91% (isovolämisch) bzw. 84% (hypervolämisch) der Hydroxyäthylstärke intravasal vor.**

---

In der reinen Hydroxyäthylstärkelösung ist das mittlere Molekulargewicht (MW) 200.000 Dalton. Die meisten Moleküle haben ein Molekulargewicht zwischen 7.000 und 20.000 Dalton (siehe Abbildungen 60 a-d). Während der Infusion und unmittelbar danach verschiebt sich die Molekülverteilung (instationärer Zustand), verändert sich aber zwischen 1 und 24 Stunden nach Infusionsende nur noch wenig. In dieser Zeitspanne ist das mittlere Molekulargewicht ungefähr 100.000 Dalton. Das häufigste Molekulargewicht liegt zwischen 40.000 und 60.000 Dalton. Die Konzentrationen der kleinen Moleküle (7.000-40.000) und der großen Moleküle (> 120.000) nehmen relativ stärker ab als die Konzentration der mittelgroßen Moleküle (41.000-120.000). In Übereinstimmung mit den Ergebnissen von FÖRSTER [11, 69, 70] lassen sich diese Konzentrationsverschiebungen mit einer renalen Elimination der kleineren Moleküle (<40.000) [17, 18, 52, 53, 69, 70, 342] sowie einer Aufspaltung der hochmolekularen (>120.000) in mittelmolekulare Hydroxyäthylstärkemoleküle (41.000-120.000) während und unmittelbar nach der Infusion erklären. Die Geschwindigkeit der enzymatischen Degradation hängt vom Substitutionsgrad und -ort der Hydroxyäthylstärke ab [17, 18, 204, 205, 344, 407]. Über die genauen biochemischen Mechanismen der Aufspaltung (Degradation) wird noch diskutiert [11, 70, 245, 286, 342]. Zu einem geringen Teil können die größeren Hydroxyäthylstärkemoleküle - im retikuloendothelialen System (RES) - gespeichert werden [245, 286, 342]. Die renale Ausscheidung führt zu einer stetigen Abnahme der Gesamtkonzentration der Hydroxyäthylstärke (Abbildung 59) mit einer Eliminationshalbwertszeit von circa 4 Stunden [407].

Das Mittlere Molekulargewicht der Hydroxyäthylstärke 200/0,5 10% fällt bereits eine Stunde nach Infusionsende auf 100.000 Dalton im Plasma ab. Die Eliminationshalbwertzeit beträgt circa 4 Stunden.

Die in der Literatur beschriebene Hyperamylasämie nach Gabe von Hydroxyäthylstärke wurde auch in dieser Studie gefunden (Abbildung 61). Es wird vermutet, daß ein Teil der vermehrten Amylaseaktivität im Serum durch eine Enzym-Substrat-Komplexbildung und ein anderer Teil durch eine Enzyminduktion in der Leber bedingt ist [83, 245]. Die Induktion könnte durch die große strukturelle Ähnlichkeit von Hydroxyäthylstärke mit Glykogen erklärt werden [299].

Der Amylaseanstieg nach Haes-Infusion ist nicht im Sinne einer "induzierten Pankreatitis" zu verstehen, da die Serumlipase konstant bleibt und die $\alpha$-Amylase-Clearance nicht ansteigt, sondern sogar signifikant abfällt [83, 204].

Die intravasale Volumenerhöhung von 750 ml dürfte die Ursache für die signifikante Blutflußzunahme in der Arteria carotis communis eine Stunde nach der hypervolämischen Hämodilution (um circa 23%) sein,

während zur gleichen Zeit nach der isovolämischen trotz des Expansionseffektes von 250 ml *keine signifikante* Veränderung des Blutflusses in der Makrostrombahn auftritt (Abbildung 68). Bei der isovolämischen Dilution nach dem Aderlaß von 500 ml Blut besteht zunächst eine Hypovolämie, die zu einer Abnahme des Blutflusses in der Makrostrombahn führt. Erst nach der Infusion von 500 ml Hydroxy-äthylstärke wird die Flußabnahme nur langsam kompensiert (zum 3-Stundenzeitpunkt ist der Blutfluß wieder auf dem Ausgangsniveau). Werden Infusion und Aderlaß gleichzeitig durchgeführt, kommt es hingegen direkt zu einer Blutflußzunahme [23, 182, 185, 187, 262, 273, 388]. Der Laser-Doppler-Flux entspricht den Durchblutungsverhältnissen in der Makrostrombahn. So zeigt sich durch die hypervolämische Hämodilution eine signifikante Flußzunahme nach einer Stunde um 17% (in der Makrostrombahn um 23%). Die Abnahme nach der isovolämischen Hämodilution (circa 18%) kann neben der Hypovolämie durch den vorgeschalteten Aderlaß auch mit einer erniedrigten Konzentration der fließenden Erythrozyten in der peripheren Makrostrombahn erklärt werden   (Abbildung 76).
In Folge der Flußzunahme nach der hypervolämischen Dilution in der Makrostrombahn nimmt auch die kapilläre Erythrozytengeschwindigkeit zu (Abbildung 75; Tabellen 63 und 64). Die Zunahme des kapillären Blutflusses in der Haut beträgt zum 3-Stundenzeitpunkt 88%. Danach nimmt der Fluß wieder ab, erreicht jedoch auch nach 24 Stunden noch nicht den Ausgangswert (Abbildung 73). Ähnlich wie in der Makro-strombahn ist nach der isovolämischen Hämodilution auch eine Abnahme des kapillären Blutflusses von 29% zu beobachten.
Die Elimination des Sauerstoffdefizits nach dreiminütigem arteriellen Stau erfolgt nach der isovolämischen Hämodilution wegen der reduzierten Sauerstofftransportkapazität durch eine verlängerte reaktive Hyperämie (Abbildung 74). Nach der hypervolämischen Hämodilution steigert ein erhöhter Ruhefluß in der Mikro- und Makrostrombahn die Sauerstoff-transportkapazität sogar, so daß die reaktive Hyperämie *nicht verlängert*  ist (Abbildungen 68 und 73).

**Nach der hypervolämischen Hämodilution steigen die  Blutflüsse in der Makro- und Mikrostrombahn, nach der isovolämischen fallen sie ab.**
**Die  vasomotorische Reserve ist nur nach der  isovolämischen Dilution gesteigert.**

Auch die Wirkungen der iso- und der hypervolämischen Hämodilution auf die Sauerstoffversorgung von Haut und Muskel (Abbildungen 77 und 78) unterscheiden sich. Während in der Frühphase - bis zu drei Stunden nach

Ende der isovolämischen Hämodilution - Abnahmen des transkutanen und des Gewebe-Sauerstoffdruckes zu beobachten sind, führt die hypervolämische Dilution sofort zu einem Anstieg dieser Größen. Nach 24 Stunden werden jedoch in der Muskulatur für beide Hämodilutionsformen signifikant erhöhte Sauerstoffdrücke registriert. Es muß angenommen werden, daß dieser Sauerstoffanstieg im Muskelgewebe auf die Verbesserung der Fließfähigkeit des Blutes zurückzuführen ist. Vergleichbare Befunde nach einer hypervolämischen Hämodilution haben bereits LANDGRAF und EHRLY [226, 227] veröffentlicht.

Die Abnahme der transkutanen und muskulären Sauerstoffpartialdrücke nach der isovolämischen Dilution lassen sich mit einer Reduktion des mikrozirkulatorischen Blutflusses und des Sauerstoffgehaltes im arteriellen Blut infolge einer starken Abnahme der Hämoglobinkonzentration erklären (Abbildung 67).

> **Die Sauerstoffversorgung** von Haut und Muskel wird durch die hypervolämische Hämodilution von Beginn an bis zu 24 Stunden später verbessert, durch die isovolämische Dilution steigt der Muskelsauerstoffdruck erst nach 24 Stunden an.

Die Verbesserungen der Fließfähigkeit des Blutes durch eine Hämodilution mit mittelmolekularer Hydroxyäthylstärke wurden bereits von verschiedenen Autoren [108, 226, 227] beschrieben. Die Abnahmen von Plasmaviskosität und Erythrozytenaggregation (Abbildung 64) hängen sowohl von der Höhe des Ausgangswertes [93, 226] als auch von der Infusionsgeschwindigkeit ab [207]. So ist bei initial stark erhöhter Plasmaviskosität eine stärkere Abnahme nach Infusionsende zu beobachten [93, 226]. Sowohl die Plasmaviskosität als auch die Erythrozytenaggregation fallen spätestens eine Stunde nach Infusionsende ab, wenn die Hydroxyäthylstärke auf ein mittleres Molekulargewicht von 100.000 Dalton intravasal abgesunken ist.

Die spontane Aggregation der Thrombozyten wird nach beiden Dilutionsformen nur geringfügig beeinflußt, wie in mehreren Studien vorher bereits beobachtet wurde [173, 178, 180, 182, 341]. Es scheint wahrscheinlich, daß nach Gabe von mittelmolekularer Hydroxyäthylstärke nur ein geringfügiger "Coating-Effekt" an den Thrombozyten auftritt. Auch der Einfluß der Hydroxyäthylstärke auf die Plättchenadhäsion und die Zahl der zirkulierenden Plättchenaggregate wird als nicht nachweisbar bis gering [353, 356] angegeben. Für Dextrane wird dagegen ein starker "Coating-Effekt" beschrieben [26].

Die Abnahme des systemischen Hämatokritwertes (Abbildung 64) nach der isovolämischen Hämodilution ist einerseits auf die Zellentnahme beim

Aderlaß, andererseits auf die Verdünnung infolge der Infusion von 500 ml HAES steril® 10%, nach der hypervolämischen Hämodilution nur auf den Verdünnungseffekt zurückzuführen. Der allmähliche Wiederanstieg (Abbildungen 64 und 65) des systemischen Hämatokritwertes nach beiden Dilutionsarten ist auf eine Ausschüttung von reifen Blutzellen (Erythrozyten, Leukozyten, Thrombozyten [96, 376, 377]) und auf die nach der Infusion stetig abnehmende Konzentration der Hydroxyäthylstärke (Reduktion der Hypervolämie durch renale Elimination) zurückzuführen.

Der Kapillarhämatokrit wird nach beiden Hämodilutionsarten nur halb so stark abgesenkt (Abbildungen 71 und 72) wie der systemische. Diese Befunde decken sich mit denen von MIRHASEMI [262], der mit Hilfe eines optischen Verfahrens im Tiermodell zeigen konnte, daß nach normovolämischer Hämodilution der systemische Hämatokrit stark, der Kapillarhämatokrit nur schwach beeinflußt werden.

Die ausgeprägte Hämatokrit- und Plasmaviskositätsabnahme (Abbildung 64) durch die isovolämische Hämodilution bewirkt eine Zunahme des Schlagvolumens und damit eine Abnahme der Herzfrequenz (Abbildung 66).

***Merke:***

---

**Eine Hydroxyäthylstärke-Infusion (200/0,5 6% bzw. 10%) senkt den Hämatokrit, die Plasmaviskosität und die Erythrozytenaggregation. Die Plasmaviskosität wird oft erst 1 h nach dem Infusionsende reduziert, wenn intravasal eine Hydroxyäthylstärke mit einem Molekulargewicht von 100.000 Dalton vorliegt. Der Kapillarhämatokrit wird deutlich schwächer beeinflußt als der systemische Hämatokrit. Die rheologischen Effekte sind bei der isovolämischen Dilution stärker ausgeprägt als bei der hypervolämischen.**

---

Die metabolischen Parameter, wie Lactat- und Pyruvatkonzentration im Blut, zeigen nach beiden Hämodilutionsvarianten Abnahmen in der Frühphase (Abbildung 79). Im wesentlichen sind diese auf die Verdünnungseffekte zurückzuführen. Da in der peripheren Muskulatur ein erhöhter Sauerstoffpartialdruck gemessen (Abbildung 78) wird und der Lactat/Pyruvat-Quotient zu diesem Zeitpunkt reduziert ist, kann eine Verschiebung der Stoffwechsellage zu einer mehr aeroben angenommen werden.

Der Blut-pH-Wert sinkt nur in der Frühphase nach der isovolämischen Hämodilution aufgrund eines erhöhten Angebotes saurer Valenzen durch die Haes-Lösung [245] und des Verlustes von Blutpufferkapazität durch den Aderlaß [245, 408, 409] ab, bleibt aber dennoch im physiologischen Bereich.

Die hypervolämische Einmaldilution mit HAES steril® 10% (200/0,5) ist der isovolämischen überlegen. Muß ein Aderlaß vorgenommen werden, sollte dieser über einen zweiten Zugang zeitgleich mit der Infusion oder bei nur *einem* Zugang nach der vorgeschalteten Infusion erfolgen. Bei der PAVK ist die hypervolämische Mehrfachdilution mit HAES steril® 6% (200/0,5) der isovolämischen nur tendenziell überlegen.

# 4. PRAKTISCHE HINWEISE ZUR HÄMODILUTION

*J. Koscielny, H. Kiesewetter*

## I. Form der Hämodilution:

---

Volumenbelastbare Patienten:
**hypervolämische Hämodilution**
gute Erfahrungen liegen vor bis 1 Liter Hydroxyäthylstärke/Tag (10% Haes 200/0,5)

Sonstige Patienten:
**isovolämische Hämodilution**
250 bis 500 ml Aderlaß bei Vorgabe der gleichen Menge Hydroxyäthylstärke (6% Haes 200/0,5 oder 10% Haes 200/0,5)

## II. Durchführung einer Hämodilution mit Aderlaß:

---

Ein venöser Zugang:  1. 250 ml Hydroxyäthylstärke
                     2. 250 ml Aderlaß
                     3. 250 ml Hydroxyäthylstärke
       (eventuell:  4. 250 ml Aderlaß)

Zwei venöse Zugänge: 1. erster Arm: Infusion von 250 ml - 500 ml
                        Hydroxyäthylstärke *(sofort starten!)*
                     2. zweiter Arm: Aderlaß von 250 ml (500 ml)

*(Vermeidung einer negativen Volumenbilanz!)*

## III. Instrumentarium zur Hämodilution:

---

1. Stauschlauch
2. sterile Tupfer
3. Pflaster
4. Hydroxyäthylstärkelösung (HAES steril® 10% oder 6%; Fresenius AG)
5. 1-2 Venenverweilkanülen (Größe: 1,2 mm-18G oder 1,6 mm-16G)
   z.B. Vasofix® (Braun Melsungen)
6. Infusionsbesteck z.B. Intrafix® Air (Braun Melsungen)
7. "Sekret-Auffangbeutel" mit Rücklaufsperre (Medinorm AG) oder
   Blutbeutel ohne Stabilisator (Biotest Pharma GmbH)

*bei der Plasmapherese anstelle von 5-7:  1.) CPDA-Blutspendebeutel (Biotest Pharma GmbH) sowie 2.) Transfusionsbesteck z.B. Sangofix ES (Braun Melsungen)*

# 5. MÖGLICHE NEBENWIRKUNGEN EINER HAES-INFUSION UND DEREN BEHANDLUNG

*H. Kiesewetter, P. Waldhausen, W. Schimetta, H.-J. Wilhelm, J. Koscielny*

## Einleitung

Die Hämodilution mit Hydroxyäthylstärke wird im deutschsprachigen Raum häufig durchgeführt. Der breite Einsatz erlaubt umfangreiche Analysen der Nebenwirkungen. Zur Verbesserung der Arzneimittelsicherheit von Hydroxyäthylstärke sind nachfolgend die möglichen Nebeneffekte, deren Häufigkeit, deren Verhinderung und Behandlung zusammengestellt.

## Herz und Lunge

Bei der hypervolämischen Hämodilution mit Hydroxyäthylstärke müssen Herz und Lunge überwacht werden, da eine kardiale Dekompensation mit Lungenstau oder - ödem auftreten kann. So fanden BÖHME & BULIK [29] bei 5 Patienten mit peripherer arterieller Verschlußkrankheit (PAVK) und einem Zustand mit stark eingeschränkter Ejektionsfraktion nach schwerem Vorderwandinfarkt eine kardiale Dekompensation unter einer milden hypervolämischen Hämodilution (über einige Tage täglich 250 ml 10% Haes 200/0,5) mit Gewichtszunahme durch Flüssigkeitseinlagerung. Dies entspricht theoretisch einem Anteil von 5% der Behandlungen. Durch den Einsatz von Schleifendiuretika wurde nach Absetzen der Infusionen eine Rekompensation erreicht.
Nachfolgend wird über eine Linksherzdekompensation nach nur einmaliger Infusion von 500 ml 6% Haes 200/0,62 bei einem 62-jährigem Patienten mit PAVK, koronarer Herzkrankheit (KHK) nach 2 Vorderwandinfarkten, arterieller Hypertonie, Fettstoffwechselstörung und chronisch obstruktiver Bronchitis im Rahmen einer Studie an 10 Patienten mit PAVK berichtet. Dies würde theoretisch einer Nebenwirkungsrate von 10% der Behandelten entsprechen. Als medikamentöse Basisbehandlung wurden ein α-Blocker, ein Fibrat, Naftidrofuryl, ein Theophyllin- und ein Mononitrat-Präparat verabreicht. Der Ausgangsblutdruck betrug 150/90 mmHg. Die Haes-Lösung wurde hypervolämisch über 60 Minuten infundiert. Wegen einer Paravasatbildung wurde die Infusion nach 450 ml Volumengabe

abgebrochen. Direkt im Anschluß gab der Patient keine Befindens-verschlechterung an, klagte jedoch 75 Minuten später über Dyspnoe und starke pektanginöse Beschwerden. Der Blutdruck, der am Ende der Infusion 180/100 mmHg betrug, war auf 230/115 mmHg angestiegen. Über den basalen Lungenabschnitten konnten beidseits feuchte Rassel-geräusche auskultiert werden. Nach der intravenösen Gabe von 40 mg Lasix® und 9 Hüben Nitrolingual® sank der Blutdruck in den folgenden 30 Minuten auf Werte von 180/120 mmHg ab. Trotzdem wurde der Patient zur weiteren Diagnostik und Therapie stationär aufgenommen. Bei der durchgeführten Laevokardiographie war eine Ejektionsfraktion von 30% festzustellen. Der Patient wurde 3 Tage nach der stationären Aufnahme in deutlich gebesserten Allgemeinzustand entlassen. Die medikamentöse Behandlung bestand bei Entlassung aus einem ACE-Hemmer, einem Fibrat, Naftidrofuryl, einem Digitalis-, einem Mononitrat- und einem Theophyllin-Präparat. Der vorher verabreichte α-Blocker war abgesetzt worden.

Die genannten Zwischenfälle von BÖHME [29] und der eigenen Arbeits-gruppe sollen aufzeigen, daß bei Patienten mit stark eingeschränkter Herzleistung eine Dekompensation unter der Hämodilutionsbehandlung mit Volumenüberschuß auftreten kann. Deshalb sollten diese Patienten, falls eine Hämodilutionsbehandlung klinisch dennoch notwendig wird, nur mit reduzierten Infusionsvolumen und langsamer Infusionsrate (gesteigerte Infusionsdauer) "mild" hypervolämisch, am besten *isovolämisch* mit einem parallelen oder zwischengeschalteten Aderlaß, diluiert werden. Dabei sollte die Lunge infusionsbegleitend auskultiert und perkutiert werden. Eine progrediente Dyspnoe ist verdächtig. Auch prätibiale Ödeme, Knöchelödeme und eine Zunahme des Körpergewichtes weisen auf eine Flüssigkeitseinlagerung bei Herzinsuffizienz hin. Meist muß die Flüssigkeit mit Schleifendiuretika wieder ausgeschwemmt werden. Dabei sollte die *Plasmaviskosität* 1,4 mPas *nicht* überschreiten; Werte über 1,5 mPas müssen unbedingt vermieden werden [49]. Die Inzidenzen von 5% bzw. 10% für eine kardiale Dekompensation sind natürlich nur theoretische Größen, die an sehr kleinen Populationen multimorbider Patienten ermittelt wurden. Höher substituierte Hydroxyäthylstärken mit einem ungünstigen $C_2/C_6$-Verhältnis wie z.B. 6% Haes 200/0,62 ($C_2/C_6$: circa 10) steigern möglicherweise das Risiko einer kardialen De-kompensation. Bei strikter Beachtung der Kontraindikationen (Tabelle 2, Kapitel II, 1.8.) liegt die Inzidenz deutlich unter 1°/oo, wie es eigene Erhebungen an über 2000 Patienten aufzeigen.

*Niere*

Die Nierenfunktion muß durch die infusionsbegleitende Bestimmung des Serum-Kreatininwertes und des Körpergewichtes (KG) überwacht werden. WALDHAUSEN und Mitarbeiter [383] beobachteten bei einer 74-jährigen Patientin mit cerebraler Ischämie bei arterieller Hypertonie und einer 76-jährigen Patientin mit retinalem Zentralarterienverschluß bei Diabetes mellitus unter Hämodilutionstherapie mit 10% Haes 200/0,5 ein akutes Nierenversagen.
Der ersten Patientin mit einer Halbseitensymptomatik aufgrund eines linkshirnigen Insultes wurde über 9 Tage eine Haes-Menge von 850 g (17-malige Gabe von je 500 ml) und der zweiten aufgrund eines vaskulär bedingten Visusverlustes eine Menge von 500 g (10-malige Gabe von je 500 ml) innerhalb von 10 Tagen infundiert. Unter der Infusionstherapie wurden die Patientinnen zunehmend dyspnoisch. Die schon bei Aufnahme erhöhten Retentionswerte stiegen trotz der begleitenden Gabe von Schleifendiuretika deutlich an. Bei der ersten Patientin nahm der Wert des Serum-Kreatinin von 1,6 auf 5,2 mg/dl, bei der zweiten von 2,5 auf 7,4 mg/dl zu. Die Infusionen wurden aufgrund der klinischen Verschlechterung durch das beginnende akute Nierenversagen gestoppt. Die Anstiege der Retentionswerte waren mit einer Flüssigkeits-einlagerung von mehreren Litern begleitet. Sogar die hohe Dosierung eines Schleifendiuretikums (bis 1,5 g Lasix®) zeigte keine ausreichende Diuresesteigerung. Ein Antihypotonikum wie Dobutamin oder Dopamin kam nicht zum Einsatz. Wegen des schlechten klinischen Zustandes bei stark gestörter Diurese mit hohen Retentionswerten wurde bei beiden Patientinnen eine Dialyse-Therapie eingeleitet. Nach 5 bzw. 10 Sitzungen innerhalb von 8 bzw. 17 Tagen waren die Patientinnen wieder deutlich klinisch gebessert, und die Retentionswerte hatten die Ausgangs-konstellationen angenommen. 38 Tage später zeigten sich die Retentionswerte sogar um 7% bzw. 34% gegenüber den Initialwerten reduziert, blieben aber dennoch pathologisch erhöht. Bei der ersten Patientin mit dem linkshirnigen Insult blieben keine zerebralen Residuen. Der Visus der zweiten Patientin wurde deutlich gebessert. Da in den letzten 7 Jahren mehr als 2000 Patienten der Universitätsklinik Homburg/Saar und kooperierenden Abteilungen ohne entsprechende Komplikationen mit Hydroxyäthylstärke hämodiluiert wurden und noch 2 weitere Fälle auftraten, über die nicht detailliert berichtet wurde, kann demnach eine theoretische Inzidenz des akuten Nierenversagens von weniger als 2°/oo eingeschätzt werden. Bei Ausschluß von Patienten mit Serum-Kreatininwerten über 1,5 mg/dl und sorgfältiger Überwachung der Patienten mit mäßig erhöhten Werten hätten die beschriebenen akuten Nierenversagen vermieden werden können, so daß die angegebene Inzidenz

von 2°/oo bei Beachtung der Kontraindikationen (Tabelle 2, Kapitel II, 1.8.) deutlich geringer sein müßte.

Die Kasuistiken verdeutlichen, daß gerade bei älteren Patienten die Nierenfunktion während einer Infusionsbehandlung mit Stärkelösungen regelmäßig überprüft werden sollte (zweimal wöchentlich Bestimmung des Serum-Kreatininwertes). Gefährdet sind vor allem Patienten mit Kreatininwerten über 1,5 mg/dl, z.B. Patienten mit Diabetes mellitus oder arterieller Hypertonie. Steigen während einer Infusionsbehandlung mit Hydroxyäthylstärke die Serum-Kreatininwerte **über 2 mg/dl** an, **muß** die Therapie **sofort** abgebrochen werden oder auf Gelatinelösungen umgestellt werden, wenn eine Hämodilution klinisch unbedingt erforderlich ist.

Darüberhinaus ist bei **jeder** Hämodilution darauf zu achten, daß die Diurese durch eine große Trinkmenge (2-3 Liter) bzw. zusätzliche Gabe von einer Elektrolytlösung erhalten oder verbessert wird. Unerläßlich ist jedoch eine **begleitende Flüssigkeitsbilanzierung**, wenn die Patienten volumenbelastbar sind, um eine mögliche Flüssigkeits- einlagerung zu verhindern. Gewichts- und Knöchelumfangsmessungen, Lebergrößenbestimmungen und Lungenauskultation sowie -perkussion sollten bei gefährdeten Patienten infusionsbegleitend vorgenommen werden. Es ist demnach folgendes zu beachten:

**<u>Merke:</u>**

Herz, Lunge und Niere müssen regelmäßig überwacht werden. Die Haes-Verträglichkeit wird überprüft:

1. durch Messung von Herzfrequenz und Blutdruck:
    - *dürfen während der Infusion nicht ansteigen*
2. durch Auskultation der Lunge:
    - *feuchte Rasselgeräusche (Linksherzinsuffizienz) zwingen zum Abbruch*
3. durch Bestimmung des Serum-Kreatininwertes:
    - *darf 2,0 mg/dl nicht übersteigen bei einem Initialwert $\leq$ 1,5 mg/dl*
4. durch Bestimmung des Körpergewichtes (KG):
    - *darf bei normokalorischer Ernährung nicht um mehr als 1kg pro Woche ansteigen*

### *Erhöhte Blutungsneigung*

Es gibt Publikationen, welche zu einer erhöhten Blutungsneigung während und nach Infusion von Hydroxyäthylstärke-Lösungen, insbesondere von 6% Haes 450/0,7, Stellung nehmen [43, 290, 292, 296, 353, 355, 356]. So

berichten DAMON und Mitarbeiter [43] 1987 in einem Leserbrief des "New England Journal of Medicine" über eine Verbrauchskoagulopathie unter Gabe von 6% Haes 450/0,7 (Hetastarch) bei einer 36-jährigen Patientin mit Synkopen bei einer Subarachnoidalblutung und einem Aneurysma der rechten Arteria cerebri media (computertomographisch und angiographisch gesichert).

Die Annahme der Autoren [43], daß die von ihm verwendete Hydroxyäthylstärke die Verbrauchskoagulopathie bewirkt hat, erscheint eher fragwürdig. Bei der zum Einsatz gekommenen Hydroxyäthylstärke handelt es sich um eine mit einem mittleren Molekulargewicht von 450.000 Dalton, einem Substitutionsgrad von 0,7 und einer Konzentration von 60g/l. Diese Hydroxyäthylstärkelösung führt  nach schneller Infusion zu einem Volumenanstieg von im Mittel 90% [259]. Durch eine schnelle Infusion wird eine Plasmaverdünnung bewirkt, welche zum Teil für die Abnahme der Faktor VIII- und Fibrinogenkonzentration verantwortlich ist [290, 296]. Auch wenn die von STUMP & STRAUSS [353, 355, 356] beobachtete über den Verdünnungseffekt hinausgehende Gerinnungsbeeinflussung (Herabsetzung von F VIII:C) durch  6% Haes 450/0,7 ins Kalkül gezogen wird, dürfte die in dem oben genannten Artikel angegebene Verabreichungsmenge von jeweils 500 ml über 3 Tage nicht ausreichen, um die aufgetretene Verbrauchskoagulopathie zu erklären. Allenfalls konnte ein schwaches "Thrombozyten-Coating" gefunden werden [101, 248]. Eher könnte es durch die relativ starke Überfüllung des Gefäßsystems zu einer Ruptur des aneurysmatischen Bezirks gekommen zu sein. Durch dieses Leck der Bluthirnschranke könnten größere Mengen Thromboplastin aus der nekrotischen Hirnzone in den Intravasalraum freigesetzt worden sein. Das Cerebrum besitzt eine große Kapazität dieses koagulatorischen Materials [361]. Trotzdem stellen Mehrfachinfusionen von besonders hochsubstituierten Hydroxyäthylstärkelösungen durch die intravasale bzw. intrakorporale Substratkumulation einen gewissen Risikofaktor für hämorrhagische Komplikationen dar, wofür auch gemeinsame Beobachtungen der Arbeitsgruppen um PINDUR und HAASS [292] sprechen.

Das Risiko einer solchen Reaktion ist reduzierbar, wenn Hydroxyäthylstärke mit einem mittleren Molekulargewicht von 200.000 Dalton, einem Substitutionsgrad von 0,5 und einer Konzentration von 60g/l verwendet wird, da die Halbwertszeit erheblich kürzer (circa 4h anstelle von circa 12h), ist und diese Substanz die Fließfähigkeit des Blutes deutlich verbessert [259, 365]. Die tägliche Gabe von 500 ml 6% Haes 200/0,5 als hypervolämische Hämodilution scheint folglich unproblematischer zu sein [48, 181]. Auch eine substratspezifische Beeinflußung des Faktor VIII scheint - im Gegensatz zu 6% Haes 450/0,7 - kaum oder nicht gegeben zu sein [354]. Verbrauchskoagulopathien nach dem Einsatz von Hydroxyäthylstärke bei ischämischen Insulten, Subarachnoidalblutungen (SAB) und retinalen Gefäßverschlüssen wurden bisher in Deutschland nicht beobachtet [101, 211, 392]. Es sollten, wenn erforderlich, engmaschige Kontrollen der Blutungszeit und des Gerinnungsstatus erfolgen.


### *Anaphylaktoide Reaktionen*


Selten treten **anaphylaktoide** (nichtimmunogene) Reaktionen auf, welche möglicherweise durch eine Aktivierung von Plasmaenzymsystemen wie z. B. das Komplement- oder Kallikreinsystem verursacht sind [304, 306, 343]. Eine Antigen-Antikörper-Reaktion von spezifischen Antikörpern gegen Hydroxyäthylstärkemoleküle konnte bisher nicht nachgewiesen werden [11, 70, 216, 231, 305]. Die verfügbaren Studien ermittelten eine relative Häufigkeit von **2,7% bis 0,005%** an Unverträglichkeitsreaktionen verschiedener Schweregrade **unabhängig** von der **physikalisch-chemischen Beschaffenheit** der Hydroxyäthylstärkelösungen [232, 304, 305, 306]. Diese Unverträglichkeitsreaktionen (4 Schweregrade) reichen von Hauterscheinungen wie Flush oder Urtikaria (Schweregrad I) über nicht lebensbedrohliche hämodynamische Reaktionen - Pulsanstieg oder Blutdruckabfall sowie Dyspnoe - (Schweregrad II) bis zum Schockgeschehen (Schweregrad III) oder im schwersten Fall zu Herz- und Atemstillstand (Schweregrad IV) [232, 304, 305, 306].
Im eigenen Patientengut wurden Unverträglichkeitsreaktionen mit dem Schweregrad I in weniger als 2% der Fälle beobachtet, wobei weit über 2.000 Patienten behandelt wurden. Eine Reaktion mit dem Schweregrad II trat nur einmal auf, mit den Schweregraden III und IV niemals. Nach Gabe von einer 1/4 Ampulle Adrenalin und 300 ml 0,9%-iger Kochsalzlösung klang die hämodynamische Reaktion des Patienten mit der anaphylaktoiden Reaktion (Schweregrad II) ab.
Daher sollte auch beim Einsatz von Hydroxyäthylstärke beachtet werden:


**<u>Merke:</u>**

<table><tr><td>

**Bei leichten Unverträglichkeitsreaktionen muß die Infusion abgesetzt werden. Schwere Unverträglichkeitsreaktionen (Schweregrade III/IV) zwingen zur sofortigen Gabe von Adrenalin, Volumen in Form von kristalloiden Lösungen und Cortison (1 Ampulle Suprarenin[®], 1:10 verdünnt über einige Minuten injiziert, mindestens 500 ml 0,9% NaCl, 1 - 1,5 g Cortison).**

</td></tr></table>

***Pruritus***

Bei mit Hydroxyäthylstärke (10% Haes 200/0,5) behandelten eigenen Patienten mit cerebralen Durchblutungsstörungen (80 Personen im Rahmen einer prospektiven Untersuchung) wurde bei weniger als 6,9% der Fälle passagerer und nur schwach ausgeprägter Pruritus beobachtet. Die verabreichten Haes-Mengen lagen jedoch unter 150 g pro Woche. In einer mit Ringerlaktat behandelten Kontrollgruppe betrug die Inzidenz des Pruritus allerdings auch 4,8%. Von der großen Gruppe der mit Haes behandelten Patienten mit PAVK (1200 ausgewertete Fälle) gaben nur 9% einen schwachen Pruritus an. Bei Patienten mit akutem Hörsturz, die von WILHELM und Mitarbeitern [392] mit bis zu 700 g Haes pro Woche behandelt wurden, war allerdings eine Pruritusinzidenz von bis zu 60% zu registrieren. Nach Reduktion der Haes-Dosis um 50% sank die Inzidenz des Pruritus auf unter 30%. Diese Häufigkeiten stehen (bei Annahme einer Dosisabhängigkeit) auch in gutem Einklang mit den Erfahrungen, welche ALBEGGER und Mitarbeiter [3] ebenfalls bei Patienten mit akutem Hörsturz gemacht haben (circa 30% Pruritusinzidenz bei Verabreichung von durchschnittlich 400 g Haes 200/0,5 pro Patient). Pruritus-reaktionen wurden bisher nach dem Einsatz aller Haes-Produkte (6% Haes 200/0,62; 10% oder 6% Haes 200/0,5; 6% Haes 40/0,5; 6% Haes 450/0,7) beobachtet, entgegen den Arzneimittel-Schnellinformationen des BGA [8]. Insgesamt wurde die Infusionsbehandlung unter Hydroxyäthylstärke von den Patienten mit "Hörsturz" als "gut" bis "sehr gut" beurteilt; der Pruritus meist als kaum störend empfunden.
Die Besonderheiten des Pruritus nach Haes-Applikation können, wie folgt, beschrieben werden:

- ***Dosisabhängigkeit***
- ***lange Latenz***
- ***fehlender Hautbefund***
- ***häufig Therapieresistenz auf Steroide, $H_1$-Antihistaminika und Antipruriginosa***

Bei ***Pruritus***, der vor allem bei Hörsturzpatienten und bei Verabreichung größerer Haes-Mengen (mehr als 150 g pro Woche) auftreten kann, soll vermehrt Flüssigkeit zugeführt werden. Konstante Haes-Plasmaspiegel mit Werten über 10 g/l sind zu vermeiden. Lokal kann mit einer Behandlung von antihistamin- oder corticoidhaltigen Salben eine Linderung versucht werden. Auch scheint die orale Gabe des Anti-histaminikums Zyrtec® empfehlenswert. Die orale Gabe von Calcium kann ebenfalls den Pruritus mildern. Bei seltenen Fällen von schwerem Pruritus sollten Infusionen mit Amantadin (PK-Merz®, Merz und Co GmbH,

200 mg täglich) erprobt werden. Die Infusionen können mit UV-Bestrahlungen der betroffenen Hautareale kombiniert werden [192]. Nach der Gabe von Hydroxyzin (Atarax®, 3 x 50 mg pro Tag) wurde gleichfalls eine deutliche Abnahme der Pruritussymptomatik beschrieben [133].

*Merke:*

> Wegen möglichen Juckreizes sollten größere Haes-Infusionsmengen (größer 150 g/Woche) vermieden werden, sofern es nicht klinisch unbedingt erforderlich ist. Bei Juckreiz kann eine lokale Hautbehandlung mit einem Antihistaminikum bzw. Cortison sowie UV-Bestrahlung versucht werden, systemisch kann Calcium verabreicht werden. In den schweren Fällen von Pruritus muß die Gabe von Hydroxyzin (3 x 50 mg tgl.) oder eine tägliche Infusion von 200 mg Amantadin erprobt werden.

# 6. HÄMODILUTIONSSCHEMATA

## 1. Hypervolämische Hämodilution bei volumenbelastbaren Patienten mit PAVK (Zielhämatokrit von 40%)

### 1. Akutschema für den 1. Monat (3 x/Woche bis Hkt ≤ 42 %)

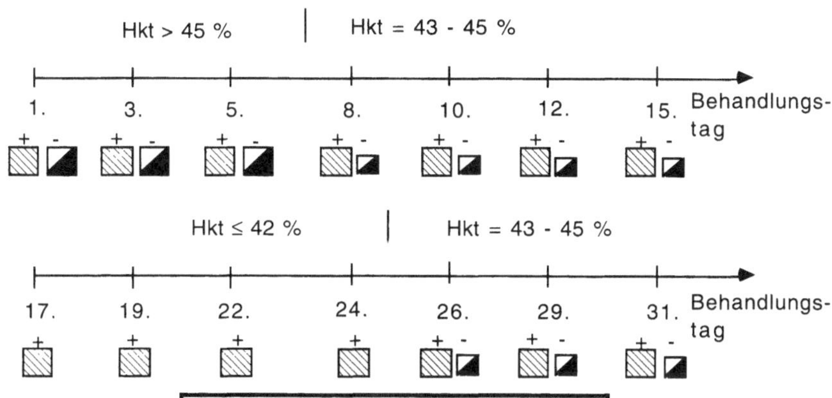



---

**CAVE: 1. Volumenbelastbarkeit !**

*Procedere während der Haes-Infusion:*

1. Messung von Herzfrequenz und Blutdruck:
   *dürfen nicht ansteigen*
2. Auskultation der Lunge:
   *feuchte Rasselgeräusche: Abbruch (Linksherzinsuffizienz)*
3. Zweimalige wöchentliche Kreatininbestimmung:
   *darf 2,0 mg/dl nicht übersteigen bei einem Initialwert ≤ 1,5 mg/dl*
4. Bestimmung des Körpergewichtes (KG):
   *darf bei normokalorischer Ernährung nicht um mehr als 1 kg pro Woche ansteigen*

> **Bei schlechter Volumenbelastbarkeit Anpassung der Infusionsvolumina an klinischen Zustand !**

---

**CAVE: 2. Vermeidung einer Hypovolämie und Anämie (Hkt ≤ 35%) !**

*Die Infusion wird stets vor dem Aderlaß am anderen Arm begonnen (2 Zugänge)*
*Die erste Infusion von 250 ml wird vor dem Aderlaß von 250 ml, die zweite nach dem Aderlaß durchgeführt (1 Zugang)*

### 2. Langzeitschema ab dem 1. Monat (2 x/Monat bis Hkt ≤ 42 %)

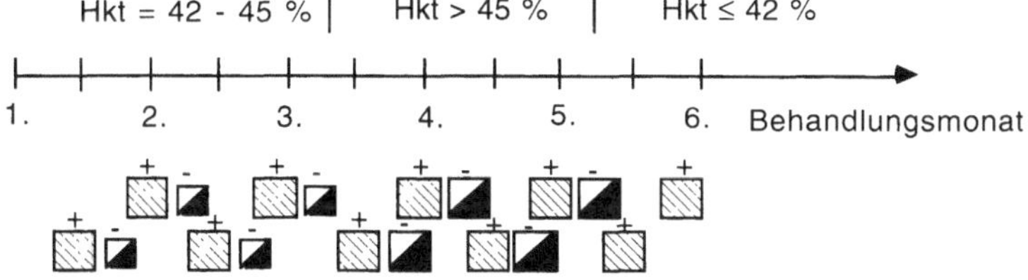



*Legende:*   500 ml 6% oder 10% Haes 200/0,5 (abhängig von der Volumenbelastbarkeit)

400 ml Vollblut

250 ml Vollblut

+ Infusion    - Aderlaß          © Angelkort & Kiesewetter

## 2. Isovolämische Hämodilution bei wenig volumenbelastbaren Patienten mit PAVK (Zielhämatokrit von 40%)

### 1. Akutschema für den 1. Monat (3 x/Woche bis Hkt $\leq$ 42 %)

Hkt > 45 %     |     Hkt = 42 - 45 %

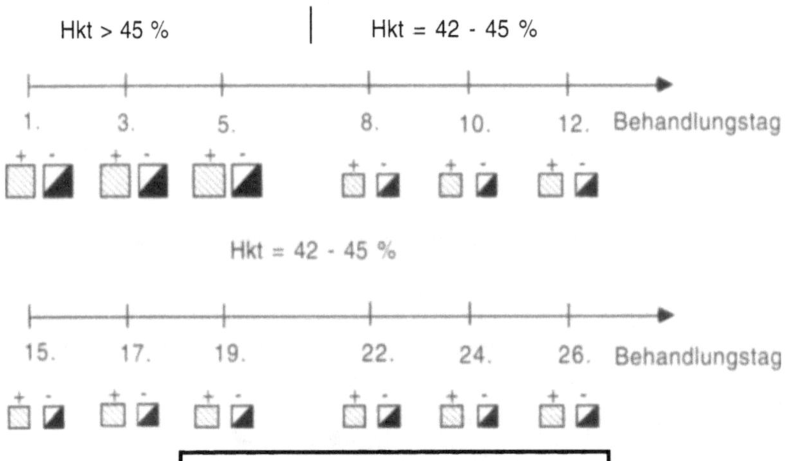



**CAVE: 1. Volumenbelastbarkeit !**

*Procedere während der Haes-Infusion:*

1. Messung von Herzfrequenz und Blutdruck·
   *dürfen nicht ansteigen*

2 Auskultation der Lunge
   *feuchte Rasselgeräusche: Abbruch (Linksherzinsuffizienz)*

3 Zweimalige wöchentliche Kreatininbestimmung·
   *darf 2,0 mg/dl nicht übersteigen bei einem Initialwert $\leq$ 1,5 mg/dl*

4 Bestimmung des Körpergewichtes (KG)
   *darf bei normokalorischer Ernährung nicht um mehr als 1 kg pro Woche ansteigen*

**Bei schlechter Volumenbelastbarkeit Anpassung der Infusionsvolumina an klinischen Zustand !**

**CAVE: 2. Vermeidung einer Hypovolämie und Anämie (Hkt $\leq$ 35%) !**

*Die Infusion wird stets vor dem Aderlaß am anderen Arm begonnen (2 Zugänge)*
*Die Infusion wird vor dem zwischengeschalteten Aderlaß von 250 (500) ml begonnen. (1 Zugang)*

### 2. Langzeitschema ab dem 1. Monat (1 x/Monat bis Hkt $\leq$ 42 %)

Hkt > 45 %     |     Hkt = 42 - 45 %

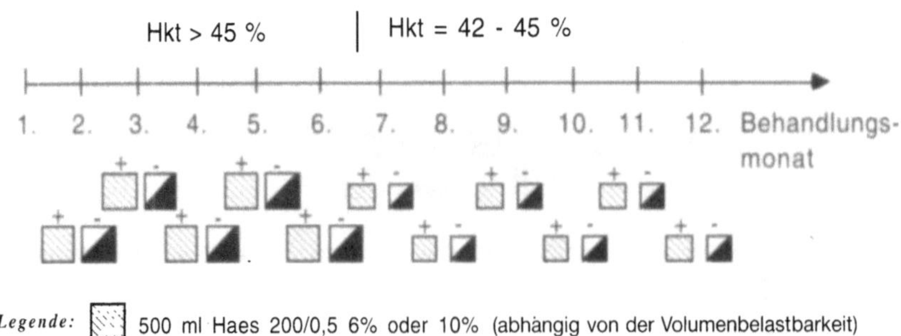



*Legende:*
500 ml Haes 200/0,5 6% oder 10% (abhängig von der Volumenbelastbarkeit)
250 ml Haes 200/0,5 6% oder 10% (abhängig von der Volumenbelastbarkeit)
500 ml Vollblut
250 ml Vollblut
+ Infusion     - Aderlaß

© Angelkort & Kiesewetter

## 3.  Beutelplasmapherese

### 1.  Isovolämisches  Akutschema  für  die  ersten  14  Tage

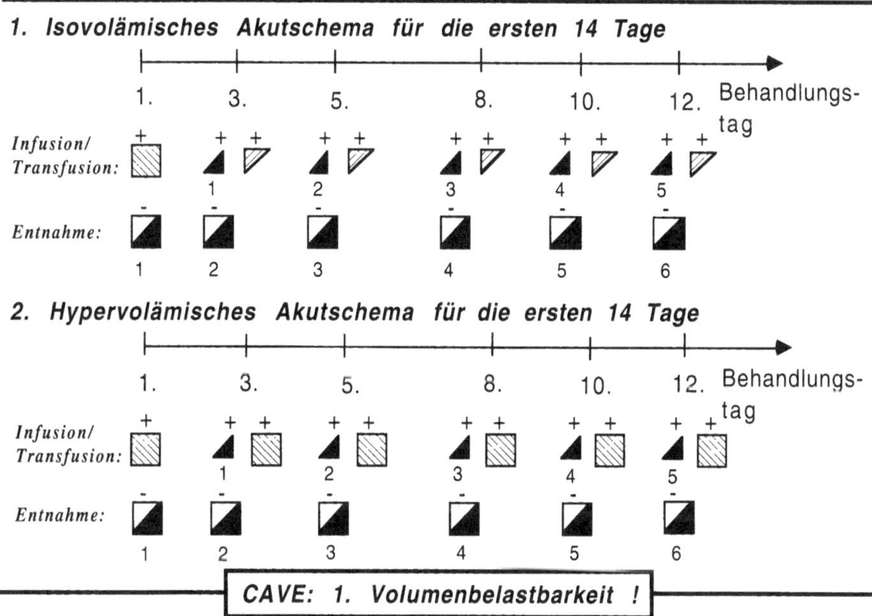


**CAVE:  1.  Volumenbelastbarkeit  !**

*Procedere  während der  Haes-Infusion:*

1. Messung von Herzfrequenz und Blutdruck:
   *dürfen nicht ansteigen*

2. Auskultation der Lunge:
   *feuchte Rasselgeräusche: Abbruch (Linksherzinsuffizienz)*

3 Zweimalige wöchentliche Kreatininbestimmung:
   *darf 2,0 mg/dl nicht übersteigen bei einem Initialwert ≤ 1,5 mg/dl*

**Bei  schlechter  Volumenbelastbarkeit  Anpassung  der Infusionsvolumina  an  klinischen  Zustand  !**

**CAVE:  2.  Vermeidung  einer  Hypovolämie  und  Anämie  (Hkt ≤ 35%)  !**

*Die Infusion wird stets __vor__ dem Aderlaß am anderen Arm begonnen. (2 Zugänge)*
*Die erste Infusion von 250 ml wird vor dem Aderlaß von 250 ml, die zweite nach dem Aderlaß durchgeführt. (1 Zugang)*

### 3.  Iso* -  und  hypervolämisches  Langzeitschema  ab  dem  15.  Tag

*Bei der isovolämischen Beutelplasmapherese muß bei der Retransfusion der Erythrozyten das Haes-Volumen halbiert werden !*
*(vgl isovolämisches Akutschema)*

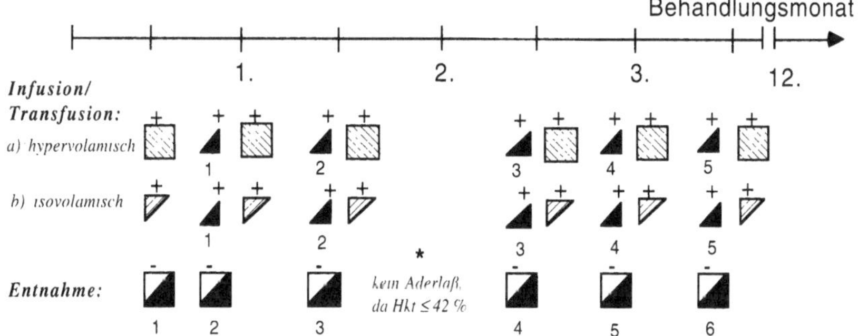


*Legende:*   500 ml 6% oder 10% Haes 200/0,5 (abhängig von der Volumenbelastbarkeit)

250 ml 6% oder 10% Haes 200/0,5 (abhängig von der Volumenbelastbarkeit)

500 ml Vollblut    250 ml Blutzellen     © Kiesewetter & Koscielny

## 4. Milde hypervolämische Hämodilution bei volumenbelastbaren Patienten mit ischämischer Herzkrankheit

### *1. Akutschema für den 1. Monat (2 x/Woche bis Hkt ≤ 42 %)*

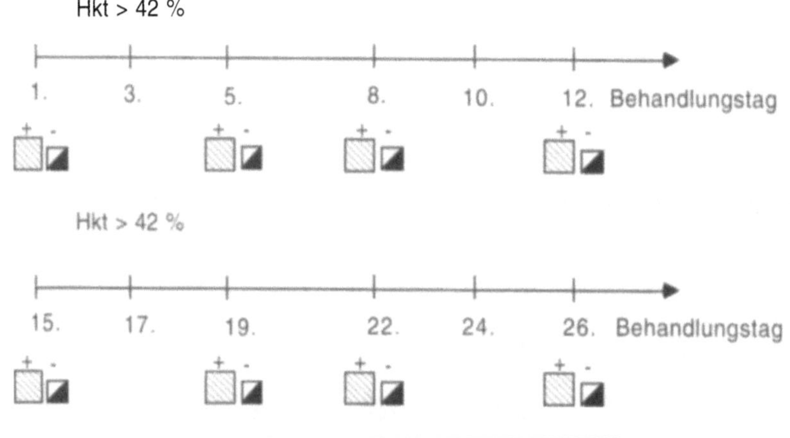



**CAVE: 1. Volumenbelastbarkeit !**

*Procedere während der Haes-Infusion:*

1. Messung von Herzfrequenz und Blutdruck:
   *dürfen nicht ansteigen*
2. Auskultation der Lunge:
   *feuchte Rasselgeräusche. Abbruch (Linksherzinsuffizienz)*
3. Zweimalige wöchentliche Kreatininbestimmung:
   *darf 2,0 mg/dl nicht übersteigen bei einem Initialwert ≤ 1,5 mg/dl*
4. Bestimmung des Körpergewichtes (KG):
   *darf bei normokalorischer Ernährung nicht um mehr als 1 kg pro Woche ansteigen*

**Bei schlechter Volumenbelastbarkeit Anpassung der Infusionsvolumina an klinischen Zustand !**

**CAVE: 2. Vermeidung einer Hypovolämie und Anämie (Hkt ≤ 35%) !**

*Die Infusion wird stets vor dem Aderlaß am anderen Arm begonnen (2 Zugange)*

*Die erste Infusion von 250 ml wird vor dem Aderlaß von 250 ml, die zweite nach dem Aderlaß durchgeführt (1 Zugang)*

### *2. Langzeitschema ab dem 1. Monat (2 x/Monat bis Hkt ≤ 42 %)*

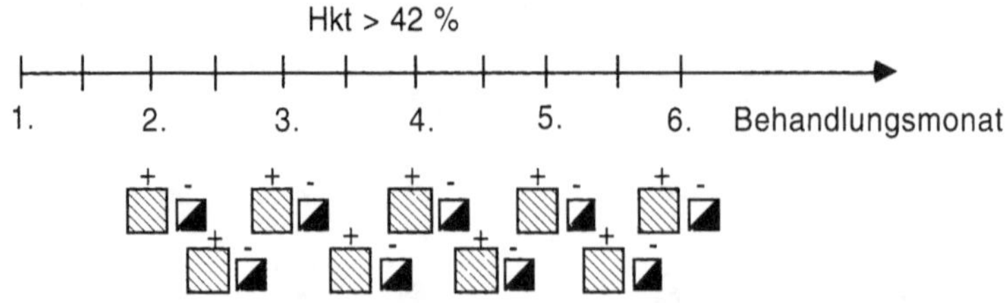



*Legende:*   500 ml 10% Haes 200/0,5
250 ml Vollblut
+ Infusion   - Aderlaß

© Bach & Kiesewetter

## 5. Isovolämische Hämodilution bei wenig volumenbelastbaren Patienten mit ischämischer Herzkrankheit

### 1. Akutschema für den 1. Monat (2 x/Woche bis Hkt ≤ 42 %)

Hkt > 42 %

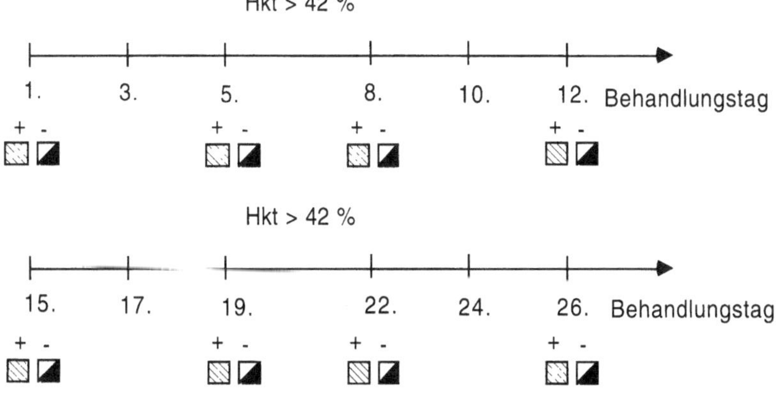

CAVE: 1. Volumenbelastbarkeit !

*Procedere während der Haes-Infusion:*

1. Messung von Herzfrequenz und Blutdruck:
   *dürfen nicht ansteigen*
2. Auskultation der Lunge:
   *feuchte Rasselgeräusche: Abbruch (Linksherzinsuffizienz)*
3. Zweimalige wöchentliche Kreatininbestimmung:
   *darf 2,0 mg/dl nicht übersteigen bei einem Initialwert ≤ 1,5 mg/dl*
4. Bestimmung des Körpergewichtes (KG):
   *darf bei normokalorischer Ernährung nicht um mehr als 1 kg pro Woche ansteigen*

**Bei schlechter Volumenbelastbarkeit Anpassung der Infusionsvolumina an klinischen Zustand !**

**CAVE: 2. Vermeidung einer Hypovolämie und Anämie (Hkt ≤ 35%) !**

*Die Infusion wird stets vor dem Aderlaß am anderen Arm begonnen. (2 Zugänge)*
*Die Infusion wird vor dem zwischengeschalteten Aderlaß von 250 (500)ml begonnen. (1 Zugang)*

### 2. Langzeitschema ab dem 1. Monat (2 x/Monat bis Hkt ≤ 42 %)

Hkt > 42 %

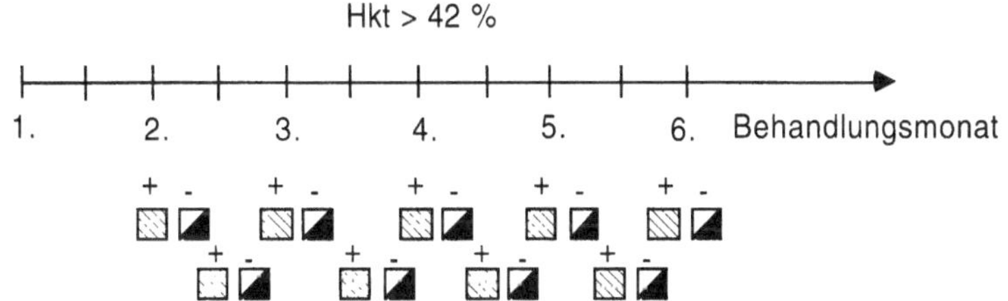

*Legende:*   250 ml 6% Haes 200/0,5

250 ml Vollblut

+ Infusion    - Aderlaß          © Bach & Kiesewetter

## 6. Hämodilution beim akuten ischämischen Hirninfarkt

---

**1. Tag :**

A) Akute Schnellinfusion "loading dose"

500 ml 6% oder 10% Haes 200/0,5 (kochsalzarm) in 45-60 Minuten
**Kontraindikation:** Akute starke intrakranielle Druckerhöhung
**keine Kontraindikation:** Leichte intrazerebrale Blutung

B) Langzeithämodilutionsbehandlung

2x 500 ml 6% oder 10% Haes 200/0,5 (kochsalzarm) über je 6-12 h
- Bei Infusion von **10%** Haes *immer* zusätzliche Gabe *desselben* Volumens
  einer Elektrolyt-Lsg. (kochsalzarm)
- Infusionsbehandlung während der Nacht *nicht* unterbrechen

**2. Tag, eventuell auch 3. Tag :**

2x 500 ml 6% oder 10% Haes 200/0,5 (kochsalzarm) über je 6-12 h

**4. bis 10. Tag :**

1x 500 ml 6% oder 10% Haes 200/0,5 (kochsalzarm) über je 6-12 h

1.) Therapiebeginn so schnell wie möglich, ggf. Akutbehandlung durch den Haus- oder Notarzt
2.) Volumen nach kardialer Belastbarkeit
3.) Hkt um 12 - 15% senken
4.) HZV nach Möglichkeit steigern
5.) Keine Hkt-Senkung zu Lasten des HZV, daher akut kein Aderlaß
6.) Wenn Hkt nach 24h > 45%, dann isovolämische Hämodilution

**Zusatztherapie :**

1.) Digitalisierung nach klinischem Befund
2.) 3x 5000 IE Heparin s.c. zur Thromboseprophylaxe
3.) Nach Ausschluß einer intrazerebralen Blutung:

1. bis 3. Tag: 1x 500 mg i.v. Acetylsalicylsäure
ab 4. Tag: 1x 500 mg oder 2x 250 mg als Brausetablette

---

**CAVE: 1. Kardiale Volumenbelastung**

*Procedere während*
*der Haes-Infusion:*

1. Messung von Herzfrequenz und Blutdruck·
   *durfen nicht ansteigen*
2 Auskultation der Lunge·
   *feuchte Rasselgeräusche: Abbruch (Linksherzinsuffizienz)*
3 Zweimalige wöchentliche Kreatininbestimmung.
   *darf 2,0 mg/dl nicht übersteigen bei einem Initialwert ≤ 1,5 mg/dl*

**CAVE: 2. Hypovolämie bei isovolämischer Hämodilution
und Absinken des HZV**

daher:    - *Infusion wird stets vor dem Aderlaß am anderen Arm begonnen. (2 Zugänge)*
          - *Aderlaß am anderen Arm, niemals schneller als Infusion (2 Zugänge)*

## 7. Schema für die Insultbehandlung im höheren Lebensalter

| Therapiebeginn / Therapiedauer | I. Insulteintritt ≤ 3 h | II. Insulteintritt > 3 h | III. Patienten mit Hypertonie | IV. Insult-Patienten mit Schluckstörung |
|---|---|---|---|---|
| **Unmittelbar bei Auffinden (Sofort !)** | - 500 mg ASS i.v.<br>- 40 mg Dexamethason i.v.<br>- 2x 10 mg Pirenzepin i.v.<br>- 250-500 ml 6% Haes 200/0,5<br>- 2x 5000 I.E. Heparin s.c. | - 100 mg ASS p.o.<br>- Antacidum (z.B. Aluminium-hydroxid)<br>- 2x 5000 I.E. Heparin s.c. | - Nimodipin im Perfusor n. KG<br>- Antacidum (z.B. Aluminium-hydroxid) | CAVE: Zugang über ZVK<br>- 500 mg ASS i.v.<br>- 2x 10 mg Pirenzepin i.v.<br>- Infusionstherapie nach ZVD<br>- Cephalosporin<br>- 2x 5000 I.E. Heparin s.c. |
| **1. bis 5. Tag** | - 100 mg ASS p.o.<br>- ausschleichende Reduktion der Dexamethason-Dosis<br>- Antacidum (z.B. Aluminium-hydroxid)<br>- 250-500 ml 6% Haes 200/0,5 (sofern nach Erstinfusion eine klinische Besserung)<br>- 2x 5000 I.E. Heparin s.c. | - 100 mg ASS p.o.<br>- Antacidum (z.B. Aluminium-hydroxid)<br>- 2x 5000 I.E. Heparin s.c. | - Nimodipin im Perfusor n. KG<br>- eventuell: selektive ß-Blocker und/oder ACE-Hemmer | - 500 mg ASS i.v. (2x pro Wo.)<br>- 2x 10 mg Pirenzepin i.v.<br>- Infusionstherapie nach ZVD<br>- Cephalosporin<br>- 2x 5000 I.E. Heparin s.c. |
| **> 5. Tag** | - 100 mg ASS p.o.<br>- Antacidum (z.B. Aluminium-hydroxid) | - 100 mg ASS p.o.<br>- Antacidum (z.B. Aluminium-hydroxid)<br>- 2x 5000 I.E. Heparin s.c. | - Nimodipin p.o<br>- 100 mg ASS p.o.<br>- Antacidum (z.B. Aluminium-hydroxid) | - 500 mg ASS i.v. (2x pro Wo.)<br>- 2x 10 mg Pirenzepin i.v.<br>- Infusionstherapie nach ZVD<br>- Cephalosporin<br>- 2x 5000 I.E. Heparin s.c. |

i.v.: intravenös    KG: Körpergewicht
s.c.: subkutan    ZVD: Zentraler Venen-Druck
p.o.: per os    ZVK: Zentraler Venen-Katheter

© Schwab

## 8. Hämodilution über 5 Tage nach Apoplex  (Akutschema)

*(sofern keine Indikationen für eine lokale oder systemische Lyse bzw. Vollheparinisierung bestehen)*

> Beim Auffinden des Patienten einmalige Gabe von 500 bis 1000 ml 6% Haes 200/0,5 über 30 bis 60 Minuten ("loading dose")*

* *Auch bei Blutungen! Die Gabe von Acetylsalicylsaure ist bei Blutungen kontraindiziert.*
*Bei der Volumengabe muß auf die mögliche Ausbildung eines Hirnödems geachtet werden!*

### 1. bis 5. Tag

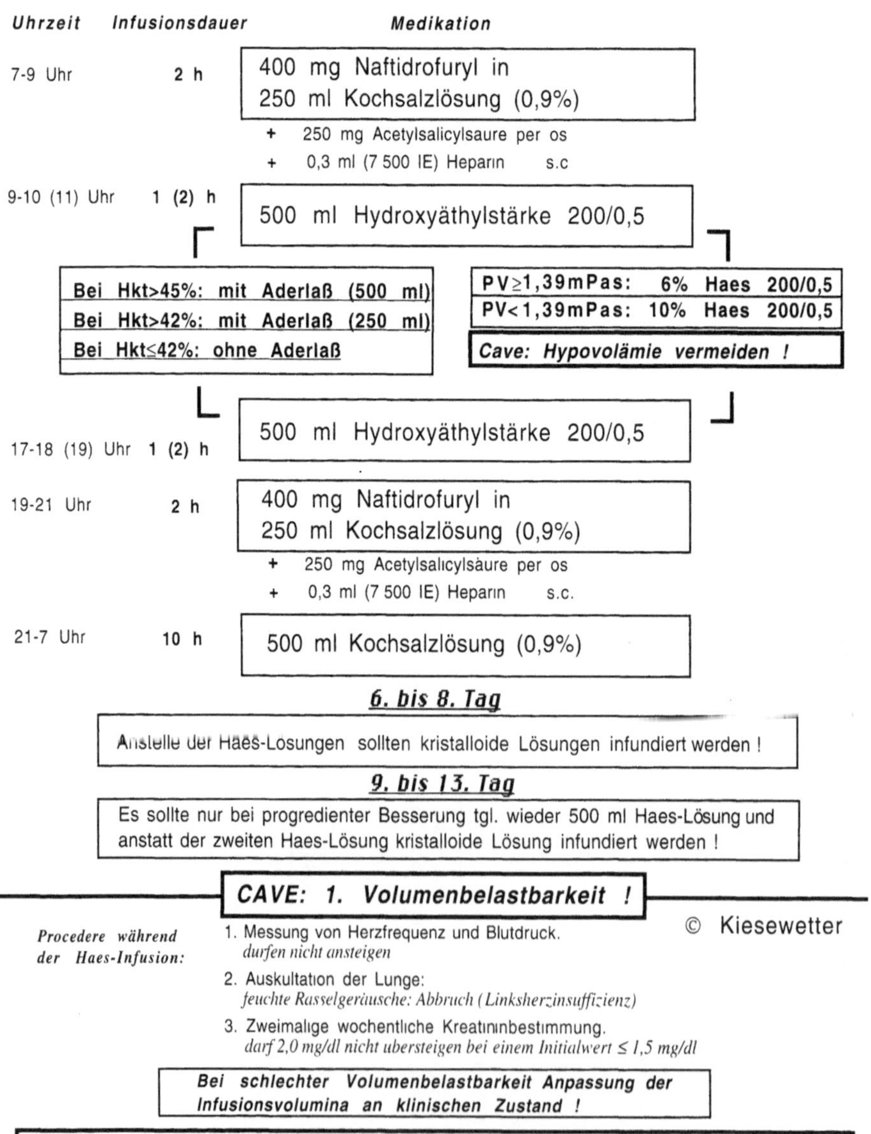



### 6. bis 8. Tag

> Anstelle der Haes-Losungen sollten kristalloide Lösungen infundiert werden !

### 9. bis 13. Tag

> Es sollte nur bei progredienter Besserung tgl. wieder 500 ml Haes-Lösung und anstatt der zweiten Haes-Lösung kristalloide Lösung infundiert werden !

**CAVE:  1.  Volumenbelastbarkeit  !**

© Kiesewetter

*Procedere während der Haes-Infusion:*

1. Messung von Herzfrequenz und Blutdruck.
   *durfen nicht ansteigen*
2. Auskultation der Lunge:
   *feuchte Rasselgeräusche: Abbruch ( Linksherzinsuffizienz)*
3. Zweimalige wochentliche Kreatininbestimmung.
   *darf 2,0 mg/dl nicht ubersteigen bei einem Initialwert ≤ 1,5 mg/dl*

**Bei schlechter Volumenbelastbarkeit Anpassung der Infusionsvolumina an klinischen Zustand !**

**CAVE:  2.  Vermeidung einer Hypovolämie und Anämie  (Hkt ≤ 35%)  !**

*Die Infusion wird stets vor dem Aderlaß am anderen Arm begonnen. (2 Zugange)*
*Die erste Infusion von 250 ml wird vor dem Aderlaß von 250 ml, die zweite nach dem Aderlaß durchgefuhrt. (1 Zugang)*

## 9. Hämodilution bei Plazentainsuffizienz, bei Schwangerschafts-hypertonie und zur Thromboseprophylaxe beim Kaiserschnitt

| Therapiephase über 14 Tage | Sollhämatokrit 30 - 38 % |
|---|---|

### 1. HERZGESUNDE PATIENTEN MIT PLAZENTAINSUFFIZIENZ

| ab 14. SSW (Schwangerschaftswoche) | | Therapiephase 1.-14. Tag (ggf. länger) | Therapie (täglich) |
|---|---|---|---|
| Hämatokrit (Hkt) | Hämoglobin (Hb) | | |
| > 38 % | > 13 g/dl | wenn Hkt 38 % übersteigt, erneute Hämodilutionstherapie (ca. 1-2 % der Fälle) | 500 ml 10% Haes 200/0,5 in 4 Stunden + 500 ml Ringerlösung in 4 Stunden |

### 2. PATIENTEN MIT SCHWANGERSCHAFTSHYPERTONIE

| Bei Blutdrücken von systolisch < 165 mmHg und diastolisch < 95 mmHg | Bei Blutdrücken von systolisch > 165 mmHg und diastolisch > 95 mmHg |
|---|---|
| Behandlung nach 1. | Blutdrucksenkung bis zum Tag der Entbindung mit Hydralazin 3 ml/h + Magnesiumsulfat 1g/h + 500 ml 10% Haes 200/0,5 in 4h/Tag (unbedingt) zur Vermeidung von Volumenmangel !!! Steigt unter dieser Behandlung die Herzfrequenz über 120/min an, dann Gabe von 3 x 50 mg Metoprolol |

### 3. ZUR THROMBOSEPROPHYLAXE BEIM KAISERSCHNITT

| |
|---|
| Bei der Narkoseeinleitung: 1. Infusion von 500 ml 10% Haes 200/0,5 (Beendigung bis Operationsende) Am Abend des Operationstages: 2. Infusion von 500 ml 10% Haes 200/0,5 Am Abend des 1. postoperativen Tages: 3. Infusion von 500 ml 10% Haes 200/0,5 |
| Bei nicht ausreichender Mobilisierung nach dem 7. postoperativen Tag Wiederholung des gleichen Infusionsschemas |

### 4. PATIENTEN MIT NIERENINSUFFIZIENZ

| |
|---|
| 1) Bei Serum-Kreatinin > 2 mg/dl (= 1/2 GFR): **Absolute Kontraindikation** 2) Bei Serum-Kreatinin > 1,2 - 1,5 (-2) mg/dl: **Vorsicht !!!**    (GFR Glomeruläre-Filtrations-Rate) |
| Tägliche Kontrolle des Kreatinins nach Therapiebeginn, ausreichende Wasserzufuhr bei allen Patienten vor, während und nach Durchführung der Hämodilutionstherapie sicherstellen (3 Liter Flüssigkeit/Tag) ! |

### 5. PATIENTEN MIT SCHWERER DEKOMPENSIERTER HERZINSUFFIZIENZ

| |
|---|
| Absolute Kontraindikation |

### 6. PATIENTEN MIT SCHWEREN GERINNUNGSSTÖRUNGEN

| |
|---|
| Absolute Kontraindikation |

Hinweis: Dilutionsgrenze: Hkt ≤ 30% bzw. Hb ≤ 10 g/dl

# 10. Hämodilution über 10 Tage bei akuten venösen Durchblutungsstörungen der Retina



| Patienten | Hämodilutionstherapie über 10 Tage    Zielhämatokrit 38 % – 40 % | |
| --- | --- | --- |
| | Hämatokrit (Hkt) | 1. - 10. Tag (täglich Hkt kontrollieren und Therapie je nach Hkt) |
| **1.)** | Hkt > 45 % | 500 ml 10% Haes 200/0,5 - 60 Minuten kombiniert mit 500 ml Aderlaß |
| **Herzgesunde** | Hkt 42 % - 45 % | 250 ml 6% Haes 200/0,5 - 60 Minuten kombiniert mit 250 ml Aderlaß |
| | Hkt < 42 % | 250 ml 10% Haes 200/0,5 - 60 Minuten |
| **2.) mit kompensierter Herz-insuffizienz** | Hkt ≥ 42 % | 250 ml 6% Haes 200/0,5  - 60 Minuten kombiniert mit 250 ml Aderlaß |
| | Hkt < 42 % | 250 ml 6% Haes 200/0,5 - 60 Minuten |
| **mit arterieller Hypertonie** | systolischer Blutdruck < 170 mmHg: Behandlung nach Therapieschema 1 bzw. 2<br>systolischer Blutdruck ≥ 170 mmHg: zunächst Blutdrucksenkung, dann Behandlung nach Therapieschema 1 bzw. 2<br>**Bei allen Patienten täglich mehrmals Blutdruckkontrollen!** | |
| **mit Nieren-insuffizienz** | Serum-Kreatinin > 2 mg/dl:    **Absolute Kontraindikation**<br>Serum-Kreatinin > 1,2 mg/dl:    **Relative Kontraindikation**<br>Tägliche Kontrolle nach Beginn der Therapie, ausreichende Wasserzufuhr bei allen Patienten sicherstellen ! | |
| Patienten mit schwerer dekompensierter Herzinsuffizienz oder schweren Gerinnungsstörungen | **Absolute Kontraindikation** | |

Zusätzliche rheologische Therapie: Täglich 300 mg Pentoxifyllin in 250 ml Ringerlösung und 1200 mg Pentoxifyllin oral

© Wolf und Reim 1989

## 11. Hämodilution über 8 Tage bei akuten arteriellen Durchblutungsstörungen in der Retina

Nach Diagnosesicherung einmalige Gabe von 500 ml 6% Haes 200/0,5 in 30 Minuten ("loading dose") und 500 mg Acetylsalicylsäure per os sowie eine Messung von Blut-Fluidität, -Bild, -Fette, -Glukose, Kreatinin, Harnsäure und Gerinnungsstatus !

Bei nachgewiesenen Risikofaktoren, wie arterieller Hypertonie, Diabetes mellitus, Hyperurikämie und Hyperlipoproteinämie mussen diese therapiert werden !

### 1. bis 4. Tag

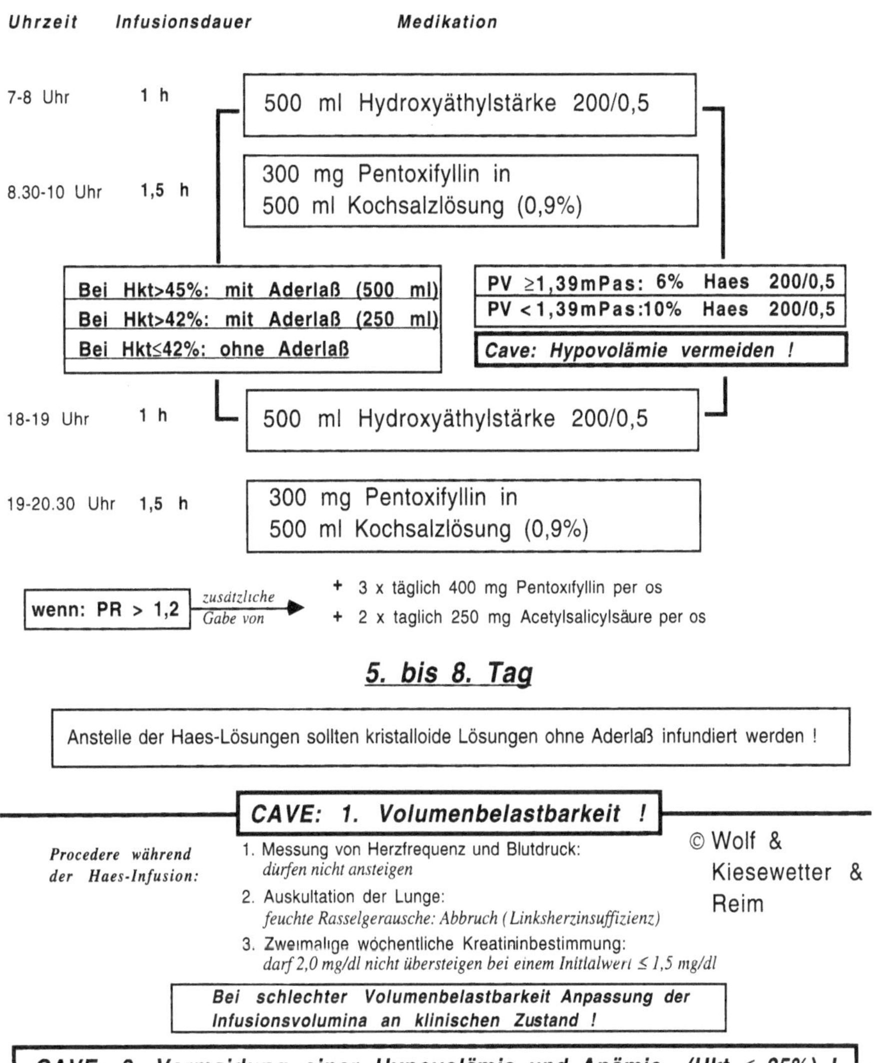


### 5. bis 8. Tag

Anstelle der Haes-Lösungen sollten kristalloide Lösungen ohne Aderlaß infundiert werden !

**CAVE: 1. Volumenbelastbarkeit !**

*Procedere während der Haes-Infusion:*

1. Messung von Herzfrequenz und Blutdruck:
   *dürfen nicht ansteigen*
2. Auskultation der Lunge:
   *feuchte Rasselgerausche: Abbruch (Linksherzinsuffizienz)*
3. Zweimalige wöchentliche Kreatininbestimmung:
   *darf 2,0 mg/dl nicht übersteigen bei einem Initialwert ≤ 1,5 mg/dl*

© Wolf & Kiesewetter & Reim

*Bei schlechter Volumenbelastbarkeit Anpassung der Infusionsvolumina an klinischen Zustand !*

**CAVE: 2. Vermeidung einer Hypovolämie und Anämie (Hkt ≤ 35%) !**

*Die Infusion wird stets vor dem Aderlaß am anderen Arm begonnen. (2 Zugange)*
*Die erste Infusion von 250 ml wird vor dem Aderlaß von 250 ml, die zweite nach dem Aderlaß durchgefuhrt. (1 Zugang)*

## 12. Hämodilution über 10 Tage nach "Hörsturz" oder akutem symptomatischen Hörverlust (Akutschema)

*(1 Bei Verdacht auf Venenthrombose (Z.n gesicherter Thrombose , z.B Extremitäten, bekannte Hyperkoagulabilität): Vollheparinisierung mit Flussigkeitsgabe  2 Wenn kein rheologischer Parameter verandert ist: keine Hamodilution ')*

> Bei Aufnahme des Patienten einmalige Gabe von 500 bis 1000 ml 6% Haes* 200/0,5 ("loading dose") und 250 mg Acetylsalicylsäure in Brauseform sowie Messung von Blut-Fluidität, -Bild, -Fette, -Glukose und Kreatinin
>
> Bei nachgewiesenen Risikofaktoren, wie art. Hypertonie, Diabetes mellitus und Hyperlipoproteinämie mussen diese therapiert werden !

* *Bei Verabreichung von 1 Liter Haes 200/0,5 6% muß mindestens ein zweiter Liter in Form von kristalloider Losung (z.B. 0,9%-ige Kochsalzlosung) intravenos oder 1 Liter Trinkvolumen (Wasser, Tee) verabreicht werden !*

### 1. bis 10. Tag

> wenn: Hkt ≤ 42%, PV < 1,34 mPas (Fibrinogen < 400 mg/dl) und PR < 1,0 5
>
> 2 x tägliche Gabe von 500 ml kristalloider Lösung + eventuell (ev.) 400 mg Naftidrofuryl

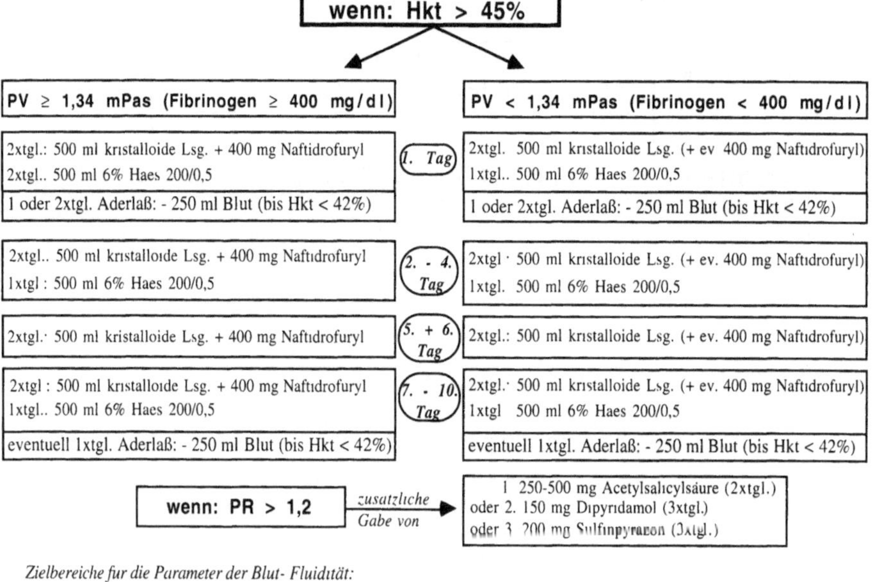


*Zielbereiche fur die Parameter der Blut- Fluidität:*

1. **Hämatokrit (Hkt): ≤ 42%**
2. **Plasmaviskosität (PV): 1,14 - 1,33 mPas; _alternativ:_ Fibrinogenkonzentration: 200 - 400 mg/dl**
3. **Plättchen-Reaktivitätsindex (PR) nach Grotemeyer: < 1,05**

---

### CAVE: 1.  Volumenbelastbarkeit !

*Procedere während der Haes-Infusion:*

1. Messung von Herzfrequenz und Blutdruck:
   *dürfen nicht ansteigen*
2. Auskultation der Lunge:
   *feuchte Rasselgeräusche: Abbruch (Linksherzinsuffizienz)*
3. Zweimalige wochentliche Kreatininbestimmung:
   *darf 2,0 mg/dl nicht ubersteigen bei einem Initialwert ≤ 1,5 mg/dl*

© Wilhelm & Kiesewetter

> **Bei schlechter Volumenbelastbarkeit Anpassung der Infusionsvolumina an klinischen Zustand!**

---

### CAVE: 2.  Vermeidung einer Hypovolämie und Anämie  (Hkt ≤ 35%) !

*Die Infusion wird stets vor dem Aderlaß am anderen Arm begonnen. (2 Zugange)*
*Die erste Infusion von 250 ml wird vor dem Aderlaß von 250 ml, die zweite nach dem Aderlaß durchgefuhrt. (1 Zugang)*

## 13. Langzeitschemata im Anschluß an die Akutschemata

(für Patienten mit Zustand nach Apoplex, "Hörsturz")

### 1. Langzeitschema für volumenbelastbare Patienten
### (2 x Hämodilution/Monat bis Hkt < 45 %, anschließend 1x/Monat)

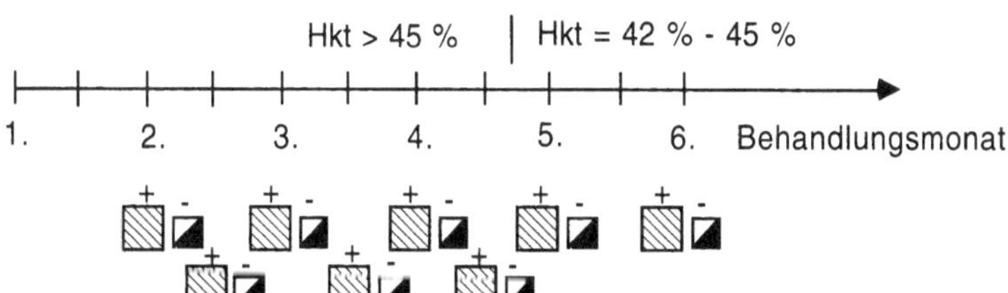



### 2. Langzeitschema für wenig volumenbelastbare Patienten
### (2 x Hämodilution/Monat bis Hkt < 45 %, anschließend 1x/Monat)

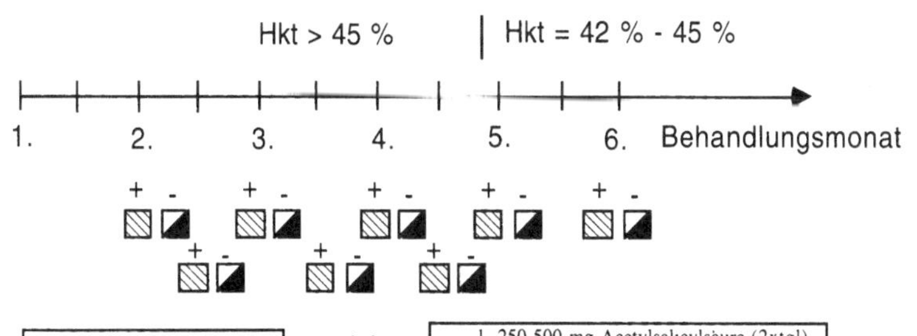



**3.**

| wenn PR > 1,2 | *zusätzliche Gabe von* → | 1. 250-500 mg Acetylsalicylsäure (2xtgl)<br>oder 2. 150 mg Dipyridamol (3xtgl)<br>oder 3. 200 mg Sulfinpyrazon (3xtgl) |
|---|---|---|

**4.**

| wenn 1,29 mPas < PV ≤ 1,39 mPas | *zusätzliche Gabe von* → | 1. 200 mg Naftidrofuryl (3xtgl)<br>oder 2. 400 mg Pentoxifyllin (3xtgl) |
|---|---|---|

### CAVE:  1.  Volumenbelastbarkeit

*Procedere während der Haes-Infusion:*

1. Messung von Herzfrequenz und Blutdruck:
   *dürfen nicht ansteigen*
2. Auskultation der Lunge:
   *feuchte Rasselgeräusche: Abbruch (Linksherzinsuffizienz)*
3. Einmalige monatliche Kreatininbestimmung:
   *darf 2,0 mg/dl nicht übersteigen bei einem Initialwert ≤ 1,5 mg/dl*

**Bei schlechter Volumenbelastbarkeit Anpassung der Infusionsvolumina an klinischen Zustand !**

### CAVE: 2. Vermeidung einer Hypovolämie und Anämie (Hkt ≤ 35%) !

*Die Infusion wird stets vor dem Aderlaß am anderen Arm begonnen. (2 Zugänge)*
*Die erste Infusion von 250 ml wird vor dem Aderlaß von 250 ml, die zweite nach dem Aderlaß durchgeführt. (1 Zugang)*

*Legende:*
▨ 500 ml Haes 200/0,5 10% oder 6%   (abhängig von der Volumenbelastbarkeit)
◩ 250 ml Haes 200/0,5 10% oder 6%   (abhängig von der Volumenbelastbarkeit)
◪ 250 ml Vollblut
+ Infusion   - Aderlaß

© Kiesewetter

## 14. Langzeitschemata im Anschluß an das Akutschema

(für Patienten mit Zustand nach venösen Durchblutungsstörungen
in der Retina)

**1. Langzeitschema  (1 x hypervolämische  Hämodilution/Monat
wenn Hkt < 42 %)**

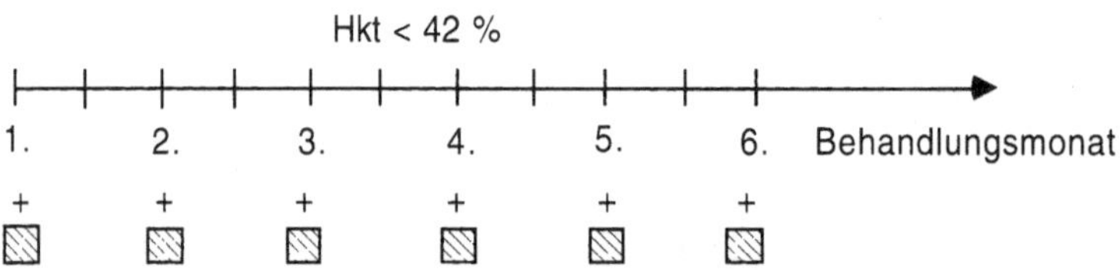


**2. Langzeitschema  (1 x isovolämische  Hämodilution/Monat
wenn Hkt ≥ 42 %)**

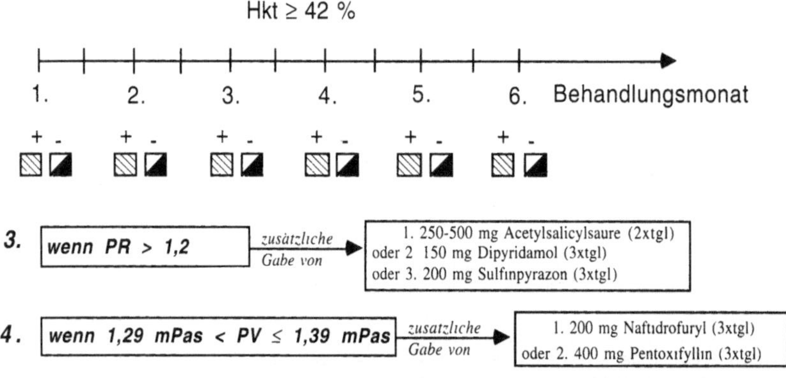


**3.**  | **wenn PR > 1,2** | *zusätzliche Gabe von* → | 1. 250-500 mg Acetylsalicylsaure (2xtgl)<br>oder 2. 150 mg Dipyridamol (3xtgl)<br>oder 3. 200 mg Sulfinpyrazon (3xtgl) |

**4.**  | **wenn 1,29 mPas < PV ≤ 1,39 mPas** | *zusätzliche Gabe von* → | 1. 200 mg Naftidrofuryl (3xtgl)<br>oder 2. 400 mg Pentoxifyllin (3xtgl) |

───────────  **CAVE: 1.  Volumenbelastbarkeit**  ───────────

*Procedere während
der Haes-Infusion:*

1. Messung von Herzfrequenz und Blutdruck.
   *dürfen nicht ansteigen*
2. Auskultation der Lunge:
   *feuchte Rasselgerausche: Abbruch (Linksherzinsuffizienz)*
3. Einmalige monatliche Kreatininbestimmung:
   *darf 2,0 mg/dl nicht übersteigen bei einem Initialwert ≤ 1,5 mg/dl*

> **Bei schlechter Volumenbelastbarkeit Anpassung der
> Infusionsvolumina an klinischen Zustand !**

┌─ **CAVE: 2.  Vermeidung einer Hypovolämie und Anämie  (Hkt ≤ 35%) !** ─┐

*Die Infusion wird stets vor dem Aderlaß am anderen Arm begonnen. (2 Zugänge)
Die Infusion von 250 ml wird vor dem Aderlaß von 250 ml durchgeführt. (1 Zugang)*

*Legende:*

▨  250 ml Haes 200/0,5 10% oder 6%  (abhangig von der Volumenbelastbarkeit)
◪  250 ml Vollblut
+   Infusion
-   Aderlaß

# V.   ANHANG

## 1.   Methodik

*F. Jung, H. Kiesewetter, C. Mrowietz, S. Wolf*

### 1.1.   Kolloid- und proteinchemische Parameter

1.1.1. Blutentnahmebedingungen und Probengewinnung:
Die Blutproben zur Bestimmung der kolloid- und proteinchemischen Parameter werden aus der Cubitalvene ohne Stauungen [164] bei sitzender Körperhaltung [219] standardisiert entnommen. Zur Entnahme werden sterilisierte 10 ml Einmalspritzen (nativ) mit großlumigen Kanülen benutzt [4]. Anschließend werden nach den allgemeinen Richtlinien die Blutproben sofort zu Serum [19] verarbeitet und die Serumproben bei -30° C in verschließbaren Polystyrolröhrchen [19] aufgrund späterer Analyse gelagert. Die für die Molekulargewichtsverteilung entnommenen Blutproben wurden nach Zentrifugation (15 min. bei 110 g) dekantiert und deren Überstand mit Aceton in Lösung gebracht sowie anschließend bei -80° C tiefgefroren [51].

1.1.2. Meßmethoden:

- Hydroxyäthylstärkekonzentration:
Die von FÖRSTER et al. [71] entwickelten Nachweißmethoden erlauben eine genaue Bestimmung der Hydroxyäthylstärkekonzentration im Serum ohne Interferenz mit anderen Polysacchariden und Glukose.
Im ersten Arbeitsschritt wird 1 ml Serum mit 0,5 ml konzentrierter Kalilauge versetzt und 45 Minuten lang gekocht. Dadurch werden nicht nur Proteine sondern vor allem Glukose und weitere Polysaccharide, mögliche Störfaktoren der Messung zerstört. Danach werden 12 ml reiner Alkohol (circa 100%) zugegeben, gut vermischt und für 24 h bei 4° C stehengelassen, so daß durch die Ausfällung der Polysaccharide ca. 95 - 96 % der vorhandenen Hydroxyäthylstärke erfaßt wird. Anschließend wird 60 Minuten lang zentrifugiert und der Überstand abgegossen. Im zweiten Arbeitsschritt wird der Niederschlag mit 5 ml 2-normaler Salzsäure aufgenommen und für 60 Minuten in kochendem Wasser inkubiert, um die Stärkeketten zu spalten. Nach Abkühlen wird das Hydrolysat in 10 ml Meßkölbchen übergeführt. Die Zentrifugenröhrchen werden mit 4 ml 2-normaler Natronlauge (Na OH) gespült und die Meßkölbchen bis zur Marke aufgefüllt. Im Hydrolysat kann nun "freie Glukose" mit Hexokinase-Glukose-6-Phosphat-Dehydrogenase (Hexokinase) [325] und ferner mit o-Toluidin [144] bestimmt werden.
Durch diese Aufarbeitung werden die verhältnismäßig fest sitzenden Hydroxyäthylgruppen offenbar nicht beeinflußt. Infolgedessen entstehen bei der Hydrolyse von Hydroxyäthylstärke hydroxyäthylsubstituierte Glukosemoleküle und nicht substituierte Glukosemoleküle. Die hydroxyäthylsubstituierten Glukosemoleküle werden bei der enzymatischen Vorgehensweise mit Hexokinase nicht erfaßt, wohingegen die Reaktion der Karbonylgruppe mit o-Toluidin durch die Substitution nicht beeinflußt wird. Allerdings ist es nicht erforderlich, alle Spaltprodukte der Hydrolyse nachzuweisen. Es ist ausreichend, wenn immer der gleiche Anteil der eingesetzten Hydroxyäthylstärke beim enzymatischen Nachweis erfaßt wird. Voraussetzung ist dabei, daß ein Eichwert der verwendeten Hydroxyäthylstärke mitgeführt wird, da keine Hydroxyäthylstärkegruppen im Organismus abgespalten werden können. Somit dient der Nachweis von Hydroxyäthylstärke mit o-Toluidin als Kontrolle zum enzymatischen Nachweis, wobei je nach Verunreinigung von Prüflösung oder weitere (noch unbekannte) Störfaktoren um einige Prozent höhere Werte beim Nachweis mit o-Toluidin gefunden werden.
Durch dieses Verfahren wird bis auf die niedermolekularen (d.h. nicht alkoholfällbaren)

Hydroxyäthylstärkeanteile ca. 95 - 96% der in der Probe enthaltenen Hydroxyäthylstärkemoleküle bei einem Wiederfindungswert von 92,3% für den enzymatischen Nachweis und von 93,8% für den o-Toluidin-Nachweis erfaßt [71].

- Molekulargewichtsverteilung:
Die Molekulargewichtsverteilung erfolgt mit einem Laser-Kleinwinkel-Lichtstreuungsdetektor (LALLS - Low Angle Laser Light Scattering), der mit einem Konzentrationsdetektor sowie einem Datenverarbeitungssystem kombiniert ist [50, 51]. Für diesen Zweck wird ein Differentialrefraktometer, ein RI-Detektor (Refracto Monitor III, Fa. LDC/Milton Roy, USA) benutzt [50].
Der LALLS-Detektor ist mit einer speziellen Durchflußzelle (Zellvolumen= 10 µl) und einem "Inlinefilter" (Celluloseacetat-Membranfilter mit 0,2 µm Porengröße) ausgerüstet, so daß bei sehr kleinem Streuwinkel (< 6 Grad) und größtmöglichem Schutz vor Verunreinigung die Streuintensität (Iø) gemessen werden kann. Da bei einem so kleinen Streuwinkel die Streuintensität der bei klassischen winkelabhängigen Lichtstreuexperimenten auf einem Winkel von 0 Grad extrapolierten Lichtstreuintensität gleichkommt und aufgrund der bei chromatographischen Messungen in der Detektorzelle sehr kleinen Konzentrationen (im Bereich von µg/ml) in erster Näherung auch die Konzentrationsabhängigkeit vernachlässigt werden kann, ist der Einsatz dieses Systems als absoluter Detektor für die Ausschlußchromatographie gegeben. Somit gilt der direkte proportionale Zusammenhang zwischen der Streuintensität (Iø) und dem Produkt aus dem Gewichtsmittel des Molekulargewichts (**MW**) und der Konzentration (**c**):

$$\text{Iø} \approx \text{MW} \times \text{c}$$

Bei einer Messung wird die zu untersuchende Substanz gemäß der den unterschiedlichen Molekulargewichten entsprechenden verschiedenen Retentionsvolumina getrennt. Der LALLS-Detektor erzeugt das Streuintensitätsprofil der Probe, wobei die Streuintensität (Iø) bei einem bestimmten Retentionsvolumen (**V**) proportional zu dem Produkt aus dem Gewichtsmittel des Molekulargewichts (**MW**) und der Konzentration (**c**) ist. Zur Berechnung des Molekulargewichtes wird die zugehörige Konzentration benötigt, welche durch den RI-Detektor erhalten wird. Bei der Bestimmung der Meßvolumina wird das in den Systemkapillaren befindliche Volumen mitberücksichtigt. Die korrigierten Chromatogramme werden in schmale, äquidistante Intervalle unterteilt und für jedes Intervall wird ein Molekulargewicht berechnet.
Ein auf diese Weise ermitteltes Molekulargewicht repräsentiert einen monodispersen Ausschnitt aus der Gesamtmolekulargewichtsverteilung; d.h. innerhalb eines solchen Intervalls entspricht das Zahlenmittel des Molekulargewichtes gleich dem Gewichtsmittel (**MN = MW**).
Die anschließende Signalaufnahme erfolgt über einen mit Analog/Digital-Wandler ausgestatteten Bildrechner, welcher aus den erhobenen Daten die gewünschten Summen- bzw. semilogarithmischen Kurven erzeugt. Der vorwiegend von Störaggregaten in der Probe abhängige Variationskoeffizient ist für dieses System kleiner als 1% [51, 62].

- α-Amylaseaktivität:
Die α-Amylaseaktivität wird mit dem Testsystem Testomar ® Amylase der Behringwerke AG bestimmt. Dieser Test basiert auf der von WALLENFELLS [385] entwickelten Methode des kinetischen Farbtests.
Das Prinzip beruht darauf, daß α-Amylase 4-Nitrophenyl-Oligosaccharide wie z.B. in diesem Fall p-Nitrophenylmaltoheptaosid in p-Nitrophenylmaltosid und Glukose spaltet. Durch weitere α-Glucosidase katalysierte Spaltung wird gelbes 4-Nitrophenol vom p-Nitrophenylmaltosid freigesetzt und bei 405 nm photometrisch bei einer Meßtemperatur von 25 ° Celsius bestimmt.

Die Präzision in der Serie bei Aktivitäten an der Normalgrenze in Serumproben bei manueller wie mechanisierter Messung ergibt einen Variationskoeffizienten zwischen 1 und 3,5% [267]. Bei gleichen Enzymaktivitäten ist die Präzision von Tag zu Tag mit einem Variationskoeffizienten zwischen 2 und 5% nur unwesentlich schlechter [267]. Der Meßbereich liegt bei dieser Methode bis 300 U/l [266]. Die Qualitätskontrolle erfolgt nach den Vorschriften der Firma Behringwerke AG. Eine Hyperamylasämie wird nach der Gabe von Hydroxyäthylstärke beobachtet [83].

- Gesamteiweißkonzentration:
Die Bestimmung der Gesamteiweißkonzentration erfolgt nach der von WEICHSELBAUM [386] entwickelten Biuret-Methode, die für klinische Zwecke nach DOUMAS et al. [47] modifiziert wurde. Das Prinzip der Biuret-Methode beruht auf der Anlagerung von Kupferionen im alkalischen pH-Wert-Bereich an die Peptidbindungen von Proteinen und Peptiden. Die Intensität der dabei entstehenden Violettfärbung ist linear der Zahl der Peptidbindungen und damit der Proteinkonzentration in einem weiten Bereich. Voraussetzung für die Reaktion ist das Vorhandensein von mindestens zwei Peptidbindungen (Tripeptid). Dies wird von allen Bluteiweißfraktionen erfüllt wird. Das Biuret-Reagenz enthält Kupfersulfat, Natrium-Kalium-Tartrat, Kaliumjodid und Natronlauge. Damit wird, um eine möglichst vollständige Reaktion zu erhalten, zweiwertiges Kupfer in dem alkalischen Milieu als Tartrat-Komplex in Lösung gehalten, während Kaliumjodid die Autoreduktion des zweiwertigen Kupfers verhindert. Anschließend wird auf photometrischen Wege nach einer 30 minütigen Inkubation bei Raumtemperatur die Konzentration der Analysenprobe bei 546 nm bestimmt. Als Standard für die photometrische Messung wird Rinderserumalbumin in einer bestimmten Konzentration benutzt.
Der Variationskoeffizient für die nach DOUMAS et al. [47] modifizierten Methode wird zwischen 3 bis 4% in Serie und von Tag zu Tag angegeben. Der Referenzbereich für klinisch gesunde Erwachsene im Alter zwischen 20 und 60 liegt zwischen 6,6 und 8,7 g/dl im Serum [300]. Eine Interferenz, wie sie mit anderen Infusionslösungen zu beobachten ist, existiert zwischen Hydroxyäthylstärke und der Biuret-Reagenz nicht [200].

- Albuminkonzentration:
Die Albuminkonzentration wird mit Hilfe der Mikrozonenelektrophorese auf Membranfolie mitbestimmt [364]. Die elektrophoretische Trennung der Serumeiweiße erfolgt auf einer vorbehandelten Celluloseacetat-Mikrofolie, die mit beiden Enden mit dem Elektrodenpuffer in Kontakt stehen. Nach Auftragen der Probe erfolgt die Auftrennung der Eiweiße bei konstanter Spannung (200 bis 250 V) mit Gleichstrom bei einer Laufzeit von etwa 20 Minuten in einer Pufferlösung vom pH-Wert 8,6. Die Serumproteine wandern anodenwärts unter bandenförmiger Auftrennung in die einzelnen Fraktionen. Die Anfärbung der Proteine auf der Folie wird mit speziellen Eiweißfarbstoffen (wie z.B. Ponceau S, Amidoschwarz 10 B) durchgeführt. Unspezifisch an die Folie adsorbierter Farbstoff wird in den Entfärbebändern ausgewaschen. Die quantitative Bewertung des Elektropherogramms erfolgt nach Transparentmachung der Folie photometrisch mit einem speziellem Auswertegerät. Dieses liefert neben einer Extinktions-Orts-Kurve (gibt die optische Dichten an) und den Prozentwerten der einzelnen Fraktionen die jeweiligen Proteinkonzentrationen (z.B. Albuminkonzentration) in g/dl an [364]. Da die Serumeiweiß-Elektrophorese nicht standardisiert ist, muß jedes Labor seine eigenen Referenzbereiche angeben [364]. In diesem Fall wird vom biochemischen Labor der Frankfurter Universität unter der Leitung von Prof. Dr. med. H. FÖRSTER ein Referenzbereich von 3,5 bis 5,5 g/dl für die Albuminkonzentration im Serum angegeben. Die Variationskoeffizienten in Serie und von Tag zu Tag liegen unter 3,5% für alle einzelnen Proteinkonzentrationen [364]. Die Qualitätskontrolle wird nach den Richtlinien der Firma Behringwerke AG durchgeführt [364].
Die verwendeten Meßparameter, Methoden und die Referenzbereiche (Meßbereiche) sind in der folgenden Tabelle 74 zusammengestellt.

Tabelle 74:  Meßparameter, Meßmethoden und die Referenzbereiche für die laborchemischen
Parameter

| Meßparameter | Symbol | Meßmethode | Referenzbereich | |
|---|---|---|---|---|
| Haes-Konzentration | Haes | Hexokinase-Enzymtest | keiner | mg/dl |
| Haes-Konzentration | Haes | o-Toluidin-Test | keiner | mg/dl |
| Mittleres Molekulargewicht | MW | LALLS-Detektor | keiner | Dalton |
| Molekulargewichtsverteilung | Mg | LALLS-Detektor | keiner | %/Dalton |
| $\alpha$-Amylaseaktivität | $\alpha$-Amyl. | Farbtest | (bis    300 | U/l) |
| Gesamteiweißkonzentration | Protein | Biuret-Reaktion | 6,0  -  8,7 | g/dl |
| Albuminkonzentration | Albumin | Elektrophorese | 3,5  -  5,5 | g/dl |

## 1.2. Hämorheologische und Blutbild-Parameter

### 1.2.1. Blutentnahmebedingungen und Probengewinnung:

Die Blutproben zur Bestimmung der hämorheologischen Parameter werden aus der Cubitalvene
ohne Stauungen [164] bei sitzender Körperhaltung [219] standardisiert entnommen. Zur
Entnahme werden sterilisierte Einmalspritzen mit großlumigen Kanülen benutzt [4]. Während
der Lagerungszeit werden die Blutproben bei Raumtemperatur in verschließbaren Polystyrolröhrchen gelagert. Die rheologischen Parameter werden innerhalb von 2 Stunden nach der
Blutentnahme bestimmt [157].
Zur Bestimmung der spontanen Thrombozytenaggregation wird eine Blutprobe mit Natrium-
citrat antikoaguliert; das plättchenreiche Plasma wird entsprechend den Vorschlägen zur
standardisierten Messung nach BREDDIN und Mitarbeitern erstellt [34].
Desweiteren wird für die Messung  von Blutbildparametern eine Blutprobe mit Dikalium-EDTA
(Konzentration 2 mg/ml Blut) antikoaguliert [394].

### 1.2.2. Meßmethoden:

- Plasmaviskosität:
Die Plasmaviskosität beschreibt die innere Reibung oder Zähigkeit des Blutplasmas und ist eine
Proportionalitätskonstante; sie wird nach Zentrifugation des Venenblutes bei 1500
Umdrehungen über 5 Minuten [145, 146] mittels Kapillarviskosimeter [157] bestimmt. Sie
läßt sich aus dem Quotienten von Schubspannung und Schergrad berechnen. Die Schubspannung
wird aus treibendem Druck und der Kapillargeometrie bestimmt. Der Schergrad ist die
vierfache Plasmageschwindigkeit bezogen auf den Gefäßdurchmesser [153]. Eine Qualitätskontrolle wird mit aufgetautem (Lagerung bei -30° C) Plasma aus zitratantikoaguliertem
Vollblut und die Messung mit einem Kapillarviskosimeter durchgeführt. Meßmethodik und
Durchführung einer Qualitätskontrolle sind in [153] beschrieben. Bei gesunden Erwachsenen
liegt die Plasmaviskosität in einem Referenzbereich zwischen 1,14 - 1,34 mPas [157]. Der
Variationskoeffizient beträgt  bei Serienmessungen 1,14% und von Tag zu Tag 1,8% [153].

- Hämatokrit:
Der Hämatokritwert wird mit Hilfe eines Impedanzmeßgerätes gemessen, indem der Ohmsche
Anteil eines Wechselstromwiderstandes bestimmt wird. Die über den Widerstand der Blutsäule
abfallende Wechselspannung zwischen den Meßelektroden der Meßkammer wird registriert und
als Hämatokritwert angezeigt [194]. Die Qualitätskontrolle wird mit einer Norm-
elektrolytlösung, die in ihrer Leitfähigkeit einer Blutprobe mit einem Hämatokrit von 45%

entspricht, durchgeführt. Die Meßmethode ist in [194], die Durchführung der Qualitätskontrolle in [153] beschrieben. Der Referenzbereich liegt bei männlichen Erwachsenen zwischen 39-52 Volumenprozent (Frauen 34-50). Der Variationskoeffizient beträgt bei Serienmessungen 0,4% und bei Messungen von  Tag zu Tag 2,4% [153].

- Erythrozytenaggregation:
Die Erythrozytenaggregation ist das reversible Aneinanderlagern der roten Blutzellen physiologischerweise zu Geldrollen und für bestimmte pathologische Verhältnisse zu Klumpen [196]. Da die Erythrozyten eine negative Oberflächenladung tragen, stoßen sie sich aufgrund Coulombscher Kräfte ab. Dies bedeutet, daß sie sich nur bis auf einen Abstand von ca. 30 nm nähern können [40]. Erythrozyten in physiologischer Kochsalzlösung können demnach nicht aggregieren. Damit es aber zu einem Aneinanderlagerung der roten Blutzellen kommen kann, müssen zwischen den Erythrozytenmembranen Brücken gebildet werden. Hierzu sind z.B. hochmolekulare Eiweiße mit einer Abmessung größer 30 nm befähigt (Fibrinogen, Alpha-2-Makroglobulin, Immunglobulin M). Der Erythrozytenaggregation wird photometrisch im Mini-Erythrozyten-Aggregometer [196] bestimmt, die Durchführung einer Qualitätskontrolle ist in [193] beschrieben. Da die Erythrozytenaggregation vom Hämatokrit abhängt [196], muß vor der Messung des Aggregationsindex der Hämatokritwert auf einen Fixwert eingestellt werden. Aus praktischen und theoretischen Erwägungen wurde dazu ein Wert von 45% gewählt. Der Referenzbereich liegt zwischen 8-21. Der Variationskoeffizient beträgt in Serie 5,2% und von Tag zu Tag 7,1% [193].

- Erythrozytenrigidität:
Da der Erythrozyt verformbar ist, kann er Gefäße passieren, deren Durchmesser kleiner sind als sein eigener Ruhedurchmesser. Die Erythrozytenverformbarkeit beruht darauf, daß der Erythrozyt einen relativen Überschuß an Oberfläche und einen flüssigen Zellinhalt besitzt. Somit ist er vergleichbar mit einem unvollständig gefüllten Wasserkissen,  das ebenfalls seine Form äußeren Kräften anpassen kann. Als Maß für die Verformbarkeit der Erythrozyten wird im "Selektierenden Erythrozyten Rigidometer" [310] die Passagezeit einzelner Erythrozyten durch eine Einzellochmembran elektrisch gemessen. Bei dieser Einzellochmembran handelt es sich um eine Kunststoffolie, in deren Mitte sich eine einzige Meßpore (Porenlänge: 27 µm; Porendurchmesser: 4,5 µm) befindet, deren Durchmesser kleiner ist als der Ruhedurchmesser der Erythrozyten. So müssen sich die durchtretenden  Blutzellen verformen; dabei passieren sie die Pore umso langsamer je schlechter verformbar bzw. je rigider sie sind. Die Passagezeit von 250 Einzelpassagen wird gemessen, gemittelt und angezeigt. Die Durchführung einer Qualitätskontrolle ist in [193] beschrieben. Der Referenzbereich liegt zwischen 0,83-1,19. Der Variationskoeffizient beträgt in Serie 7,5% und von Tag zu Tag 6,1% bei einer interindividuellen Schwankungsbreite von 8,3% [193].

- Spontane Thrombozytenaggregation:
Die Thrombozytenaggregation ist wie die  Erythrozytenaggregation ein ähnlich unspezifisches Aneinanderlagern der Zellen, ebenfalls im wesentlichen über Fibrinogenmoleküle. Erst in der zweiten Phase der Aggregation kommt es zur Ausbildung irreversibler Aggregate, wobei die Thrombozyten mechanisch zerstört werden. Auch die Thrombozytenaggregation wird routinemäßig quantifiziert [34]. Die spontane Thrombozytenaggregation wird nach der Methode von BREDDIN bestimmt [34]. Zur Beschreibung der Aggregationskurve wird der Anstiegswinkel Alpha 2 gewählt. Zur Erfassung des Referenzbereiches wurde von BREDDIN [34] eine Untersuchung an 124 Gesunden durchgeführt. Dabei zeigte sich eine Altersabhängigkeit für den Parameter Alpha 2 der spontanen Thrombozytenaggregation. Eine deutlich erhöhte spontane Thrombozytenaggregation (Winkel Alpha 2 > 40°) zeigten im Altersbereich 10-29 Jahre circa 15%, in der Altersklasse 30-39 Jahre circa 11%, im Altersbereich 40-49 Jahre 28% und im Altersbereich 50-59 Jahre ebenfalls 28%.

- Plättchen-Reaktivitätsindex:
Zur Untersuchung der Plättchenfunktion wurde das von WU und HOAK [404] beschriebene Thrombozytenfunktions-System von GROTEMEYER [91] modifiziert. Dieses System wurde gewählt, weil in vitro Manipulationen an den Plättchen nicht mehr notwendig sind und die Testauswertung rein maschinell erfolgt. Die Testanordnung basiert darauf, daß Plättchenaggregate, die in vivo bestehen oder durch die Blutabnahme entstehen, durch Äthylendiamintetraessigsäure (EDTA) aufgelöst, durch EDTA-Formalin aber sofort fixiert werden.
Nach der Blutentnahme, die mit der Zwei-Spritzen-Technik erfolgte, wird auf jeweils 2 ml EDTA (11,7 mmol Na-EDTA in 1/15 M Na-K-Hydrogenphosphat, pH 7,4) bzw. 2 ml EDTA+Formalin (11,7 mmol Na-EDTA und 1% Formaldehyd in 1/15 M Na-K-Hydrogenphosphat, pH 7,4) jeweils 0,6 ml Blut zugegeben und sofort gut gemischt. Aus beiden Proben werden mit einem Zellzähler (Sysmex-Hämatologie-System M-2000, Digitana AG, Weidestraße 118, Hamburg) die Blutbilder bestimmt. Die Plättchenzahl in der EDTA+Formalin-Probe ist um die Zahl der als Aggregate vorliegenden Plättchen vermindert. Die Meßergebnisse aus beiden Proben lassen sich als Quotient ausdrücken. Wählt man die Zahl aus der EDTA+Formalin-Probe in den Nenner, so nimmt der Quotient mit der Zahl der Aggregate zu. Index für die Messung der Plättchenreaktivität [PR]:

$$PR = \frac{\text{Plättchen (EDTA) x Ery (EDTA+Form.)}}{\text{Plättchen (EDTA+Form.) x Ery (EDTA)}}$$

Ein PR größer als 1,05 ist verdächtig, Werte über 1,2 sicher pathologisch [91].

- Hämoglobinkonzentration:
Die Hämoglobinkonzentration im Kapillarblut der Fingerbeere bzw. im EDTA-Blut wird mit Hilfe der Cyanhämiglobinmethode bestimmt [394]. Durch Kalium-Ferricyanid wird das Hämoglobin (Fe II) über Hämiglobin (Fe III) in Cyanhämiglobin oxydiert, das bei 546 nm ein typisches Absorptionsspektrum aufweist. Für diesen Ansatz werden ein definiertes Volumen einer Transformationslösung mit 0,02 ml Blut vermischt und gegen die Transformationslösung photometrisch als Extinktion gemessen. Die Extinktionsdifferenz zwischen der Extinktion der Ansatzlösung und der Transformationslösung (Leerwert) multipliziert mit einem konstanten Faktor, der von der verwendeten Transformationslösung abhängt, ergibt die Hämoglobin-konzentration in g/dl. Der Hämoglobinwert unterliegt einer sehr geringen Tagesschwankung und ist kleiner als der Variationskoeffizient der Meßmethode, der um 2% liegt [394]. Der Referenzbereich für den Hämoglobingehalt bei dieser Methode liegt zwischen 10-10 g/dl bei männlichen Erwachsenen [332].

- Mittlere korpuskuläre Volumen (MCV) und Thrombozytenzahl:
Das mittlere korpuskuläre Volumen der Erythrozyten (MCV) sowie die Häufigkeitsverteilung der Erythrozyten und Thrombozyten wurde nach dem "Coulter-Counter-Verfahren " bestimmt [35]. Die Zähleinheit des Gerätes mit automatischer Registriereinrichtung besteht aus einer Meßkapillare mit einem Durchmesser von 100 µm und 50 mm Länge sowie zwei Gleichstromelektroden. Bei höchstmöglicher elektrischer Verstärkung des Meßsignals erfolgt der Zählvorgang, der in 20 Sekunden abgeschlossen ist. Der untere Schwellenwert, bei dem Erythrozyten bzw. Thrombozyten noch mitgezählt werden, wird bei der jeweiligen elektrischen Einstellung vorgegeben. Die Volumeneichung erfolgt sowohl mit Latex-Partikeln bekannter Volumenverteilung sowie über den bekannten Wert des MCV einer Blutprobe [35]. Weitere methodische Einzelheiten der Koinzidenzkorrektur mit anderen korpuskulären Teilchen des

Blutes, des Einflusses des elektrischen Stromes und der Fehlerbreite der Apparatur (Variationskoeffizient von 3%) wird von ADAM et. al. [1] beschrieben. Die tageszeitlichen Schwankungen, die deutlich unter dem Variationskoeffizienten liegen, und die interindividuellen Unterschiede der Erythrozytenvolumenverteilung sind in [24] beschrieben. Der Referenzbereich für das MCV liegt bei dieser Methode zwischen 80-94 $\mu m^3$ für gesunde Erwachsene [332] und für die Thrombozytenzahl zwischen 140.000-440.000 pro $mm^3$ [394].

- Mittlere korpuskuläre Hämoglobinkonzentration (MCHC):
Die mittlere korpuskuläre Hämoglobinkonzentration (MCHC) wird ebenfalls mit Hilfe des "Coulter-Counter-Verfahrens", wie bereits beschrieben,  rechnerisch ermittelt [35]. Nach der Erythrozytenzählung, gleichzeitiger Hb- und MCV-Bestimmung erfolgt anschließend durch einen integrierten elektronischen Rechner die Bestimmung des MCHC als abgeleitete Größe, für die die gleiche Präzision wie für das Meßverfahren gilt. Der Referenzbereich für das MCHC liegt bei diesem Verfahren zwischen 32-36 g/l bei Erwachsenen [332].

Während der Untersuchungsdauer wird  zur Sicherung der Laboranalysen eine Qualitätskontrolle für die rheologischen Parameter  [193] und Blutbildparameter [1] durchgeführt.

Die verwendeten Meßparameter, Methoden und die Referenzbereiche sind in der folgenden Tabelle 75  zusammengestellt.

Tabelle 75:  Meßparameter, Meßmethoden und die Referenzbereiche für die hämorhoologischen und Blutbild-Parameter (E: Erythrozyt; T: Thrombozyt)

| Meßparameter | Symbol | Meßmethode | Referenzbereich | |
|---|---|---|---|---|
| Plasmaviskosität | PV | Kapillarschlauch-plasmaviskosimeter | 1,14 - 1,34 | mPas |
| Hämatokrit | Hkt | Impedanz-Methode | m: 39 - 52 | % |
| | | | w: 34 - 50 | % |
| E-Aggregation | SEA | E-Aggregometer | 8 - 21 | keine |
| E-Rigidität | SER | E-Rigidometer | 0,83 - 1,19 | keine |
| T-Aggregation | sTA | T-Aggregometer | siehe Text | Grad |
| T-Reaktivität | PR | "Coulter-Counter-Verf." | siehe Text | keine |
| Hämoglobinkonz. | Hb | Cyanhämiglobinmethode | 11 - 18 | g/dl |
| Mittleres E-Volumen | MCV | "Coulter-Counter-Verf." | 80 - 94 | $\mu m^3$ |
| Mittlerer Hb-Gehalt | MCHC | Elektr. Zählverfahren | 32 - 36 | g/dl |
| T-Zahl | TZ | "Coulter-Counter-Verf." | 140 - 440 | Zahl/nl |

## 1.3. Metabolische Parameter

### 1.3.1. Blutentnahmebedingungen und Probengewinnung:

Zur Blutgasanalyse und Hämoglobinmessung wird arterialisiertes Kapillarblut, das ohne Quetschung  spontan nach einer Hautpunktion am hyperämisierten Ohrläppchen [268] bzw. an der Fingerbeere [112] zutage tritt, verwendet. In seiner Zusammensetzung entspricht dieses arterialisiertes Kapillarblut Arterienblut, da es vorwiegend aus den Arteriolen stammt [239], und unterscheidet sich überhaupt nicht in der Blutgasanalyse, wenn die

Entnahmebedingungen korrekt eingehalten werden [239]. Die lokale Hyperämie wird auf chemischem Wege mit einer Nicotinsäureester enthaltenden Zubereitung wie z.B. Finalgon®-Salbe herbeigeführt. Nach fünf Minuten wird das Medikament mit trockenem Zellstoff entfernt und die entsprechende Hautstelle mit Alkohollösung desinfiziert. Sobald diese trocken ist, wird mit einer Einweglanzette am unteren Rand des Ohrläppchens bzw. in die Fingerbeere circa 5 mm tief geritzt. Nach Aufsaugen des ersten Blutstropfens mit Zellstoff, wird das spontan austretende Blut luftblasenfrei in heparinisierten Glaskapillaren aufgefangen. Die Kapillare wird mit Kittmasse beidseits verschlossen und mit Hilfe eines eingeschlossenen Stahlstiftes magnetisch durchmischt. Unmittelbar (im Zeitraum von 15 Minuten) nach der Entnahme wurde die Blutgasanalyse durchgeführt.

Zur Bestimmung der Pyruvat- bzw. Lactatkonzentration im Blut wird venöses Blut aus der ungestauten Cubitalvene [164] bei sitzender Körperhaltung [219] mit je einer sterilisierten Monovette (5ml), welche Lithiumheparinat (Konzentration von 10 IU/ml Blut) zur Antikoagulation enthält, entnommen.

Der antikoagulierte Blutinhalt einer Monovette wird sofort mit eiskalter 0,6-molarer Perchlorsäure im Verhältnis 1:1 enteiweißt, gut durchmischt und 10 Minuten lang bei 110 g zentrifugiert. Der gewonnene Überstand steht dann 3 Tage lang bei Raumtemperatur zur vollenzymatischen Pyruvatbestimmung nach der Methode von CZOK und LAMPRECHT [42] zur Verfügung [229].

Aus dem Blut der anderen Monovette wird durch Zentrifugation unter Standardbedingungen Plasma gewonnen, welches anschließend mit eiskalter 0,6-molarer Perchlorsäure im Verhältnis 1:1 enteiweißt wird. Nach erneuter Zentrifugation (bei 110 g 10 Minuten lang) steht dann der gewonnene Überstand 3 Tage lang bei Raumtemperatur zur vollenzymatischen Lactatbestimmung nach der Methode von NOLL [279] zur Verfügung [331].

1.3.2. Meßmethoden:

- Plasmapyruvatkonzentration:

Die Pyruvatbestimmung wird mit enteiweißten Blutüberstand, wie in 1.3.1. beschrieben, vollenzymatisch und mit anschließender photometrischer Messung durchgeführt. Zuerst wird der Überstand mit den folgenden Lösungen zur Reaktion gebracht:

1. LDH (Lactatdehydrogenase) in aqua destilata gelöst,
2. 2,2 molare Dikaliumhydrogenphosphat
3. 0,012 molares NADH   (reduziertes Nicotinamid-adenin-dinucleotid)

Es erfolgt eine der Substratmenge (hier: Pyruvat) proportionale Oxydation des NADH zu $NAD^+$, welches dann photometrisch bei 340 (334, 366) nm gemessen wird. Entsprechend der Extinktionsänderung wird die Pyruvatkonzentration stöchiometrisch berechnet [42]. Der Variationskoeffizient dieser Methode wird mit 4%, der Referenzbereich für die Pyruvatkonzentration bei stoffwechselgesunden Erwachsenen in Ruhe zwischen 3,6-5,9 mg/l angegeben [229]. Die Qualitätskontrolle dieses Enzymtests wird nach den Ausführungen der Firma Boehringer Mannheim ausgeführt [27].

- Plasmalactatkonzentration:

Die Lactatbestimmung wird mit enteiweißten Plasmaüberstand, der nach den Anweisungen, wie in 1.3.1. beschrieben, gewonnen wird, vollenzymatisch und mit anschließender photometrischer Messung durchgeführt. Zunächst wird der Überstand mit den aufgeführten Reagenzien zur Reaktion gebracht:

1. 0,027 molares $NAD^+$ (Nicotinamid-Adenin-Dinucleotid)
2. 2 mg LDH (Lactatdehydrogenase) pro ml Überstand
3. 0,5 molarer Glycinpuffer mit einem pH von 9,0
4. 0,4 molares Hydrazin

Hierbei erfolgt eine Reduktion des $NAD^+$ zu NADH, dessen Zunahme gemessen an der Extinktionsänderung bei 340 (334, 360) nm der Lactatkonzentration direkt proportional ist [279]. Der Variationskoeffizient für diesen Enzymtest wird mit 2,3% angegeben [279]. Eine gute Präzision in der Serie und eine Schwankung  von Tag zu Tag, die unter dem Variationskoeffizient der Meßmethode liegt, beschreibt SCHWAB et al. [331]. Der Referenzbereich der Lactatkonzentration im Plasma bei stoffwechselgesunden Erwachsenen in Ruhe liegt zwischen  57-220 mg/l [225]. Die Qualitätskontrolle dieses Enzymtests wird nach den Vorschriften der Firma Boehringer Mannheim ausgeführt [27].

- pH-Wert im Blut:
Der  pH-Wert im Blut wird nach dem Prinzip von ASTRUP und SCHRÖDER [14] mit einer Glaselektrodenkette, die nach BATES [20] und JOHANSSON et al. [151] modifiziert wurde, bestimmt. Aufbau und Funktion wird im folgendem erläutert. Die Glaselektrode ist in einfachster Form ein dünnwandiges gläsernes Rundkölbchen, das eine Elektrolytlösung (z.B. Kalomellösung $Hg_2Cl_2$) mit bekanntem pH (innere Bezugslösung) enthält. In die Elektrolytlösung taucht eine Ableitelektrode. Das so präparierte Rundkölbchen wird als Glaselektrode in eine äußere Meßlösung (= Blut) von unbekanntem pH-Wert eingeführt. Zur Ableitung einer Potentialdifferenz  benötigt man eine Bezugselektrode aus Glas, die über eine Elektrolytlösung (z.B. Kaliumchlorid KCl), auch Elektrolytbrücke genannt, mit der Meßlösung (= Blut) in leitender Verbindung steht. Meßlösung (= Blut) und Elektrolytbrücke sind durch ein Diaphragma voneinander getrennt. An den äußeren und inneren Glasschichten bilden sich wegen des Protodeneffektes des Glases  Potentialdifferenzen aus, die in weiten Grenzen linear von den pH-Werten der inneren und äußeren Lösungen abhängen. Da nun der pH-Wert auf der inneren Seite der Glasschicht (innere Bezugslösung) konstant gelassen wird, ist die meßbare Potentialdifferenz ausschließlich vom pH-Wert der Lösung der äußeren Gegenseite (Meßlösung = Blut) abhängig und damit sofort ablesbar. Für die Blutgasanalyse wird eine modifizierte kapilläre Glaselekrode nach ASTRUP [14] mit einer offenen Verbindung zwischen Blut und der Kaliumchloridlösung verwendet, welche gleichzeitig als Zuleitungsweg zur pO2/pCO2-Meßkammer dient. Um keine Veränderungen des Potentials der inneren Bezugslösung wegen seiner Temperaturabhängigkeit (Nernstsche Gleichung) und standardisierte Meßbedingungen für das Blut zu haben, werden die Messungen für den pH-Wert und die anderen Blutgasparameter  konstant bei 37° C plus minus 0,1° C durchgeführt. Dies wird durch eine interne Heizung mit einer Temperaturreglung erreicht. Der Variationskoeffizient in Serie gemessen ist kleiner als 0,1% [268]. Der Referenzbereich bei dieser Methode liegt bei gesunden Erwachsenen für arterielles und arterialisiertes Kapillarblut gleichermaßen zwischen 7,370 und 7,450 [338]. Bei korrekter Entnahmetechnik liegt der pH-Wert von peripherem Venenblut um höchstens 0,030 Einheiten niedriger als bei arterialisiertem Kapillarblut [75]. Die Qualitätskontrolle der Blutgasparameter  erfolgt nach den Anweisungen mit den Puffergaslösungen von MAAS et al. [247], die auch von der Bundesärztekammer anerkannt und vorgeschrieben sind.

Tabelle 76 zeigt die Meßmethoden, Parameter und die zugehörigen Referenzbereiche für die metabolischen Parameter

Tabelle 76: Meßparameter, Meßmethoden und die Referenzbereiche für die metabolischen Parameter

| Meßparameter | Symbol | Meßmethode | Referenzbereich | |
|---|---|---|---|---|
| Lactatkonz. i. Plasma | Lactat | LDH/GPT Enzymtest | 57 - 220 | mg/l |
| Pyruvatkonz. i. Plasma | Pyruvat | NADH/LDH Enzymtest | 3,6 - 5,9 | mg/l |
| pH-Wert im Blut | pH | Glaselektrodenkette | 7,370 - 7,450 | keine |

## 1.4. Sauerstoffpartialdruckmessungen und O2-Sättigung

- pO2 konjunktival:
Der konjunktivale Sauerstoffpartialdruck wird polarographisch nach dem Clarkschen Prinzip gemessen [141]. Die Anode besteht aus Silber-Silberchlorid, die Kathode aus Platin. Die Elektroden sind in eine Elektrolytlösung hinter einer gasdurchlässigen, wasserabweisenden Membran eingebaut. Die gemessene Stromstärke zwischen den Elektroden wird durch die Menge des durch die Membran diffundierenden Sauerstoffs bestimmt. Die Größe des Diffusionsstromes wird von der Konzentration des Sauerstoffs in der Meßlösung vorgegeben, so daß eine direkte Korrelation zwischen Sauerstoffpartialdruck der Tränenflüssigkeit und der gemessenen Stromstärke besteht, die über eine Kalibrierkurve als konjunktivaler Sauerstoffpartialdruck angegeben wird [61]. Der Referenzbereich für diese Methode wird für den Sauerstoff-partialdruck zwischen 35-65 mm Hg bei gesunden Erwachsenen angegeben [61].

- pO2 transkutan:
Die Messung des transkutanen Sauerstoffpartialdruckes erfolgt mit einer Silber-Platin-Elektrode mit integriertem Heizelement polarographisch nach dem Clarkschen Prinzip [141]. Die Messungen erfolgen bei Heiztemperaturen von 43° C am Unterarm und auf dem Fußrücken. Bei dieser Meßmethode liegt der Referenzbereich für den Sauerstoffpartialdruck zwischen 65-97 mmHg bei gesunden Erwachsenen [155].

- pO2 intramuskulär:
Intramuskuläre Sauerstoffhistogramme werden nach der von FLECKENSTEIN et al. entwickelten Methode [66] mit der "Makroelektrode Typ: pO2-Histograph KIMOC (Eppendorf Gerätebau GmbH, Hamburg)" gemessen. Da die Durchführung der Messung bisher nicht standardisiert wurde, wird darauf im folgenden eingegangen.
Vor Beginn der Untersuchung werden die Patienten auf Raumtemperatur adaptiert, die Wartezeit vor der Messung - im temperierten Wartebereich - beträgt circa eine Stunde. Vor Beginn der Messung wird die Hautoberflächentemperatur kontrolliert, erst bei Überschreiten einer Temperatur von 27°C wird mit der Messung begonnen. Die pO2-Messungen werden im Musculus tibialis anterior durchgeführt. Nach Vorbereitung der Meßstelle und subkutaner Lokalanästhesie wird die Punktionsstelle mit einem Einmal-Lochtuch umklebt. Die Einstichhöhe liegt lateral der Tibiakante in Höhe des größten Muskelquerschnitts. Mittels eines Abbokath®-Gefäßkatheters wird anschließend unter einem Winkel von circa 30° zur Muskelfaser-Längsachse in cranialer Richtung ein Zugang für die pO2-Sonde gelegt. Mit der Messung der pO2-Werte wird frühestens nach einer 15-minütigen Liegezeit begonnen. Die Positionierung der Meßsonde erfolgt anschließend unter Kontrolle der pO2-Meßwerte, so daß gesichert ist, daß mit der Messung erst im Muskelgewebe begonnen wird.
Der automatisch ablaufende (mikroprozessorgesteuerte) Sondenvorschub erfolgt  im sogenannten "Pilgerschrittverfahren", wobei als Vorschub eine Schrittlänge von 1,0 mm mit einer Rückschrittlänge von 0,3 mm gewählt wird, so daß sich eine effektive Schrittlänge von 0,7 mm - bei einem zeitlichen Meßabstand von 1,4 s - ergibt. Es werden 21 Messungen nacheinander durchgeführt, dies ergibt eine Stichkanallänge von 1,47 cm. Ein Meßzyklus umfaßte 21 Messungen, danach fährt die Sonde in die Ausgangsstellung zurück. Nach jedem Meßzyklus wird die Sonde um 120° gedreht. Durch den Anschliff der Meßsonde wird dadurch bei erneutem Vorschub ein anderes Gewebegebiet vermessen, da der Stichkanal in einer anderen Vorzugsrichtung abgefahren wird. Um ein möglichst großes Muskelareal beurteilen zu können, werden nach der zweiten Drehung Einstichwinkel und -richtung leicht geändert. Auf diese Weise wird bei jeder Messung ein neuer Stichkanal vermessen. Insgesamt werden 200 Einzelwerte erfaßt und damit ein Histogramm der Sauerstoffpartialdruckwerte erstellt.

Der Referenzbereich für die O2-Stichelektrode liegt intramuskulär bei einem Sauerstoff-partialdruck zwischen 16,4-58,3 mm Hg, der Variationskoeffizient in Serie bei 20% [154].

- pO2 im Blut ex vivo:
Die Bestimmung des pO2 im Blut (arteriell, kapillär und venös) wird polarographisch mit einer Platinelektrode, die mit einer sauerstoffpermeablen Membran überzogen ist, durchgeführt [14]; modifiziert durch GLEICHMANN et al. [82]. Die Probengewinnung ist bereits in Abschnitt 1.2.1. des Methodikteils erläutert. Aufbau und Funktion wird im folgenden erklärt.
Die in einen Glasstab eingeschmolzene Platin-Kathode wird von einer röhrenförmigen Hülse umgeben, auf deren offenes Ende abdichtend eine sauerstoffpermeable Membran aufgezogen ist. Der Raum dieser Hülse wird soweit mit einer Elektrolytlösung (z.B. Kaliumchlorid KCl und ein Puffersystem) definierter Konzentration gefüllt, so daß die Spitze der Platin-Kathode in leitender Verbindung mit einer aus Silber/Silberchlorid (Ag/AgCl) aufgebauten Bezugs-elektrode steht. An die Platinelektrode wird eine Reduktionsspannung von 600 bis 800 mV angelegt, die ausreicht, um molekularen Sauerstoff, der durch die Membran hindurch an die Elektrodenoberfläche gelangt, zu reduzieren. An der Platinelektrode entstehen mit Hilfe der an der Bezugselektrode freiwerdenden Elektronen pro Molekül Sauerstoff (O2) 4-Hydroxylionen (OH$^-$). Die gebildeten Hydroxylionen reagieren nun mit Protonen, die aus der Elektrolytlösung stammen, zu Wasser; deshalb auch die Notwendigkeit eines Puffersystems in der Elektrolyt-lösung. Die Stärke des Stromes, der bei Anlage einer konstanten Spannung im Bereich von 600 bis 800 mV in diesem System entsteht, ist proportional zur Anzahl der pro Zeiteinheit an der Platin-Kathode reduzierten Sauerstoffmoleküle. Die bei gegebener Spannung mit der sauerstofffreien Elektrolytlösung erhaltene Stromstärke dient zur Nullpunkteinstellung. Eine Spannung von 600 bis 800 mV wird aus folgenden zwei Gründen gewählt:
1. In diesem Spannungsbereich ist die Stromstärke weitgehend unabhängig von der angelegten Spannung, da Elektronen im Überschuß zur vollständigen Reduktion des Sauerstoffs zur Verfügung stehen.
2. Die Elektrolytlösung ist so zusammengesetzt, daß keine anderen  Teilchen in ihr vorhanden sind, die in diesem Spannungsbereich reduziert werden können.
Weiterhin wird bei den Meßbedingungen der Sauerstoffeigenverbrauch der Platinelektrode mitberücksichtigt, so daß die Messung davon unbeeinflußt bleibt. Die pO2-Elektrode ist mit einer pH- und pCO2-Elektrode kombiniert und genauso wie diese Elektroden bzw. Meßkammer auf 37 Grad Celsius plus minus 0,1 Grad temperiert. Mit dieser Vorrichtung wird nun unter konstanten Diffusionsbedingungen zwischen Meßlösung (= Blut) und Meßsystem vom Reduktionsstrom, den die pro Zeiteinheit an der Platin-Kathode ankommenden Sauerstoff-moleküle hervorrufen, auf den pO2 der Blutprobe, also auf die Konzentration des physikalisch gelösten Sauerstoffs geschlossen. Der pO2 kann im Bereich von 80-150 mmHg mit einem Variationskoeffizienten von 2% bis 4% und in einem Bereich von 30-60 mmHg bei einem Variationskoeffizienten von 5% bis 8% bestimmt werden [268].
Bei korrekter Blutprobengewinnung, die in Absatz 1.2.1. bereits beschrieben wurde, werden für arterialisiertes Kapillarblut bzw. arterielles Blut ein gemeinsamer Bereich zwischen 70 und 100 mmHg [268] und für venöses Blut aus der ungestauten Cubitalvene ein Bereich zwischen 20 und 40 mmHg [412] bei gesunden Erwachsenen angegeben. Hierbei ist von einem 99%-Vertrauensbereich von plus minus 10 mmHg auszugehen. Die Qualitätskontrolle der Blutgasparameter erfolgt nach den Anweisungen mit den Puffergaslösungen von MAAS et al. [247], die von der Bundesärztekammer anerkannt und vorgeschrieben sind.
Allerdings sollte bei den Normalwerten die beträchtliche Altersabhängigkeit des arteriellen bzw. kapillären pO2 mitberücksichtigt werden, die nach der Formel eingeht:

**pO2 (mmHg) = 102 - 0,33 * LEBENSJAHRE**       [241]

- Totale Sauerstoffsättigung:
Die Sauerstoffsättigung (SO2) wird nomographisch aus  dem Leiternomogramm der Firma

Radiometer (Kopenhagen) basierend auf der Sauerstoffstandarddissoziationskurve und den Korrekturfaktoren für Temperatur, pH-Wert und $pO_2$, die experimentell ermittelt wurden, bestimmt [13]. Mit diesem indirekten Verfahren wird eine ausreichende Annäherung (unter 1% Abweichung) an die tatsächliche Sauerstoffsättigung erzielt, wenn keine $pO_2$-Werte kleiner als 50 mmHg für die nomographische Abtragung verwendet werden [268]. Der Referenzbereich für die nomographisch ermittelte Sauerstoffsättigung wird zwischen 0,94-0,98 angegeben [22].

Tabelle 77: Meßparameter, Meßmethoden und die Referenzbereiche der Sauerstoffparameter

| Meßparameter | Symbol | Meßmethode | Referenzbereich | |
|---|---|---|---|---|
| ***$O_2$-Partialdrücke:*** | | | | |
| transkutan (Arm, Fuß) | $pO_2$-tc | Clark-Sensor | 65 - 97 | mmHg |
| transkonjunktival (Auge) | $pO_2$-tCb | Clark-Sensor | 35 - 65 | mmHg |
| intramuskulär (M. tib. ant.) | $pO_2$-im | Clark-Sensor | 16,4 - 58,3 | mmHg |
| arteriell (Blut) | $pO_2$-art | Astrup | 70 - 100 | mmHg |
| kapillär (Blut) | $pO_2$-kap | Astrup | 70 - 100 | mmHg |
| venös (Blut) | $pO_2$-ven | Astrup | 20 - 40 | mmHg |
| ***$O_2$-Sättigung*** (art./kap.) | $SO_2$ | Nomogramm | 0,94 - 0,98 | keine |

## 5. Blutfluß- und -druckmessungen

- Blutfluß in der Arteria carotis communis:
Der Volumenfluß in der Arteria carotis communis wird mit Hilfe des MAVIS-Systemes (<u>M</u>obile <u>A</u>rtery <u>A</u>nd <u>V</u>ein <u>I</u>maging <u>S</u>ystems) gemessen. Hierbei handelt es sich um ein 30-kanaliges gepulstes Ultraschall-Dopplersystem, bei dem vor jeder Messung ein EKG aufgenommen und der Winkel zwischen Gefäßachse und Dopplersonde automatisch vermessen wird, so daß eine Geschwindigkeits - und Blutvolumenmessung durchgeführt werden kann. Der Sondendurchmesser beträgt 1,0 cm, die Taktfrequenz 25 ms. Die Schwankungsbreite der Meßmethode liegt unter 7% [64]. Der Referenzbereich der Meßmethode für gefäßgesunde Erwachsene liegt zwischen 210 und 380 ml/min [320].

- Ruhefluß in den Nagelfalzkapillaren:
Der kapilläre Blutfluß läßt sich in Hautkapillaren, durch die Messung der Erythrozytengeschwindigkeit und der Kapillargeometrie, abschätzen. Da die Ergebnisse stark von der Art der Durchführung dieser Messungen abhängen, wird die Methode der Videokapillarmikroskopie im folgenden detailliert beschrieben [163].
Die Kapillarmikroskopie wird mittels eines Auflichtmikroskopes mit einem Objektiv, einem Optovar 1,0-2,0 einer Kaltlichtquelle mit Grünfilter (im Wellenlängenbereich der Hämoglobinabsorption), einer Videokamera, einem Videotimer (zum Einblenden von Datum und Uhrzeit), einem Videorecorder, einem Monitor und einem Bildanalysesystem durchgeführt. Je nach Einstellung des Optovars beträgt die Endvergrößerung 275- bis 550-fach. Die Aufnahmen werden mit Hilfe des 3/4"-Videorecorders aufgezeichnet und später mit einem Bildanalyse- sytem ausgewertet.
Zur Messung der Erythrozytengeschwindigkeiten wird aus der Strecke s, welche die Erythrozyten in den Kapillaren im betrachteten Zeitintervall $\Delta t$ zurücklegen, die Erythrozytengeschwindigkeit v berechnet. Die mittlere Erythrozytengeschwindigkeit für junge

junge Gesunde beträgt im arteriellen Kapillarschenkel 0,60 ± 0,21 mm/s [163]. Vor der Durchführung der Mikroskopie wird die Oberflächentemperatur an dem Nagelfalz kontrolliert; erst bei konstanten Temperaturen über 27° C wird mit der Aufnahme begonnen [163].
Die im Ergebnisteil angegebenen Erythrozytengeschwindigkeiten sind als zeitliche (wiederholte Messungen in einer Kapillaren) und räumliche (Messungen in verschiedenen Kapillaren) Mittelwerte anzusehen (siehe Abbildung 85).

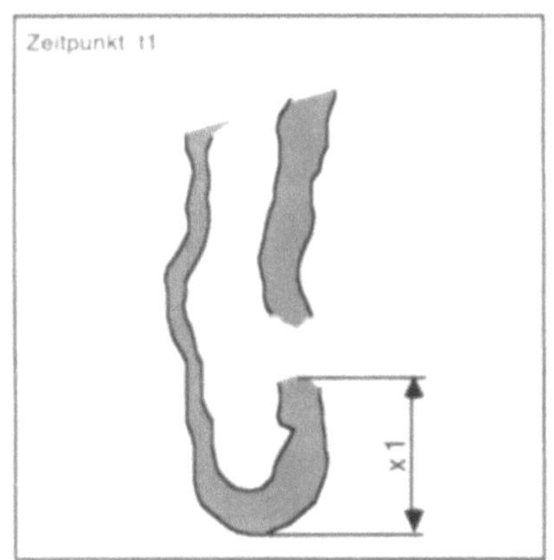


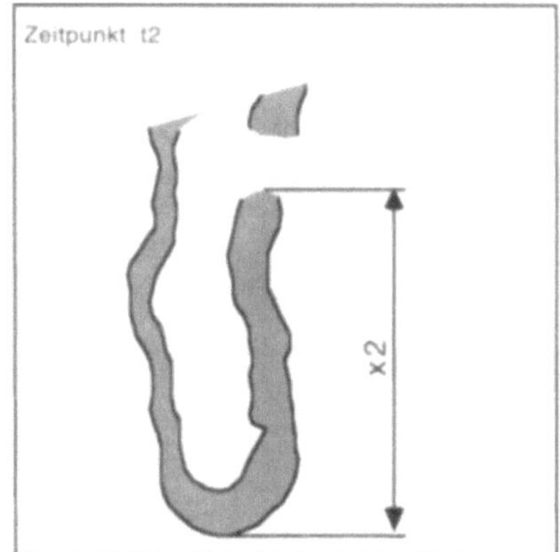


1) Aufnahme eines identischen Kapillargebietes zu verschiedenen Zeitpunkten (jeweils ca. 5 min)

2) Erfassung der Zeitpunkte t1 und t2 (Videotimer)

3) Messung der Strecken x1 und x2

4) Berechnung der mittleren Geschwindigkeit:

$$v = \frac{(x2 - x1)}{(t2 - t1)}$$

5) Örtliche Mittelung: Messung in allen sichtbaren Kapillaren

6) Zeitliche Mittelung: Wiederholte Messung in allen Kapillaren über 5 Minuten $\left.\right\}$ $\boxed{v_{mittel}}$

Abbildung 85:  Schema zur Bestimmung der mittleren Erythrozytengeschwindigkeit

Der mittlere Kapillarblutfluß (**Bfkap**) wird nach dem Kontinuitätssatz als Produkt von mittlerer Erythrozytengeschwindigkeit (**v**) und der Kapillarquerschnittsfläche berechnet. Dabei wird die Kapillarfläche unter der Annahme eines kreisrunden Querschnittes aus dem gemessenen Erythrozytensäulendurchmesser berechnet [163]:

$$\mathbf{Bfkap} = \pi /4 * \mathbf{d}^2 * \mathbf{v}$$

mit: Bfkap = mittlerer Kapillarblutfluß $[10^{-9}$ ml/s]
     v = mittlere Erythrozytengeschwindigkeit [mm/s]
     d = Erythrozytensäulendurchmesser [µm]

Eine Berechnung des relativen Fehlers ergibt einen Wert von circa 6%.

- Reaktive Hyperämie in den Nagelfalzkapillaren:
Zusätzlich wird ein Funktionstest bezüglich der Regulation der Mikrozirkulation durchgeführt. Dazu werden Geschwindigkeitsmessungen nach einer dreiminütigen Ischämie durchgeführt, die mit einer Druckmanschette am Oberarm durch Stauen bei 300 mmHg erzeugt wurde. Nach Lösen des Staus ist physiologisch eine reaktive Hyperämie zu erwarten; deren Verlauf wird

durch wiederholte Geschwindigkeitsmessungen (10s, 30s, 60s, 120s, 180s, 240s) nach dem Stau erfaßt. Als Dauer der reaktiven Hyperämie wird die Zeitspanne zwischen Lösen des Staus und Einstellung der Erythrozytengeschwindigkeit unter Ruhebedingungen bezeichnet, wobei die Höhe der Amplitude zwischen Ruhegeschwindigkeit und Maximalgeschwindigkeit nach Stau als weiterer Parameter miterfaßt wird. Circa 80% der Gesunden zeigen eine Hyperämiedauer von mehr als 180s [163]. Abbildung 86 zeigt einen typischen Verlauf der reaktiven Hyperämie.

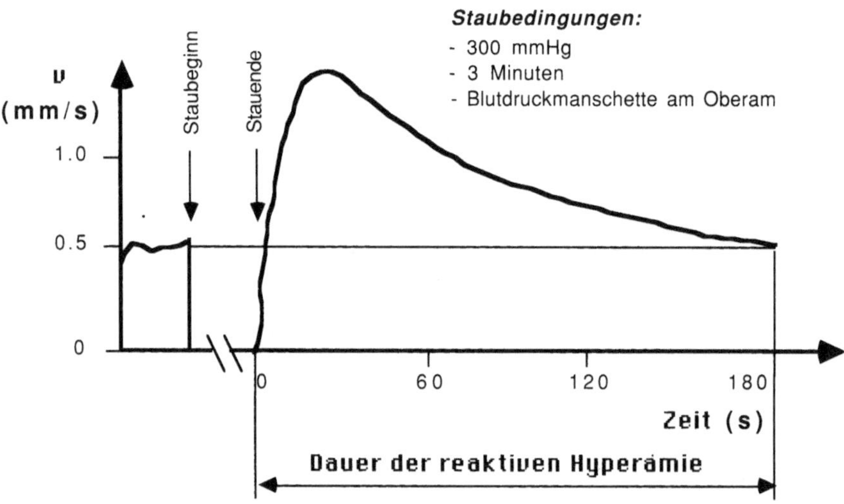


Abbildung 86:   Reaktive Hyperämie


-   Blutdruckmessung:
Der Blutdruck wird nach RIVA ROCCI entsprechend der Durchführungsbestimmungen der WHO bestimmt [403]. Die Messungen werden in sitzender Position  durchgeführt.

- Videofluoreszenzangiographie:
Die Netzhaut des Auges eignet sich wie kaum ein anderes Gefäßareal im menschlichen Organismus zur in vivo Untersuchung der Arteriolen und Präkapillaren. Denn das zu untersuchende Kreislaufgebiet ist flächenhaft angeordnet und auch beim Monoohon ohne operativen Eingriff gut sichtbar. Die Kapillaren der Retina lassen sich mit den derzeit zur Verfügung stehenden Methoden man nur unter pathologischen Verhältnissen darstellen. Der Farbstoff wird durch Injektion in eine Cubitalvene in den Blutkreislauf gebracht. Man beobachtet seine Verteilung und Bewegung in den Gefäßen der Netzhaut. Zur Messung der Strömungsgeschwindigkeit ist die kontinuierliche Aufzeichnung durch ein Videosystem besonders gut geeignet, weil die optischen Signale direkt elektronisch ausgewertet werden können.
Die Anlage besteht aus einer Funduskamera an die eine Videokamera, ein Video - Zeitgenerator (Panasonic WJ-810), ein Videorecorder (Sony VO-5800PS), zwei Videomonitore (Panasonic WV-5470) sowie der Bildanalyse-Rechner Microvideomat 3 der Firma Carl Zeiss angeschlossen sind. Bei Letzterem  wurde das Betriebssystem für die speziellen Anforderungen bei der Nachführung der Meßfenster modifiziert. An der Restlichtkamera der Firma Bosch Typ TCY 9A mit SIT-Aufnahmeröhre wurde der Regelkreis zur automatischen Anpassung der Verstärkungsspannung abgeschaltet, um einen linearen Zusammenhang zwischen

Beleuchtungsintensität und Videospannung zu erzielen. Für den Anschluß einer Videokamera an die Funduskamera wird ein spezieller Adapter (f = 107 mm) ohne Strahlteiler verwendet. So wird das gesamte zur Verfügung stehende Licht zur Beobachtung ausgenutzt und die numerische Apertur des Systems verdoppelt. Die Vergrößerung Retina-Videotarget beträgt bei einem Beobachtungswinkel von 21° 1:2,5. Mit dem verwendeten Adapter wird eine optische Auflösung von 8 µm erreicht. Zur Aufnahme der Fluoreszenzangiogramme wird eine Filterkombination (Sperrfilter GG 520, Erregerfilter 485; C. Zeiss) gewählt, bei welcher der Bereich der Pseudofluoreszenz relativ groß ist. Diese ist für die Auswertung der Video-fluoreszenzangiogramme erforderlich, da bereits vor dem Einstrom des Fluoreszeins die Papille als heller Mittelpunkt des Bildes und die Gefäße am Augenhintergrund sichtbar sein müssen.

Zu Beginn der Videofluoreszenzangiographie wird dem Patienten ein venöser Zugang gelegt (Abbokath®-Gefäßkatheters G20). Danach werden Puls und Blutdruck gemessen. Dann wird das Netzhautbild bei rotfreier Beleuchtung aufgezeichnet.

Vor der Injektion des Farbstoffes wird in den Beleuchtungsstrahlengang das Erregerfilter sowie in den Beobachtungsstrahlengang das Sperrfilter eingeschoben. Dann werden 5 ml/70 Kg Körpergewicht einer 10%-igen Lösung von Fluoreszein-Natriums schnell als Bolus in die Vene injiziert. Gleichzeitig wird der Videotimer gestartet und das Videobild auf dem Rekorder aufgenommen. So wird das Anfluten des Fluoreszeins in den Netzhautgefäßen nach 10-15 s erfaßt und das Bild der Strömung bis zum Beginn der Auswaschphase aufgezeichnet. Dieser Vorgang dauert durchschnittlich 30 Sekunden. Danach wird die Aufzeichnung des Video-Fluoreszenzangiogramms unterbrochen. Erst nach 2-3 Minuten wird der Augenhintergrund ein weiteres Mal gefilmt. In dieser Spätaufnahme lassen sich morphologische Gefäß-veränderungen besonders gut nachweisen.

Der Patient bemerkt die Injektion durch den bereits liegenden Venenkatheter nicht. Selten kommt es zu Unwohlsein. Gelegentlich - weniger als 1/10.000 ereignet sich ein Kreislaufkollaps. Für Notfälle befinden sich neben der Kamera für die die Angiographie eine Liege und ein Notfallkoffer zur Schockbehandlung.

Die Belastung des Patienten durch Licht ist um ein Vielfaches geringer als bei Fundusphotos und Photoangiogrammen.

Die Video-Fluoreszenzangiogramme werden densitometrisch mit Hilfe des Bildanalysesystems "Microvideomat 3" ausgewertet. Dabei wird die Helligkeitsänderung beim Einstrom des fluoreszierenden Farbstoffes in die Gefäße der Netzhaut an mehreren Meßstellen registriert. Man erhält so für jedes Videohalbbild Meßwerte. Trägt man diese Meßwerte über der Zeit auf, ergeben sich Intensitätskurven, sogenannte *Dilutionskurven* (Abbildung 87).

Typischerweise wird ein Meßfenster auf eine retinale Arteriole am Rand der Papille, ein weiteres auf dem gleichen Gefäß papillenfern und ein drittes Meßfenster auf der korrespondierenden Venole positioniert. Während der Messung dürfen die Meßfenster ihre Position relativ zur Netzhaut nicht ändern. Ein großes Problem bei der Erstellung der Farbstoffdilutionskurven mit Hilfe des Videoanalysers sind die schnellen unwillkürlichen Augenbewegungen der Patienten. Außerdem wird beim Anfluten des Fluoreszeins nicht nur die Fluoreszenz in den Blutgefäßen der Netzhaut sichtbar, sondern auch die Helligkeit des Untergrundes durch Füllung der Aderhaut stark verändert. Dadurch können sich die Meßfenster verschieben und falsche Meßwerte verursachen. Um die Meßfenster an ihrem vorgegebenen Ort zu halten bzw. nachzuführen, wurde eine Referenzfläche im elektronischen Bild der Netzhaut definiert, deren Form und Größe über der Zeit konstant bleibt. Die Referenzfläche wird aus allen Bildpunkten zusammengesetzt, die heller erscheinen als jeder andere einstellbare Grauwert. Mit der verwendeten Kombination von Erreger- und Sperrfilter ist der Sehnervenkopf mit seiner physiologischen Exkavation meis der hellste Punkt des Augenhintergrundbildes. Beim Einstrom des Fluoreszeins ändert sich die Helligkeit dieser Exkavation nicht, auch ist die Fluoreszenz der Netzhautgefäße meist dunkler als die Reflexion auf der Papille. Deshalb wird in der Regel die Excavation der Papille als Referenzfläche gewählt. In ihren Flächenschwerpunkt wird der Ursprung des Koordinatensystems gelegt, auf das sich alle weiteren Messungen der Fluoreszenz beziehen. Die Position der Meßfenster wird in diesem Koordinatensystem konstant gehalten. Wenn sich die Referenzfläche im Videobild bewegt, werden die Meßfelder mitgeführt.

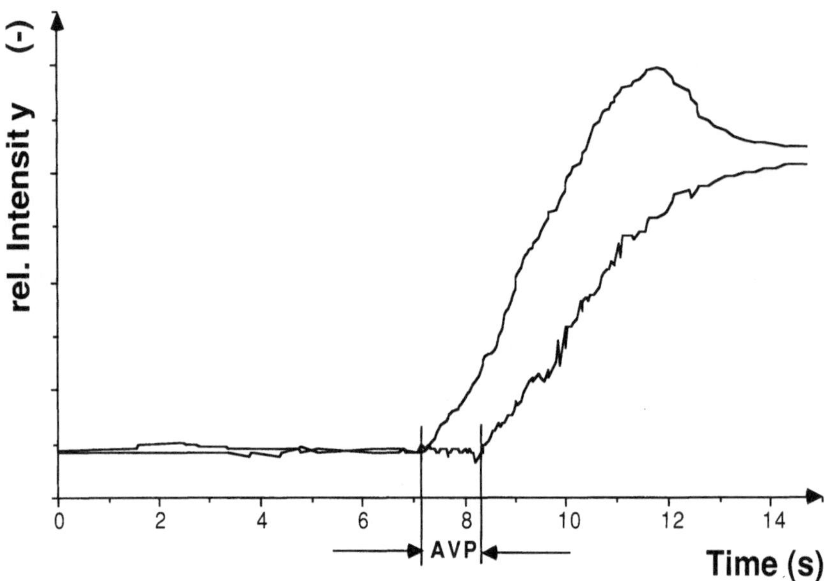


Abbildung 87: Farbstoff-Intensitätskurve nach Applikation von Natrium-Fluoreszein

Sobald das Fluoreszein in einem Gefäß erscheint, steigt die Dilutionskurve an (Abb. 87). Nach einem unscharfen Maximum erfolgt eine langsame Abnahme der Intensität. Auch nach längerer Zeit wird der Ausgangswert nicht wieder erreicht. Diese Erscheinung beruht auf der Rezirkulation des Farbstoffes und der Ablagerung von Natrium-Fluoreszein in den Gefäß-wänden. Durch den Austritt kleiner Mengen von Fluoreszein aus den Gefäßen der Aderhaut wird zusätzlich der Kontrast zwischen der Fluoreszenz der rotinalen Gefäße und dem Untergrund vermindert.

Die Dilutionskurven lassen verschiedene Charakteristika erkennen, die man für die Auswertung heranziehen könnte: Den Anstieg, das Maximum und den mehr oder weniger gut ausgeprägten Abfall der Farbintensität über dem Meßfenster. Der Verlauf der Dilutionskurve ist von verschiedenen Faktoren abhängig, wie z.B. der Injektionsdauer, den individuellen Verhältnissen des Kreislaufsystems des Patienten, dem arteriellen und venösen Blutdruck, dem Herzminutenvolumen und dem Strömungswiderstand im pulmonalen Kreislauf. Die Steilheit des Anstiegs der Dilutionskurven ist deshalb sehr variabel und für den retinalen Kreislauf nicht charakteristisch. Auch der Wendepunkt des Kurvenanstiegs, den KÖRBER und Mitarbeiter [208] in ihren ersten Viedeofluoreszenznagiogrammen ausgewertet haben, zeigte eine zu große Streubreite. Da die Maxima der Dilutionskurven nicht exakt zu definieren sind, konnten sie nicht zur Auswertung der retinalen Kreislaufzeiten herangezogen werden. Es blieben die Fußpunkte der Dilutionskurven auf der Zeitachse, also die Zeit, zu der zum ersten Mal Fluoreszein in dem Gefäß meßbar war. Diese Erscheinzeiten ließen sich sicher und reproduzierbar auswerten.

Auf Grund dieser Erfahrungen wurden aus den jeweils gemessenen Farbstoff-Dilutionskurven die minimalen Unterschiede der Erscheinzeiten an hintereinander liegenden Registrierorten bestimmt und als Transitzeiten definiert.

Je nach Lage der Meßstellen ergaben sich folgende Parameter :

1.) **Arm-Retina-Zeit  (ART):**
Die Arm-Retina-Zeit ist die Zeit, die zwischen Injektion des Farbstoffes in die Armvene und dem ersten Auftauchen in den Arterien der Netzhaut vergeht. Sie erlaubt eine grobe Abschätzung der Makrozirkulation. Zur ihrer Messung wird das Meßfenster auf einer Netzhautarterie direkt am Rand des Sehnervenkopfes positioniert. Der erste meßbare Intensitätsanstieg in diesem Meßfenster definiert den Zeitpunkt des Fluoreszeineinstroms in die Netzhautgefäße [399].

2.) **Arterio-venöse Passagezeit (AVP):**
Die Arterio-venöse Passagezeit ist die Zeit, die zwischen dem ersten Einstrom des Fluoreszeins in eine Netzhautarterie und dem Erscheinen in der korrespondierenden Netzhautvene vergeht. Es ist die kürzeste Kreislaufzeit des Farbstoffes durch ein entsprechendes Areal der Mikrozirkulation der Netzhaut. Die Messung erfolgt durch Positionierung eines Meßfenster auf einer Arterie und eines zweiten auf der korrespondierenden Vene. Die Zeitdifferenz zwischen dem ersten Intensitätsanstieg in der Arterie und in der Vene entspricht der arterio-venösen Passagezeit. Beide Meßfenster werden in der Regel am Rand des Sehnervenkopfes auf den Blutgefäßen positioniert. Selbstverständlich kann man auf diese Weise auch Netzhautgefäße in anderen Arealen der Netzhaut untersuchen [399].

3.) **Arterielle Farbstoffbolusgeschwindigkeit (FBG):**
Die arterielle Farbstoffbolusgeschwindigkeit ist die mittlere Geschwindigkeit des Farbstoffbolus in einer Netzhautarterie. Zur Messung wird ein Meßfenster in der Nähe des Sehnervenkopfes, ein zweites möglichst weit entfernt davon auf der gleichen Arterie eingestellt. Es wird darauf geachtet, daß sich zwischen den beiden Meßstellen keine Gefäßverzweigung befindet. Aus der Zeitdifferenz $\Delta t$ des Intensitätsanstieges in beiden Meßfenstern und der Entfernung s der Meßstellen voneinander wird die mittlere Geschwindigkeit berechnet. Hierbei wird angenommen, daß sich in den retinalen Arteriolen eine parabelförmiges Geschwindigkeitsprofil ausgebildet hat. So ergibt für die mittlere arterielle Farbstoffbolusgeschwindigkeit : $FBG = v = s/(2^*\Delta t)$ [399].

Die Entfernung der beiden Meßstellen voneinander wird auf dem Monitor bestimmt und mit einem für normalsichtige Augen rechnerisch ermittelten Vergrößerungsfaktor multipliziert. Die Krümmung des Augenhintergrundes wird dabei vernachlässigt. Nach LITTMANN [240] ergibt sich bei diesen Annahmen ein Fehler von circa 5%. Dieser Fehler liegt in einer vertretbaren Größenordnung.

Tabelle 78: Meßparameter, Meßmethoden und Referenzbereiche für die Blutflußparameter

| Meßparameter | Symbol | Meßmethode | Referenzbereich | |
|---|---|---|---|---|
| E-Geschwindigkeit (art.) | v | Videomikroskopie | 0,39 - 0,81 | mm/s |
| Reaktive Hyperämie | DrH | Videomikroskopie | > 180 | s |
| Blutfluß (A. Carot. Com.) | BfAcc | MAVIS - System | 210 - 280 | ml/min |
| Arm-Retina-Zeit | ART | Video-Fluorezenz-Ang. | 4,6 - 17,8 | s |
| AV-Passagezeit | AVP | Video-Fluorezenz-Ang. | 0,7 - 2,2 | s |
| Farbstoff-Bolus-Geschw. | FBG | Video-Fluorezenz-Ang. | 3 - 9,8 | mm/s |

## 1.6.   Laser - Doppler - Flux

Im folgenden wird die Methode der Laser-Doppler-Meßtechnik, mit   deren Hilfe die Bestimmung des Blutfluxes der Haut an vier Arealen des Fußrückens erfolgt, beschrieben.

Als Meßsystem wird das Periflux-System [363] der Firma Perimed eingesetzt. Dabei wird als Lichtquelle ein 2 mW Helium-Neon-Laser (Wellenlänge 632,8 nm) verwendet mit einem optischen Lichtleiter mit Probenhalter zum Positionieren eines festen Abstandes zwischen Lichtleiter und Hautoberfläche. Die Lichtintensität auf der Hautoberfläche beträgt circa 1 $mW/mm^2$, so daß ohne Beeinträchtigung des Patienten über lange Zeitspannen gemessen werden kann [368].

Sobald der Lichtstrahl den Lichtleiter verläßt, divergiert er. Mit zunehmendem Abstand nimmt deshalb die Intensität rapide ab, so daß auch ohne Gefahr am menschlichen Auge gemessen werden kann.

Ein Teil des reflektierten Lichtes trifft auf die Oberfläche zweier Photodetektoren (UDT 450, United Detector Technology) bzw. auf die davorliegenden zuführenden Lichtleiter. Die Fläche dieser Lichtleiter beträgt 1 $mm^2$. Das aufgenommene Lichtsignal besteht aus zwei Anteilen, einem dopplerverschobenen - durch Reflektion an bewegten Teilchen - und einem nicht frequenzverschobenen Term, der durch Reflektion an ruhenden Schichten entsteht. Insgesamt setzt sich das Signal aus einem Gleichspannungsteil, einem Anteil mit einer Grundfrequenz und einem Anteil mit einer Überlagerungsfrequenz zusammen. Dabei ist der Gleichspannungsteil proportional zur Lichtintensität, die am Photodetektor auftrifft. Der homodyne Term enthält nur Anteile mit dopplerverschobenen Frequenzen, während der heterodyne Anteil aus einem Gemisch von dopplerverschobenen und nicht-dopplerverschobenen Signalen besteht. Der homodyne Anteil des Signales wird nun gegenüber dem heterodynen vernachlässigt. Dies ist zulässig, solange der Hämatokrit, bzw. die Teilchenzahl im Meßgebiet nicht zu groß wird. Vom Hersteller wird deswegen angegeben, daß in dilatierten Gefäßen oder an der Lippe nicht gemessen werden kann.

Das Ausgangssignal der Photodetektoren besteht aus einem kleinen Wechselspannungssignal (RMS 2 bis 5 mV) überlagert von einer Gleichspannung (2 bis 5 V). Die Signale werden durch einen Bandpass gefiltert (75 - 15000 Hz) und normalisiert, um Schwankungen der
- Lichtintensität des Senders
- in der optischen Leitung bei den Lichtleitern
- in den Eigenschaften der Photodetektoren  auszugleichen.

Das Signal des Differentialverstärkers wird über ein Filternetzwerk mit der Übertragungsfunktion H(f) und einem Butterworth-Tiefpaß mit einer Grenzfrequenz von f=15 kHz geleitet. Um ein kontinuierliches Ausgangssignal zu erhalten, wird das Meßsignal quadriert, gemittelt und das Störsignal unterdrückt. Das Signal wird nach Durchlaufen des Tiefpasses einem Zeigerinstrument und einem Schreiber zugeführt. Dieses Schreibersignal entspricht dem mittleren Fluß der roten Blutzellen multipliziert mit der zugehörigen Zellzahl.

Die Messungen werden wie im folgendem beschrieben durchgeführt:

15 Minuten vor der Messung wird das Gerät eingeschaltet, um eine ausreichende Meßstabilität zu erreichen. Auf das zu messende Hautareal wird der temperierbare Laserhalter mit Hilfe eines doppelseitigen Klebebandes aufgeklebt; nach RANFT et al. [298] wird bei einer Heiztemparatur von $44^o$ C gemessen. Auf Grund seiner Geometrie wird durch diesen Laserhalter nach Einschieben des Laserprobenkopfes ein definierter Abstand zwischen Haut und Laserprobenkopf gewährleistet. Nach Einhalten einer dreiminütigen Ruhephase - zur Ausschaltung eventueller Effekte maueller Manipulationen oder temperaturbedingter Veränderungen in der Mikrozirkulation - wird die Messung durchgeführt, bzw. das auf einem Schreiber registrierte Ausgangssignal als zu verwertbares Meßsignal gekennzeichnet.

Das Meßverfahren ist automatisiert, so daß unmittelbar nach Beendigung der Messung die Ergebnisse als Kurve vorliegen. Als Referenzbereich für die Durchflußgröße bei  Erwachsenen geben RANFT et. al. [298] einen Bereich zwischen 20 - 46 PU (10 PU = 1V) an.

Tabelle 79:  Meßparameter, Meßmethode und  Referenzbereich für den Laser-Doppler-Flux

| Meßparameter | Symbol | Meßmethode | Referenzbereich | |
|---|---|---|---|---|
| Laser-Doppler-Flux | LDF | Laser - Doppler | 20 - 46 | PU |


## 1.7.  Sauerstofftransportkapazität

1.7.1. in der Makrostrombahn :

Die Sauerstofftransportkapazität (STK) im System der großen Gefäße wird als Produkt von Blutfluß (Bf) und Sauerstoffgehalt (CaO2) nach Gleichung (1) bestimmt:

$$STK = Bf * CaO_2 \ [ml \ O_2/s] \tag{1}$$

mit:  $CaO_2 = CaO_2 \ chem + CaO_2 \ phys$

$$CaO_2 = SO_2*Hb*1,34 + (\alpha*100/760)*pO_2 \quad [ml \ O_2/100 \ ml \ Blut] \tag{2}$$

$SO_2$ :     Sauerstoffsättigung (Leiter-Nomogramm)
Hb  :     Cyanhämiglobin-Methode (Fingerbeere; EDTA-Blut) [g/dl]
1,34 :     HÜFNERSCHE Zahl für $O_2$-Bindungskapazität [ml $O_2$/g Hb]
$\alpha$  :     BUNSENSCHER Löslichkeitskoeffizient (0,02356 für $O_2$)
$pO_2$ :     art. Sauerstoffpartialdruck (Ohrläppchen) [mmHg]
Bf  :     art. Blutfluß [ml Blut/s]

Der arterielle Sauerstoffgehalt setzt sich aus dem chemisch gebundenen und dem physikalisch gelösten Sauerstoffanteil zusammen. Entsprechend Gleichung (2) wird  dazu  die Hämoglobin-konzentration des   Blutes   (bei der Blutentnahme aus der Fingerbeere unter definierten Bedingungen [112] ergibt sich ein der arteriellen Hämoglobinkonzentration nahezu identischer Wert), die Sauerstoffsättigung   (ermittelt mit Hilfe des Leiter-Nomogramms: Aus der pH-Konzentration und dem arteriellen Sauerstoffpartialdruck sowie der Temperatur [268]) und dem arteriellen Sauerstoffpartialdruck bestimmt. Der arterielle pH- und $pO_2$-Wert wurden mittels der ASTRUP-Methode [14] aus Blutproben, die am hyperämisierten Ohrläppchen entnommen wurden [268], bestimmt. Die Sauerstoffbindungskapazität des Hämoglobins wird hierbei mit der experimentell mehrfach bestätigten Zahl von 1,34 ml $O_2$ pro Gramm Hämoglobin nach HÜFNER [143] und nicht mit der stöchiometrisch berechneten Zahl von 1,39 ml $O_2$ pro Gramm Hämoglobin angenommen. Der auf diese Weise berechnete Sauerstoffgehalt unterscheidet sich im Mittel um 0,3 Volumenprozent von dem gemessenen Sauerstoffgehalt für Hb-Werte von 10 bis 18 g/dl und liegt damit innerhalb der Fehlerbreiten der Meßmethoden selbst [378]. Somit kann ein sehr kleiner relativer Fehler, der ebenfalls innerhalb der Fehlerbreiten der Meßmethoden liegen muß, für die Sauerstofftransportkapazität, welche aus den gemessenen Blutflüssen  und aus dem auf oben angegebene Weise ermittelten Sauerstoff-gehalt errechnet wird, angenommen werden. Eine Varianzanalyse für diese errechnete Größe ergab einen relativen Fehler von circa 5%.

1.7.2. in der Mikrostrombahn (nutritive Hautkapillaren):

Die Sauerstofftransportkapazität im Bereich der Mikrostrombahn ist   nicht einfach zu bestimmen. Das Problem besteht in der Quantifizierung des Sauerstoffgehaltes des Kapillarblutes, der nach denselben  Gleichungen wie für die Makrostrombahn errechnet wird. Nach Gleichung (2) muß aber zuerst der Hämoglobinwert in den Kapillaren bestimmt werden. Dazu wird der Kapillarhämatokrit abgeschätzt und daraus die Kapillarhämoglobinkonzentration berechnet. Die Bestimmung des Kapillarhämatokritwertes erfolgt mit Hilfe des Auflichtmikroskopes und eines Bildrechners, das Verfahren wird im folgenden Absatz beschrieben. Eine Varianzanalyse für diese errechnete Größe ergab einen relativen Fehler von circa 7%.

## 1.8.  Kapillarhämatokrit

Eine Absolutwertbestimmung des Kapillarhämatokritwertes ist mit optischen Verfahren nicht möglich [57]. Hingegen gelingt es, den Einfluß der Hämodilution auf den Kapillarhämatokrit als Änderung zum Ausgangswert zu quantifizieren. Grundlage des Verfahrens ist die Messung der optischen Dichte von Kapillaren im Videobild sowie die Quantifizierung der Erythrozytensäulen-durchmesser und der Längen bzw. der Häufigkeit von Plasmalücken [159].
Da die Beleuchtung der Kapillaren mit einer Wellenlänge im Bereich der Hämoglobinabsorption erfolgt, erscheinen die mit Zellen gefüllten Kapillaren auf dem Videomonitor dunkel. Je dichter die Kapillaren mit Blutzellen gefüllt sind, umso dunkler (im Vergleich zum umliegenden Gewebe, in dem keine Absorption erfolgt) erscheinen die Kapillaren. So ist es möglich, aus einer Änderung der optischen Dichte auf eine Veränderung des Hämatokrits in den Kapillaren zurückzuschließen.
Darüberhinaus wird der Kapillarhämatokrit in erster Linie durch den Durchmesser der Erythrozytensäule und in zweiter Linie durch Länge und Häufigkeit von Plasmalücken bestimmt. Auch dies läßt sich mit Hilfe des Bildrechners quantifizieren [159].

- Optische Dichtemessung:

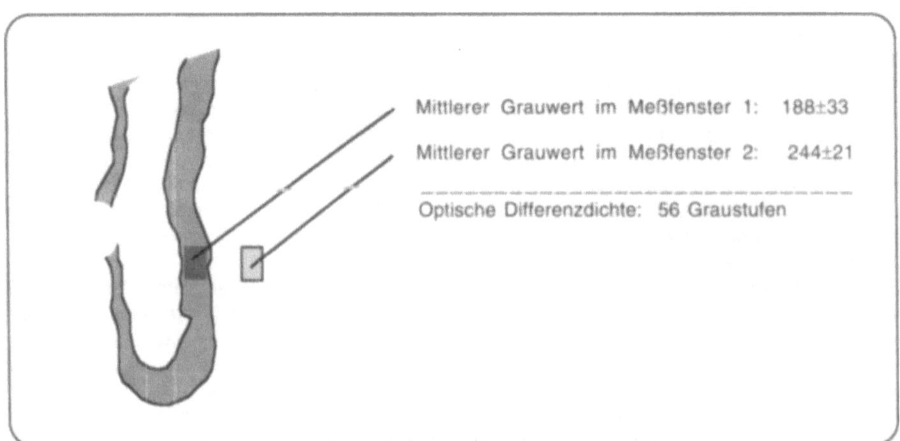


Abbildung 88:    Schema zur Bestimmung der optischen Differenzdichte

Um den Einfluß von Fluktuationen des Reflexlichtes (z.B. durch kleinste Bewegungen des Fingers, Änderungen der Beleuchtung, Änderungen der Fokussierung der Kapillaren etc.) auf die optische Dichte der Kapillaren auszuschalten, wird die optische Dichte im unmittelbar neben der Kapillaren liegenden Gewebe ebenfalls quantifiziert und die Differenz dieser beiden Werte als optische Differenzdichte bewertet. Das Vorgehen zeigt Abbildung 88. Mit der Differenzdichte kann abgeschätzt werden, ob sich die Packungsdichte der Zellsäule in einer Kapillaren durch die Hämodilution verändert hat. Die Abhängigkeit der optischen Differenzdichte vom Kapillarhämatokrit zeigt Abbildung 89.

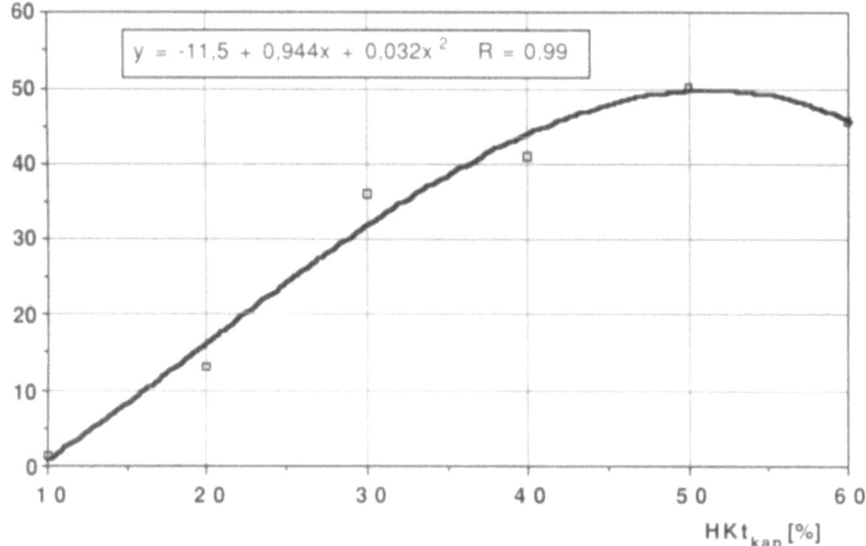


Abbildung 89:     Abhängigkeit der optischen Differenzdichte vom Kapillarhämatokrit

In weiten Bereichen (10<Hkt<40) hängt die optische Differenzdichte linear proportional von der vorgegebenen Zelldichte ab; nach einem Maximum bei 50% nimmt sie wieder ab.

- Erythrozytensäulendurchmesser
Zur Quantifizierung der Erythrozytensäulendurchmesser werden gut fokussierte, vertikal verlaufende Kapillaren in der Bildmitte ausgewählt. Die Durchmesserbestimmungen werden 50 µm distal des Kapillarscheitels nach Möglichkeit über eine Länge von 100 µm durchgeführt. Die Messung erfolgt jedoch interaktiv um sicherzustellen, daß nur im gut fokussierten Gefäßbereich (ohne Plasmalücken) gemessen wird und Verzerrungen (z.B. durch Schweißtropfen oder Torquierungen der Kapillaren aus dem Bereich der Schärfentiefe) ausgeschlossen sind. Den Meßbereich zeigt Abbildung 90.
Zur Durchmesserbestimmung wird zunächst ein Linienhistogramm über eine Bildzeile erstellt. Dieser Graph wird mit einem Medianfilter (über drei "Pixel") geglättet. Anschließend wird der Kurvenzug differenziert und in der Kurve der Steigungen die Ortskoordinaten von Maximum und Minimum bestimmt. Der Abstand zwischen Maximum und Minimum wird über die bekannte Vergrößerung als Erythrozytensäulendurchmesser in µm angegeben.

Da die Erythrozytensäule nicht streng zylinderförmig sondern zufällig berandet ist, wird dieser Vorgang in mindestens 50 Bildzeilen wiederholt und aus den 50 Messungen ein Mittelwert für den Erythrozytensäulendurchmesser gebildet. Vor der Auswertung wird überprüft, ob eine Bildtiefe von mindestens 30 Graustufen vorhanden ist, nur in diesem Fall wird eine Auswertung vorgenommen, andernfalls wird eine andere Aufnahme mit größerem Kontrast ausgewählt.

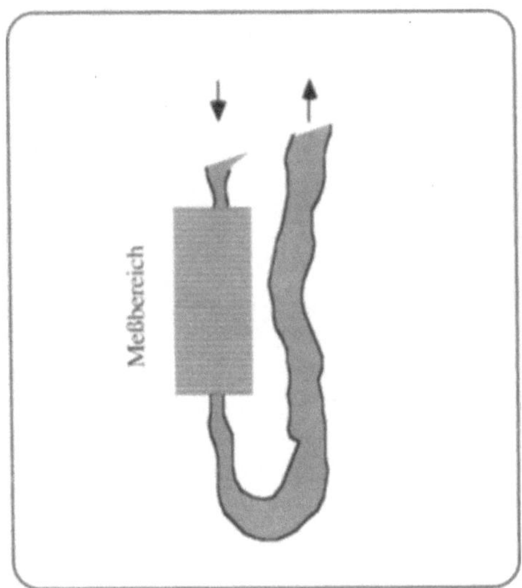


Abbildung 90:  Bereich der Durchmesserbestimmung

-   Plasmalückenquantifizierung:

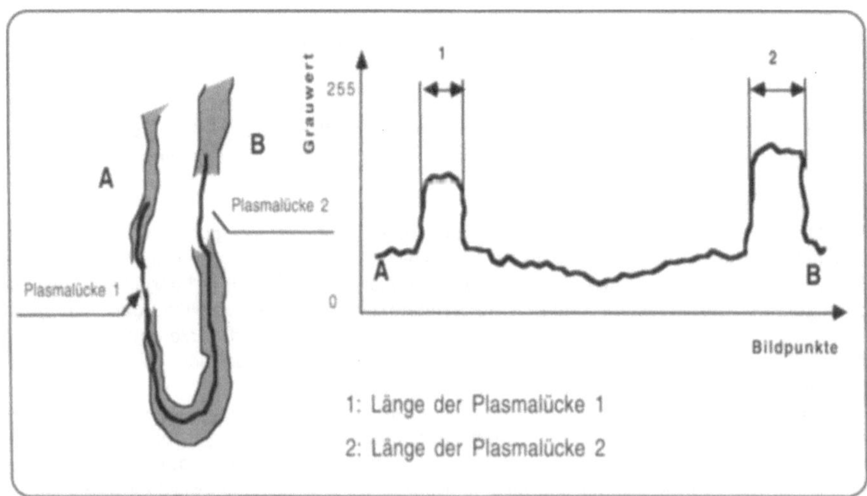


Abbildung 91:    Quantifizierung der Plasmalücken

Im digitalisierten Bild wird durch die Kapillare eine Mittellinie gelegt und die Grauwertverteilung über die Bildpunkte entlang der Mittellinie aufgezeichnet (Schema in Abbildung 91). Ein Grauwert von 0 entspricht der Farbe "schwarz", ein Grauwert von 255 der Farbe "weiß". So erscheinen die Plasmalücken in der Grauwertverteilung als hohe Werte, die Breite dieses "Peaks" entspricht dann der Länge der Plasmalücke. Während die optische Differenzdichte und die Plasmalücken mit hoher Genauigkeit quantifiziert werden können, ist die Messung der Erythrozytensäulendurchmesser - bei Verwendung eines U-Matic Videorekorders und eines Objektivs mit einer numerischen Apertur von 0,20 - mit einer deutlichen Ungenauigkeit behaftet. Die Auflösung beträgt unter diesen Bedingungen bei Messung in horizontaler Richtung 2,52 µm, der Fehler (bei Messungen von Längen um 10 µm) 6% bei einem Variationskoeffizienten von 6,1% [162]. Bei besserer Auflösung (die heute bei Einsatz von digitalen Massenspeichern anstelle eines Videorekorders technisch möglich ist) könnten möglicherweise Unterschiede der Erythrozytensäulendurchmesser ermittelt werden, die jetzt in der Fehlerbreite untergehen. Da der Erythrozytensäulendurchmesser von erheblicher Bedeutung für die Bestimmung des Kapillarhämatokrites ist, muß dies bei den hier vorgestellten Ergebnissen berücksichtigt werden.

- Berechnung:
Zur Beurteilung des Kapillarhämatokrites werden von jedem Probanden 60 scharf fokussierte Videobilder pro Meßzeitpunkt in den Bildrechner (IBAS I-II von der Carl Zeiss AG) eingezogen, digitalisiert und abgespeichert. Diese Bilder werden jeweils nach dem gleichen Zeitmuster ausgewählt. In der "Vergleichsstudie an Gesunden" (Kapitel III) sind dies die Zeitpunkte: vor (-1h), 1, 3, 6 und 24 Stunden nach Hämodilution. Nach der Auswertung der 60 Videobilder läßt sich eine mittlere Plasmalückenlänge berechnen [159].
Mit der Kenntnis der optischen Differenzdichte der Zellsäule und der mittleren Plasmalückenlänge kann jetzt der Hämatokritwert nach Hämodilution bestimmt werden. Der Kapillarhämatokrit zu Beginn der Hämodilution wird nach LIPOWSKY [238] abgeschätzt (nach dieser Abschätzung beträgt der Kapillarhämatokrit 33% des systemischen Hämatokritwertes) und mit diesem Schätzwert nach KLITZMAN und DULING [202] der Kapillarhämatokrit nach der Hämodilution berechnet. Diese Berechnung ist deshalb möglich, weil die Packungsdichte der roten Blutzellen in den Kapillaren durch die Hämodilution nicht verändert wird (siehe Abbildungen 69 a+b). In der folgenden Tabelle 80 wird diese schrittweise dargestellt:

Tabelle 80:     Berechnung des Kapillarhämatokritwertes nach Hämodilution

I )   Abschätzung des Ausgangswertes aus dem systemischen Hämatokrit *vor der Hämodilution*  (-1h) nach LIPOWSKY [238].

II )  Unter dieser Annahme kann nach KLITZMAN und DULING [202] eine mittlere Zellzahl/Kapillare berechnet werden :

$$n_{vor} = Hkt_{kap} * \pi * r^2 * l / V_E$$

mit: $n_{vor}$  :  Erythrozytenzahl vor Hämodilution [-]
$Hkt_{kap}$ :  kapillärer Hämatokrit [%]
$r$       :  Erythrozytensäulenradius [µm]
$l$       :  Erythrozytensäulenlänge [µm]
$V_E$     :  Erythrozytenvolumen (entspricht dem MCV) [µm$^3$]

Die Normierung auf die Kapillarlänge ergibt eine mittlere Erythrozytenzahl pro Mikrometer Kapillare (Zm).

III) **Nach der Hämodilution** (1h, 3h, 6h und 24h post infusionem - in Kapitel IV, 1. "Eimaldilution von Gesunden") wird entsprechend der Plasmalückendifferenz (mittlere Länge der Plasmalücke vor Hämodilution (Plv) minus der mittleren Länge nach Hämodilution (Pln)) die Anzahl der fehlenden Erythrozyten ($n_{Pl}$)berechnet:

$$n_{Pl} = (Pl_n - Pl_v) * Z_m$$

IV) Damit läßt sich jetzt die Zahl der roten Blutzellen in der Kapillaren nach Hämodilution ($n_{nach}$) bestimmen und der Kapillarhämatokrit nach Hämodilution:

$$n_{nach} = n_{vor} - n_{Pl}$$

$$Hkt_{kap} = n_{nach} * V_E / (\pi * r^2 * l)$$

V) Aus dem Kapillarhämatokrit und dem gleichzeitig gemessenen MCHC (mean corpuscular haemoglobin concentration) wird der zugehörige Kapillarhämoglobinwert berechnet:

$$Hb_{kap} = Hkt_{kap} * MCHC$$

Alle anderen Größen zur Bestimmung der kapillären Sauerstofftransportkapazität für die Mikrostrombahn liegen vor, so daß sie nach den Gleichungen (**1**) und (**2**) berechnet werden kann (siehe im Methodikkapitel Abschnitt 1.7.).

# VI. LITERATURVERZEICHNIS


1.  ADAM, W., SCHULZ, J., KRATT, E., NITSCHE, H.J., KUBANEK, B.: Elektronische Zählung von Thrombozyten aus dem Vollblut. Blut 32, 347-352 (1976)

2.  ADMANI, A.K.: New approach to treatment of recent stroke. Brit. med. J. 2, 1678-1679 (1978)

3.  ALBEGGER, K., SCHNEEBERGER, R., FRANKE, V., OBERASCHER, G., MILLER, K.: Juckreiz nach Therapie mit Hydroxyäthylstärke (HES) bei otoneurologischen Erkrankungen. Therapiewoche, in press (1991)

4.  ALSTRÖM, T., GRÄSBECK, R., HJELM, M., SKANDSEN, S.: Recommendations concerning the collection of reference values in clinical chemistry and activity report. Scand. J. Clin. Lab. Invest. 35, 1-43 (1975)

5.  ANGELKORT, B., KIESEWETTER, H.: Influence of risk factors and coagulation phenomena on the fluidity of blood in chronic arterial occlusive disease. Scand. J. Clin. Lab. Invest. 41, Suppl. 156, 185-188 (1981)

6.  ANGELKORT, B., PIRNAY, D., KIESEWETTER, H., MAURIN, N.: Hemodilution and Pentoxifyllin Effects on Muscle Blood Flow and Blood Fluidity in chronic Arterial Occlusive Disease. Vascular Medicine, Vol. 1, Nr. 3, 150-158 (1983)

7.  ARRUDA, A.L., KURTZMAN, N. A.: Relationship of renal sodium and water transport to hydrogen ion secretion. Ann. Rev. Physiol. 40, 43-66 (1978)

8.  ARZNEIMITTEL-SCHNELLINFORMATIONEN DES BGA: Juckreiz nach Infusion von Hydroxyäthylstärke (HES), Pharm. Ind. 52, Nr.6 (1990)

9.  ASPLUND, K.: Randomized trial of hemodilution in acute ischemic stroke. Acta Neurol. Scand. Suppl. 127, 22-30 (1989)

10. ASPLUND, K., ERIKSSON, S., HÄGG, E.: Multicenter trial of hemodilution in acute ischemic stroke. Acta Neurol. Scand. 73, 530-538 (1986)

11. ASSKALI, F.: Einfluß von Substitution und Molekulargewicht auf die Pharmakokinetik von Hydroxyäthylstärke. in: Peter, K., Schimetta, W., Bergmann, H., Gerlach, E., Meßmer, K., Steinbereithner, K. (eds). Hydroxyäthylstärke (HES), Aktuelle Theorie und Praxis. Beiträge zur Anaesthesiologie und Intensivmedizin 26, Verlag Wilhelm Maudrich, Wien-München-Bern, 43-53 (1988)

12. VAN ASSCHE, F.A., ROBERTSON, W.B., RENAER, M.: Fetal Growth Retardation. Churchill Livingstone, Edinburgh-London-Melbourne-New-York (1981)

13. ASTRUP, P., ENGEL, K., SEVERINGHAUS, J., MUNSEN, E.: The

influence of temperature and pH on the dissociation curve of oxyhemoglobin of human blood. Scand. J. Clin. Lab. Invest. 17, 515-525 (1965)

14.  ASTRUP, P., SCHRÖDER, S.: Apparatus for anaerobic determination of the pH of blood at 38 degree centigrade. Scand. J. Lab. Invest. 8, 30-36 (1956)

15.  ASTRUP, P., SIESJÖ, B.K., SYMON, L.: Thresholds in cerebral ischemia - The ischemic penumbra. Stroke 12, 723-725 (1981)

16.  BACK, T., VON KUMMER, R.: Blutverdünnung bei zerebraler Ischämie. Dtsch. med. Wschr. 114, 350-356 (1989)

17.  BANKS, W., GREENWOOD, C.T., MUIR, D.D.: Studies on hydroxyethyl starch. Stärke 24, 181-188 (1972)

18.  BANKS, W., GREENWOOD, C.T., MUIR, D.D.: The structure of hydroxyethyl starch. Br. J. Pharmacol. 47, 172-177 (1973)

19.  BARMAN, T.E.: Enzyme Handbook. Springer-Verlag, Berlin-Heidelberg-New York (1974)

20.  BATES, R.G.: Dertimination of pH. Theory and Practice. Wiley, New York-London-Sydney-Toronto, 61-75 (1973)

21.  BAUER, J. (1870): Geschichte der Aderläße. München 1870. Reprographischer Neudruck: Fritsch Verlag, München (1966)

22.  BELA, U.: Untersuchungen zur Bestimmung der Sauerstoffsättigung und der Sauerstoffaffinität des Hämoglobins. Dissertationsschrift, Universität Hamburg (1975)

23.  BECSI, C., WEHOFER, D., WEIDINGER, P.: Hämodilution bei peripherer AVK. VASA Supplement 26, 113-115 (1988)

24.  BESSMANN, J.D., JOHNSON, R.K.: Erythrocyte volume distribution in normal and abnormal subjects. Blood 46, 369-375 (1975)

25.  BGA; ARZNEIMITTEL-SCHNELLINFORMATIONEN: Juckreiz nach Infusion von Hydroxyäthylstärke (HES), Pharm. Ind. 52, Nr.6 (1990)

26.  BLOOM, W.L., HARMER, D.S., BRYANT, M.F., BREWER, S.S.: Coating of vascular surface and cells - A new concept on the prevention of intravsacular thrombosis. Proc. Soc. Exp. Biol. (N Y) 115, 384 380 (1964)

27.  BOEHRINGER MANNHEIM GmbH: Test-Fibel, Grundlagen und Praxis. Boehringer Mannheim (1976)

28.  BÖHME, H.: Hämodilution und Defibrinogenierung zur Behandlung der peripheren arteriellen Verschlußkrankheit. In: Neuere klinische Aspekte zur Hämodilution. L. Heilmann, M. Beez (eds.). Schattauer-Verlag, Stuttgart-New York, 137-142 (1987)

29.  BÖHME, H., BULIK, I: Zur Indikation der Hämodilution bei peripherer arterieller Verschlußkrankheit mit gleichzeitigem Vorliegen einer koronaren Herzkrankheit. Ztschr. für Natur und Ganzheitsmedizin, Heft 4, 8-13 (1990)

30.  BÖTTIGER, L., CARLSON, L.: Risk factors for death for males and females. Acta. Med. Scand. 211, 437-442 (1982)

31.  BOGOUSSLAVSKI, J., REGLI, F.: Unilateral watershed cerebral infarcts. Neurology 36, 373-377 (1986)

32.  BOLLINGER, A.; SIMON, H.J.; KÖHLER, R.; LÜTHY, E.: Wirkung von niedermolekularem Dextran auf Blutviskosität und Extremitätendurchblutung. Z. Kreisl.-Forsch. 57, 456-464 (1968)

33.  BOUSSER, M.G.: "AICLA" Controlled Trial of Aspirin and Dipyridamole in the Secondery Prevention of Athero-Thrombotic Cerebral Ischemia. Stroke 14, 5-14 (1983)

34.  BREDDIN, K., GRUN, H., KRZYWANEK, H.J., SCHREMMER M.M.: On the measurement of spontaneous platelet aggregation. The platelet aggregation. Art III. Methods and first clinical results. Thromb. Haemost. 48, 261-272 (1975)

35.  BULL, B.S., BRECHER, G., SCHNEIDERMANN, M.: Platelet counts with the Coulter Counter. Am. J. Clin. Path. 44, 678-688 (1965)

36.  CANADIAN COOPERATIVE STUDY GROUP: A randomizied trial of Aspirin and Sulfinpyrazone in threatened stroke. N. Engl. J. Med. 299, 53-59 (1978)

37.  CAPLAN, L.R.: Are Terms Such as Completed Stroke or RIND of Continues Usefulness? Stroke 14, 431-433 (1983)

38.  CARTER, C.; MCGEE, D.; REED, D.; YANO, K.; STEMMERMANN, G.: Hematocrit and the risk of coronary heart disease: The Honolulu Heart program. Am. Heart J. 105, 674-679 (1983)

39.  CEREBRAL EMBOLISM TASK FORCE: Cardiogenic Brain Embolism. Arch. Neurol. 43, 71-84 (1986)

40.  CHIEN, S., JAN, K.M.: Ultrastructural basis of the mechanism of rouleaux formation. Microvasc. Res. 55, 155-166 (1973)

41.  CROWELL, J.W.: Determinant of the optimal hematocrit. J. Appl. Physiol. 22, 501-504 (1967)

42.  CZOK, R., LAMPRECHT, W.: in: Bergmeyer, H.U. (ed.). Methoden der enzymatischen Analyse. Chemie Verlag, Weinheim an der Bergstaße, 1491-1496 (1974)

43.  DAMON, L., ADAMS, M., STRICKER, R.B., RIES, C.: Intracranial bleeding during treatment with hydroxyethyl starch. New Engl. J. Med. 317 (15), 965-966 (1987)

44.  DIEHM, C.: Bei Störungen der peripheren Durchblutung: Häufige Fehldiagnosen. Dt. Ärztebl. 87, Heft 28/29, 1578-1582 (1990)

45.  DIENES, H.P., GERHARZ, C.D., WAGNER, R., WEBER, M., JOHN, H.D.: Accumulation of hydroxyethyl starch (HES) in the liver of patients with renal failure and portal hypertension. J. Hepatol. 3, 223-228 (1986)

46.  DITZEL, J.; BANG, H. C.; THORSEN, N.: The effect of Dextran 40 on

hemorheological factors during the course of acute myocardial infarction. Bibl. anat. 10, 132 (1969)

47.  DOUMAS, B.T., BAYSE, D.D., CARTER, R.J., PETERS JR., T., SCHAFFER, R.: A candidate reference method for determination of total protein in serum. I. Development and validation. II. Test for transferability. Clin. Chem. 27, 1642-1651 (1981)

48.  EHRLY, A.M.: Allgemeiner Überblick zur Hämodilution. in: L. Heilmann, M. Beez (eds.). Neuere klinische aspekte zur Hämodilution. Schattauer-Verlag, Stuttgart-New York, 3-13 (1987)

49.  EHRLY, A.M., MANN, E., SAEGER-LORENZ, K., WODNIOK, M.: Einfluß einer Saluretika-Kombination (Bemetizid-Triamteren) in verschiedener Dosierung auf die Fließeigenschaften des Blutes bei Patienten mit arterieller Hypertonie. Herz-Kreislauf 22, 22-27 (1990)

50.  EIGNER, W.-D.: Low Angle Light Scattering. in: Satelle, D., Lee, W., Ware, R. (eds). Biomedical Applications of Laser Light Scattering. Elsevier Biomedical Press, Amsterdam (1982)

51.  EIGNER, W.-D.: Hydroxyäthylstärke. Krankenhauspharmazie 9, 20-22 (1988)

52.  EISELE, R., BIRNBAUM, D., BÜSCHER, D., KÖTTER, D., NASSERI, M.: Die unterschiedliche Kreislaufwirkung bei schneller Infusion von Hydroxyäthylstärke (HÄS), Dextran 60 und Blut beim postoperativen Patienten. Infusionstherapie 6, 43-49 (1979)

53.  ELLIGER, J.: Experimentelle Untersuchung zur Elimination und Gewebespeicherung von mittel- und niedermolekularer Hydroxyäthylstärke ("HAES-steril" und "Expafusin"). Dissertationsschrift, Universität Frankfurt (1984)

54.  ERNST, E., MARSHALL, M.: Acetyl salicylic acid is rheologically inactive and hence an ideal reference medication for clinical trials in hemorheology. Clin. Hemorrheol. 4, 563-566 (1984)

55.  ERNST, E., MATRAI, A., KOLLAR, L.: Hämodilution bei der peripheren arteriellen Verschlußkrankheit: eine plazebokontrollierte Doppelblindstudie. Lancet 8548, 1449-1451 (1987)

56.  ESPS-STUDY GROUP: Europäische Studie zur Prävention des Schlaganfalls. Lancet (deutsche Ausgabe) II, 221-225 (1988)

57.  FAGRELL, B., INTAGLIETTA, M., ÖSTERGREN, J.: Relative hematocrit in human skin capillaries and its relation to capillary blood flow velocity. Microvasc. Res. 20, 327-335 (1980)

58.  FAHRAEUS, R.: Die Strömungsverhältnisse und die Verteilung der Blutzellen im Gefäßsystem. Klin. Wochenschr. 7, 100-105 (1928)

59.  FAHRAEUS, R., LINDQUIST, T.: The viscosity of the blood in narrow capillary tubes. Am. J. Physiol. 96, 562-567 (1931)

60.  FAN, F.-J., CHEN, R.Y.Z., SCHUESSLER, G.B., CHIEN, S.: Effects of

hematocrit variations on regional hemodynamics and oxygen transport in the dog. Am. J. Physiol. 238, H 545-H 552 (1980)

61. FATT, I., DEUTSCH, T.A.: The relation of conjuntival $pO_2$ to capillary bed $pO_2$. Critical Care Med. 111 (1983)

62. FERBER, H., NITSCH, E., FÖRSTER, H.: Studies on Hydroxyethyl-Starch. Arzneim.-Forsch. / Drug Res. 35 (Nr. 3), 615-622 (1985)

63. FIELDS, G.: Controlled trial of Aspirin in cerebral ischemia. Stroke 8, 301-315 (1977)

64. FISH, P.J., WILSON, I.M., HOLT, B.: in: White, P., Lyons, E.A. (eds.). Ultrasound in medicine. Plenum Press, London, 359-362 (1978)

65. FISHER, C. M.: Lacunes, small deep cerebral infarcts. Neurology 15, 774-784 (1965)

66. FLECKENSTEIN, W., HEINRICH, R., KERSTING, T., SCHOMERUS, H., WEISS, C.: A new method for the bed-side recording of tissue $pO_2$-histograms. Verh. Dtsch. Ges. Inn. Med. 90, 439-445 (1984)

67. FORST, H., FUJITA, Y., RACENBERG, J., BRÜCKNER, U., WEISS, T., SUNDER-PLASSMANN, L., MESSMER, K.: Skelettmuskeldurchblutung bei arterieller Verschlußkrankheit: Wirkung verschiedener Therapieverfahren. in: Meßmer, Hammersen: Die Mikrozirkulation des Skelettmuskels. Karger, Basel. 119-135 (1983)

68. FÖRSTER, H.: in: Heilmann, L., Ehrly, A.M. (eds.). Hämorheologie und operative Medizin. Münchner Wissenschaftliche Publikationen, München, 118-134 (1987)

69. FÖRSTER, H.: Pharmakologie der Stärke: Verweildauer, Kinetik und mögliche klinische Folgerungen. Vortrag auf dem Workshop: Hydroxyäthylstärke (HÄS) - eine aktuelle Übersicht. St. Paul de Vence (1988)

70. FÖRSTER, H.: Biochemische Grundlagen zur Verwendung von polymeren Kohlenhydraten als Plasmaersatzmittel. in: Peter, K., Schimetta, W., Bergmann, H., Gerlach, E., Meßmer, K., Steinbereithner, K. (eds.). Hydroxyäthylstärke (HES), Aktuelle Theorie und Praxis. Beiträge zur Anaesthesiologie und Intensivmedizin 26, Verlag Wilhelm Maudrich, Wien-München-Bern, 27-42 (1988)

71. FÖRSTER, H., WICARKZYK, C., DUDZIAK, R.: Bestimmung der Plasmaelimination von Hydroxyäthylstärke und von Dextran mittels verbesserter analytischer Methode. Infusionstherapie 2, 88-94 (1981)

72. GAEHTGENS, P.: Regulation of capillary haematocrit. Int. J. Microcirc: Clin. Exp. 3, 147-160 (1984)

73. GALLERY, E.D.M., DELPRADO, A.Z., GYÖRY, A.Z.: Antihypertensive effect of plasma volume expansion in pregnancy-associated hypertension. Austr. & N. Zeal. J. Med. 11, 20-24 (1981)

258    Literaturverzeichnis

74. GALLERY, E.D.M., HUNYOR, S.M., GYÖRY, A.Z.: Plasma volume contraction: a significant factor in both pregnancy associated hypertension (pre-eclampsie) and chronic hypertension in pregnancy. Quarteley Journal of Medicine 48, 593-602 (1979)

75. GAMBINO, S.R.: Normal values for adult human venous plasma content. Am. J. Clin. Pathol. 32, 294-299 (1959)

76. GARD, R.: Dopplersonographie multilokulärer Verschlußprozesse der extra- und intracraniellen Arterien. Copyright R. Gard, Waderner Druck, Wadern/Saar (1990)

77. GARN, S.M., RIDELLA, S.A., PETZHOLD, A.S., FALKNER, F.: Maternal hematologic levels and pregnancy outcomes. Sem. Perinat. 5, 155-162 (1981)

78. GELMERS, H.J., GORTER, K., DE WEERDT C.J., WIEZER, H.J.A.: A controlled trial of nimodipine in acute ischemic stroke. New Engl. J. Med. 4, 203-207 (1988)

79. GELMERS, H.J., KRÄMER, G., HACKE, W., HENNERICI, M.: Zerebrale Ischämien. Springer Verlag, Berlin-Heidelberg-New York (1989)

80. GELMERS, H.J.: A controlled trial of nimodipine in acute ischemic stroke. N. Engl. J. Med. 318, 203-207 (1988)

81. GILROY, J.; BARNHART, M.J.; MEYER, J.S.: Treatment of acute stroke with dextran 40. J. Amer. med. Ass. 210, 293 (1969)

82. GLEICHMANN, U., LÜBBERS, D.W.: Die Messung des Sauerstoffdruckes in Gasen und Flüssigkeiten mit der Platinelektrode unter besonderer Berücksichtigung der Messung im Blut. Pflügers Archiv Gesamte Physiologie 271, 431-444 (1960)

83. GOFFERJE, H., KOZLIK, V.: Zur Hyperamylasämie nach Infusion von Hydoxyäthylstärke unterschiedlicher Molekulargewichtsverteilungen. Infusionstherapie 4, 141-144 (1977)

84. GOLLER, B., SCHWAB, J., SCHWAB, K.O., SCHRAMM, A.: Kreislaufstörungen beim alten Menschen. Z. f. Geriatrie u. Rehab. 2, 148-149 (1989)

85. GOSLINGA, H.: Viscosity reduction and rehydration by homodilution with albumin and crystalloids may improve clinical outcome in stroke patients (The Amsterdam Stroke Study). in: Haass, A. (ed.). Hemodilution in Stroke. Springer Verlag, Berlin-Heidelberg-New York, in press (1991)

86. GOSLINGA, H., EIJZENBACH, E., SCHOUTE, E., WEBER, J.W., VOS, J.: Effects of normovolemic hemodilution using 20% albumin on rheological hemodynamic parameters and clinical outcome after acute ischemic stroke. Clinical Hemorheology 9, No. 3 (Abstracts of the 6th European Conference), 471-472 (1989)

87. GOTTSTEIN, U.: Hemodilution therapy in acute ischemic stroke. in: Kriegelstein, J. (ed.). Pharmacology of Cerebral Ischemia. Elsevier

Science Publisher, 221-229 (1986)

88. GOTTSTEIN, U., SEDLMEYER, J., HEUSS, A.: Behandlung der akuten zerebralen Mangeldurchblutung mit niedermolekularem Dextran. Dtsch. med. Wschr. 7, 223-227 (1976)

89. GOTTSTEIN, U., SEDLMEYER, J., SCHÖTTLER, M., GÜLK, V.: Der Effekt von niedermolekularem Dextran auf die Unterschenkeldurchblutung von gesunden und von Kranken mit peripheren artereriellen Zirkulationsstörungen. Dtsch. Med. Wschr. 39, 1955 (1970)

90. GROSS, R.: Wie hoch dosiert man Aspirin (ASS) ? Dt. Ärztebl. 87, Heft 24, 1409-1412 (1990)

91. GROTEMEYER, K.-H.; VIAND, R.; BEYKIRCH, K.: Thrombozytenfunktion bei vasomotorischen Kopfschmerzen und Migränekopfschmerzen. Dtsch. med. Wschr. 108, 775-778 (1983)

92. GROTEMEYER, K.-H.: Thromobozytenfunktion und zerebrale Ischämie. In: Grotemeyer, K.-H., Brune, G.G. (eds.) Hirninfarkt - Pathophysiologie, Diagnostik, Therapie und Prophylaxe. Arcis Verlag, 21-25 (1988)

93. GROTH, C, THORSEN, G.: The effect of rheomacrodex and macrodex on factors governing the flow properties of the human blood. Acta chir. scand. 130, 507-512 (1965)

94. GROTTA, J.C.: Hypervolämic Hemodilution Treatment Of Acute Stroke. Results of a Randomized Multicenter Trial Using Pentastarch. Stroke 20, 317-323 (1989)

95. GROTTA, J.C., LEMAK, N., GARY, H., FIELD, W.S., VITAL, D.: Does platelet antiaggregant therapy lessen the severity of stroke? Neurology 35, 632-636 (1985)

96. GRUNDMANN, E.: Spezielle Pathologie. Urban & Schwarzenberg-Verlag, München-Wien-Baltimore (1986)

97. HAASS, A.: Hämodilutionsbehandlung bei zerebralen Durchblutungsstörungen. In: Konservative Behandlung peripherer und zentraler arterieller Durchblutungsstörungen, (Hrsg.) Kiesewetter, H., Jung, F., Ermer-Verlag, Homburg (Saar), 85-94 (1987)

98. HAASS, A.: Hämorheologische Therapie. Stand und Perspektiven. Nervenarzt 60, 528-539 (1989)

99. HAASS, A.: Hämodilutionstherapie beim ischämischen Hirninfarkt: sinnvoll. Akt. Neurol. 16, 213-219 (1989)

100. HAASS, A.: Therapie des akuten ischämischen Insultes. Nervenheilkunde 8, 35-45 (1989)

101. HAASS, A.: Hämodilution mit mittelmolekularer Stärke zur Therapie des ischämischen Insultes, der Subarachnoidalblutung und intrazerebralen Blutung. Hämorheologische und gerinnungsphysiologische Probleme. in: Lawin, P., Zander, J., Weidler, B., (eds.). Hydroxyäthylstärke: Eine aktuelle Übersicht - INA, Band 74. Thieme-Verlag,

Stuttgart-New-York, 137-148 (1989)

102. HAASS, A.: Aggregationshemmung oder Antikoagulation bei zerebraler Ischämie. in: Weber, M.A. (ed). Aggregationshemmung oder Antikoagulation. MMW, München, 137-148 (1991)

103. HAASS, A., DECKER, I., HAMANN, G., STOLL, M., SCHIMRIGK, K., KÄSSER, U.: Hämodilutionsstudie bei akutem ischämischen Hirninfarkt. in: Ehrly, A.M. (ed.). Abstractband der 9. Jahrestagung der Deutschen Gesellschaft für klinische Mikrozirkulation und Hämorheologie, Würzburg 50 (1990)

104. HAASS, A., DECKER, I., HAMANN, G., STOLL, M., SCHIMRIGK, K., KÄSSER, U.: Hemodilution Therapy of Acute Stroke. A randomized double blind two center trial using hydroxyethyl starch (10% HES 200/0,5). in: Haass, A. (ed.). Hemodilution in Stroke. Springer Verlag, Berlin-Heidelberg-New York, in press (1991)

105. HAASS, A.; JOST, C.; HAMANN, G.: Indikationen zur Hämodilution bei Subarachnoidalblutung und intrazerebraler Blutung. Klin. Wochenschr. 65, 989-1021 (1987)

106. HAASS, A., JUNG, F.: Haemodilution and oxygen transport capacity. Journal Neurol. 237, 126 (1990)

107. HAASS, A., KLOSS, R., BRENNER, M., HAMANN, G., SCHIMRIGK, K.: ICP-gesteuerte Hirnödembehandlung mit Glyzerin und Sorbit bei intrazerebralen Blutungen. Nervenarzt 58, 22-29 (1987)

108. HAASS, A., KROEMER, H., JÄGER, H., MÜLLER, K., DECKER, I., WAGNER, E.M., SCHIMRIGK, K.: Dextran 40 oder HAES 200/0,5 ? Dtsch. Med. Wschr. 111, 1681-1686 (1986)

109. HAASS, A., KROEMER, H., JÄGER, H., OEST, A., SCHIMRIGK, K.: in: Hartmann, A., Kuschinsky, W. (eds.). Cerebral Ischemia and Hemorheology. Springer-Verlag, Berlin-Heidelberg, 488-495 (1987)

110. HAASS, A., TREIB, J., PINDUR, G., KRACK, P., WENZEL, E., SCHIMRIGK, K.: Influence of Hydroxyethylstarch Substitution on Rheology and Coagulation. Abstractband der 30. Frühjahrstagung der Deutschen Gesellschaft für Pharmakologie und Toxikologie. Mainz R117 (1989)

111. HAASS, A., TREIB, J., STOLL, M.. Hemorheological Parameters of Hydroxyethylstarch 200/0,62 as a Basis for Hemodilution. British J. Haematology, in press (1991)

112. HALLMANN, L.: Klinische Chemie und Mikroskopie. Thieme Verlag, Stuttgart-New York, 2-6 (1980)

113. HAMANN, G., HAASS, A., PINDUR, G., WENZEL, E., SCHIMRIGK, K.: Pro-Urokinase Therapy in Stroke. in: Hacke, W., Del Zoppo, G. (eds.). "Thrombolytic Therapy in Stroke". Springer-Verlag, Berlin-Heidelberg, in press (1991)

114. HARRISON, M.J.G.: Influence of haematocrit in the cerebral circulation. Cerebrovasc. Brain Metabl. Rev. 1, 55-67 (1989)

115. HARRISON, M.J.G.: Influence of haematocrit in the cerebral circulation. in: A. Haaß (ed.), Hemodilution in Stroke. Springer-Verlag, Berlin-Heidelberg (1991)

116. HARRISON, M.J.G., POLLOCK, S., KENDALL, B.E., MARSHALL, J.: Effect of haematocrit on carotid stenosis and cerebral infarction. Lancet 2, 114-115 (1981)

117. HARRISON, M.J.G., POLLOCK, S., THOMAS, D., MARSHALL, J.: Haematocrit, hypertension and smoking in patients with transient ischaemic attacks and in age and sex matched controls. J. Neurol. Neurosurg. Psychiat. 45, 550-551 (1982)

118. HARTMANN, A., TSUDA, Y.: A controlled study on the effect of pentoxifylline and an ergot alkaloid derivate on regional cerebral blood flow in patients with chronic cerebrovascular disease. Angiology 39, 449-457 (1988)

119. HAYASHI, S., NEHLS, D.G., KIECK, C.F., VIELMA, J., DE GIROLAMI, U., CROWELL, R.M.: Beneficial effects of induced hypertension on experimental stroke in awake monkeys. J. Neurosurg. 60, 151-157 (1984)

120. HEIDRICH, H., BOCCAION, H.: Prinzipien kontrollierter klinischer Therapiestudien bei peripherer arterieller Verschlußkrankheit. Angio Archiv 13 (1986)

121. HEILMANN, L., HIRSCHE, H.: Hämorheologische Untersuchungen zur Wirkung des Naftidrofuryls. Ergebnisse einer klinischen Doppelblindstudie. Med. Welt 41, 273-276 (1990)

122. HEILMANN, L., HOJNACKI, B.: Die Hämodilution als Therapieprinzip bei Risikoschwangerschaften. Gyne. 11 (1990)

123. HEILMANN, L., MÜNTEFERING, H.: Hämodilution mit Hydroxyäthylstärke in der Schwangerschaft. Perinat. Med. Bd. XIII, Thieme-Verlag, Stuttgart-New York, in press (1990)

124. HEILMANN, L.: Die Hämodilution - ein hämorheologisches Therapiekonzept in der Geburtshilfe. in: Dudenhausen, J.W., Saling, E. (eds.). Perinatale Medizin, Band XI, Thieme-Verlag, Stuttgart, 112-113 (1986)

125. HEILMANN, L.: Blood rheology and pregnancy. Bailliere's Clinical Haematology 1, 777-779 (1987)

126. HEILMANN, L.: Hämodilution in der Schwangerschaft: Vergleich des niedermolekularen Dextran 10%'ig und mittelmolekularer Hydroxyäthylstärke 10%'ig. Perfusion 5, 1982-1986 (1989)

127. HEILMANN, L.: Klinische Ergebnisse der Hämodilution mit Hydroxyäthylstärke in der Schwangerschaft. Z. Geburtsh. Perinat. 193, 219-225 (1989)

128. HEILMANN, L.: Thromboseprophylaxe beim Kaiserschnitt mit Hydroxyäthylstärke in der Schwangerschaft. Med. Welt 40, 648-651

(1989)

129. HEILMANN, L.: Hämodilutionstherapie in der Schwangerschaft. Gyn. Praxis 14, 465-470 (1990)

130. HEISS, W.D.: Pharmakotherapie der zerebralen Mangeldurchblutung. Therapiewoche 27, 34-42 (1981)

131. HEISS, W.D.: Ansatzpunkte zur Therapie zerebraler Durchblutungsstörungen. Dtsch. med. Wschr. 111, 186-191 (1985)

132. HEISS, W.D.: Der ischämische Insult. Dt. Ärztebl. 86, B30-32 (1989)

133. HERMANN, J., GALL, H.: Diagnose und Therapie des persistierenden Pruritus nach Infusion von Hydroxyäthylstärke (HÄS). Akt. Dermatol. 16, 166-167 (1990)

134. HEROS, R.C., KOROSUE, K.: Hemodilution for Cerebral Ischemia. Stroke 20, 423-427 (1989)

135. HERRSCHAFT, H.: Die Wirksamkeit von Piracetam bei der akuten cerebralen Ischämie des Menschen. Med. Klinik 83, 667-677 (1988)

136. HOFFMANN, U., BOLLINGER, A.: in: Kriessmann, A. (ed.). Aktuelle Diagnostik und Therapie in der Angiologie. Thieme-Verlag, Stuttgart-New York, 56-60 (1988)

137. HOLLMANN, W., HETTINGER, T.: Sportmedizin-Arbeits- und Trainingsgrundlagen. Schattauer-Verlag, Stuttgart-New York (1976)

138. HOLTHOFF, V.A., HEISS, W.D., PAWLIK, G., NEVELING, M.: Positron Emission Tomography in Nimodipine-Treated Patients with Acute Ischemic Stroke. Second International Symposium on Nimodipine. Acute Indications, Miami Beach, Florida, 34 (1990)

139. HOLTZ, J., GIESLER, M., BASSENGE, E.: Two dilatatory mechanisms of anti - anginal - drugs on epicardial arteries in vivo: indirect flow - dependent endothelium - mediated dilatation and direct smooth muscle relaxation. Z. Kardiol. 72, Suppl. 3, 98-106 (1983)

140. HOSSMANN, K.A., SCHUIER, F.J.: Experimental brain infarcts in cats. Stroke 11, 583-592 (1980)

141. HUCH, R., HUCH, A., LÜBBERS, D.W.: Transcutaneous $pO_2$. Thieme Stratton, New York (1981)

142. HUDAK, M.L., KOEHLER, R.C., ROSENBERG, A.A., TRAYSTMAN, R.J., JONES JR., M.D.: Effect of hematocrit on cerebral blood flow. Amer. J. Physiol. 251, H63-H70 (1986)

143. HÜFNER, G.: Neue Versuche zur Bestimmung der Sauerstoffcapazität des Blutfarbstoffs. Arch. Anat. Physiol. Jahresband 1894, 130-176 (1894)

144. HULTMAN, E: Rapid specific method for determination of aldosaccharides in blood. Nature 183, 108-112 (1959)

145. INTERNATIONAL COMMENDATIONS FOR STANDARDIZATION IN HEMATOLOGY: Recommendations for a selected method for the measurement of plasma viscosity. J. Clin. Path. 37, 1147-1152

(1984)

146. INTERNATIONAL COMMITTEE FOR STANDARDIZATION IN HAEMA-
TOLOGY: Guidelines for measurements of blood viscosity and
erythrocyte deformability. Clin. Hemorheology 6, 439-453 (1986)

147. ITALIAN ACUTE STROKE STUDY GROUP: Haemodilution in aute stroke.
Results of the Italian haemodilution trial. Lancet I, 318 (1988)

148. JAMES, T.N.: Pathology of Small Coronary Arteries. Am. J. Cardiol.,
Vol. 20, 679-691 (1962)

149. JESCH, F., HÜBNER, G., ZUMTOBEL, V., ZIMMERMANN, M., MESSMER, K.:
Hydroxyäthylstärke (HÄS 450/0,7) in Plasma und Leber. Konzen-
trationsverlauf und histologische Veränderungen beim Menschen.
Infusionstherapie 6, 112-118 (1979)

150. JESDINSKY, H., TRAMPISCH, H.: Statistik und Biometrie. in Dölle,
Müller-Derlinghausen, Schwabe. Grundlagen der Arzneimittel-
therapie. Bibl. Institut, Mannheim. 146-165 (1985)

151. JOHANSSON, G., KARLBERG, B., WIKBY, A.: The hydrogen-ion
selective glass electrode. Talanta 22, 953-966 (1975)

152. JOUPPILA, P., JOUPPILA, R., KOIVULA, A.: Albumininfusion Does Not
Alter the Intervilous Blood Flow in Severe Preeclampsia. Acta
Obstet. Gynec. Scand. 62, 345-348 (1983)

153. JUNG, F.: Neue Meßgeräte zur rheologischen Diagnostik und Therapie
für Gefäß- und Kreislauferkrankungen. Dissertation an der RWTH
Aachen (1985)

154. JUNG, F., BOCK, M., HEINRICH, R., KIESEWETTER, H., KRAWZAK, B.,
WENZEL, E.: Intramuscular oxygen partial pressure in the tibialis
anterior muscle of apparently healthy subjects. International
$pO_2$-Symposium, Frankfurt (1988)

155. JUNG, F., KIESEWETTER, H., MROWIETZ, C., LEIPNITZ, G., BRAUN, B.,
WAPPLER, M., SCHEFFLER, P., WENZEL, E.: Hemorrheological, micro-
and macrocirculatory effects of naftidrofuryl in an acute study: a
randomized, placebo-controlled, double-blind individual comparison.
Int. J. Pharmacol. Ther. Toxicol. 25, 507-514 (1987)

156. JUNG, F., KIESEWETTER, H., KÖRBER, N., WOLF, S., REIM, M., MÜLLER, G.:
Quantification of characteristic blood-flow parameters in the
vessels of the retina with a picture analysis system for
video-fluorescence angiograms: initial findings. Graefes Arch. Clin.
Exp. Ophthalmol., 211, 133-136 (1983)

157. JUNG, F., KIESEWETTER, H., ROGGENKAMP, H., NÜTTGENS, H.P., RINGEL-
STEIN, B., GERHARDS, M., KOTITSCHKE, G., WENZEL, E., ZELLER, H.:
Bestimmung der Referenzbereiche rheologischer Parameter: Studie
an 653 zufällig ausgewählten Probanden im Kreis Aachen. Klin.
Wochenschr. 64, 375-381 (1986)

158. JUNG, F., KOSCIELNY, J., KOLEPKE, W., KIESEWETTER, H., WENZEL, E.:

Einfluß einer iso- bzw. hypervolämischen Hämodilution auf die Fließfähigkeit des Blutes, die Sauerstofftransportkapazität in Makro- und Mikrostrombahn sowie die Gewebesauerstoffversorgung von Haut- und Skelettmuskulatur. in: Lawin, P., Zander, J., Weidler. B., (eds.). Hydroxyäthylstärke: Eine aktuelle Übersicht - INA, Band 74. Thieme-Verlag, Stuttgart-New-York, 91-115 (1989)

159. JUNG, F., KOSCIELNY, J., MROWIETZ, C., WOLF, KIESEWETTER, H., WENZEL, E.: Einfluß der Hämodilution auf den systemischen und den Kapillarhämatokrit. Infusionstherapie 17, 268-275 (1990)

160. JUNG, F., ROGGENKAMP, H.G., MROWIETZ, C., SEEGERT, A., KIESE-WETTER, H.: in: Kiesewetter, H., Ehrly, A.M., Jung, F. (eds.). Hämorheologische Meßmethoden. Münch. Wiss. Publikationen, München, 113-116 (1985)

161. JUNG, F., ROGGENKAMP, H.G., RINGELSTEIN, E., SCHMIDT, J., KIESE-WETTER, H.: Das Kapillarschlauch-Plasma-Viskosimeter: Methodik, Qualitätskontrolle und Referenzbereich. Biomed. Tech. 30, 152-158 (1985)

162. JUNG, F., TOONEN, H.; MROWIETZ, C., WOLF, S.; KIESEWETTER, H.; WENZEL, E., GERSONDE, K., MÜLLER, G.: Fehleranalyse, biologische Einflußfaktoren und Varianz der periungualen Videokapillar-mikroskopie. Biomed. Technik, in press (1990)

163. JUNG, F., WAPPLER, M., NÜTTGENS, H.P., KIESEWETTER, H., WOLF, S., MÜLLER, G.: Zur Methodik der Videokapillaroskopie: Bestimmung geometrischer und dynamischer Größen. Biomed. Tech. 32, 204-213 (1987)

164. JUNGE, B., HOFFMEISTER, H., FEDDERSON, H.M., RÖCKER, L.: Standardisierung der Blutentnahme. Dtsch. med. Wschr. 103, 121-129 (1987)

165. KANNEL, W.B., CASTELLI, M.D., GORDON, T., MCNAMARA, P.M.: Serum cholesterol, lipoproteins and the risk of Coronary Heart Disease. The Framingham Study. Anal. Intern. Med. 74, 1-12 (1971)

166. KANNEL, W., GORDON, T., WOLF, A., MC NAMARA, P.: Hemoglobin and the Risk of Cerebral Infarction: The Framingham Study. Stroke 3, 409-420 (1972)

167. KANNEL, W., WOLF, A., CASTELLI, W.P., D`AGOSTINO, R.B.: Fibrinogen and Risk of Cardiovascular Disease. JAMA 258, 1183-1186 (1987)

168. KASTE, M., FOLGENHOLM, R., WALTIMO, O.: Combined dexamethasone and low-molecular-weight dextran in acute brain infarction: double blind study. Br. med. J. 11, 1409-1410 (1976)

169. KATZ, P.M., ACKERMANN, R.H., ALPERT, N.M., CORREIA, J.A., BABIKIAN, V.L., BURBANK, K.M.: The effects of Hemodilution on Cerebral Blood Flow and Oxygen Metabolism in Ischemic Stroke Disease. Journal of Cerebral Blood Flow and Metabolism 7, 40 (1987)

170. KELLER, T.S., MC GILLICUDDY, J.E., LA BOND, V.A., KINDT, G.W.: Modification of Cerebral Ischemia by Cardiac Output Augmentation: J. Surg. Res. 39, 420-432 (1985)

171. KIESEWETTER, H., BLUME, J., BIRK, A., JUNG, F.: Hyper- oder isovolämische Hämodilution bei Patienten mit p-AVK II. Angio Archiv, in press (1991)

172. KIESEWETTER, H., BLUME, J., JUNG, F., GERHARDS, M., LEIPNITZ, G.: Gehtraining und medikamentöse Therapie bei der peripheren arteriellen Verschlußkrankheit. Dtsch. med. Wschr. 112: 873-878 (1987)

173. KIESEWETTER, H., BLUME, J., JUNG, F., GERHARDS, M., SPITZER, S., LEIPNITZ, G., WENZEL, E.: Beutelplasmapherese bei Patienten mit peripherer arterieller Verschlußkrankheit im Stadium IIb. Klin. Wochenschr. 66, 284-291 (1988)

174. KIESEWETTER, H., BLUME, J., JUNG, F., RADTKE, H., BULLING, B., GERHARDS, M., PRÜNTE, C., REIM, M.: Hämorheologische Aspekte peripherer arterieller Verschlußkrankheiten. Med. Welt 35, 896-901 (1984)

175. KIESEWETTER, H., BLUME, J., JUNG, F., SPITZER, S., BACH, R., BIRK, A., SCHIEFFER, H., WENZEL, E.: Hämodilution bei multimorbiden Patienten mit peripherer arterieller Verschlußkrankheit. Schweiz. med. Wschr. 119, 1862-1867 (1989)

176. KIESEWETTER, H.; BLUME, J.; JUNG, F., SPITZER, S.; GERHARDS, M., WALDHAUSEN, P., WENZEL, E.: Iso- und hypervolämische Hämodilution mit Hydroxyäthylstärke (HES 200/0,5 10%) an Patienten mit p-AVK IIb. WMW 17, 396-401 (1989)

177. KIESEWETTER, H., BLUME, J., JUNG, F., SPITZER, WENZEL, E.: Haemodilution with medium molecular weight hydroxyethyl starch in patients with peripheral arterial occlusive disease stage II b. Journal of Internal Medicine 227, 107-114 (1990)

178. KIESEWETTER, H., ERLENWEIN, S., JUNG, F., WENZEL, E., VOGEL, W., DYCKMANS, J., BACH, R., HAHMANN, H., SCHIEFFER, H., BETTE, L.: Isovolämische Hämodilution bei Patienten mit koronarer Herzkrankheit. Klin. Wochenschr. 66, 8-14 (1988)

179. KIESEWETTER, H.; JUNG, F.: Kombination von physikalischer Therapie, Hämodilution und/oder eines Rheologikums bei Patienten mit peripherer arterieller Verschlußkrankheit. In: Neuere klinische Aspekte zur Hämodilution, (Hrsg.) L. Heilmann; M. Beez, Schattauer Verlag, 151-166 (1985)

180. KIESEWETTER, H., JUNG, F.: Rheologische Therapie der peripheren arteriellen Verschlußkrankheit im Stadium IIb. Angio. 8, Nr.1, 21-31 (1986)

181. KIESEWETTER, H., JUNG, F.: Durchblutungsstörungen. Hämatokrit als

Risikofaktor, Hämodilution als mögliche Therapie. Arzneimittel-therapie 5, 151-162 (1987)

182. KIESEWETTER, H., JUNG, F.: Hämodilution bei der peripheren arteriellen Verschlußkrankheit im Stadium II, Ergebnisse aus vier klinischen Studien. in: Heilmann, L., Ehrly, A.M. (eds.). Hämorheologie und operative Medizin. MWP, München, 143-152 (1988)

183. KIESEWETTER, H., JUNG, F.: Rheologische Therapie bei der peripheren arteriellen Verschlußkrankheit. Angio 10, Nr. 3, 109-115 (1988)

184. KIESEWETTER, H., JUNG, F.: Hämodilution bei der peripheren arteriellen Verschlußkrankheit im Stadium II b nach Fontaine. CorVas 3, 78-84 (1989)

185. KIESEWETTER, H., JUNG, F., BLUME, J., BULLING, B., FRANKE, R.P.: Vergleichende Untersuchung von niedermolekularer Dextran- oder Hydroxyäthylstärkelösungen als Volumenersatzmittel bei Hämo-dilutionstherapie. Klin. Wochenschr. 64, 29-37 (1986)

186. KIESEWETTER, H., JUNG, F., BLUME, J., GERHARDS, M.: Isovolämische Hämodilution bei peripherer arterieller Verschlußkrankheit im Stadium IIb. Deutsch. med. Wschr. 35, 1307-1312 (1986)

187. KIESEWETTER, H., JUNG, F., BLUME, J., GERHARDS, M.: Hämodilution bei Patienten mit peripherer arterieller Verschlußkrankheit im Stadium II b: Prospektive randomisierter Doppelblind-Vergleich von mittelmolekularer Hydroxyäthylstärke und kleinmolekularer Dextranlösung. Klin. Wochenschr. 65, 324-330 (1987)

188. KIESEWETTER, H., JUNG, F., LADWIG, K. H., WATERLOH, E., ROEBRUCK, P., SCHNEIDER, R., KOTITSCHKE, BACH, R.: Prädiktorfunktion hämo-rheologischer Parameter im Hinblick auf die Inzidenz manifester Durchblutungsstörungen: Konzept der Aachen-Studie. Klin. Wochen-schr. 64, 653-662 (1986)

189. KIESEWETTER, H., JUNG, F., LAZAR, H., ROGGENKAMP, H. G., LEIPNITZ, G., KIEHL, R.: Hematocrit as a risk factor for vascular disease. Klin. Wochenschr. 64, 974-978 (1986)

190. KIESEWETTER, H., JUNG, F., ROGGENKAMP, H. G.: Einfluß der Fließ-fähigkeit des Blutes auf die Versorgung des Gewebes. In: Heilmann,l., Kiesewetter, H., Ernst, E. (eds.) Klinische Rheologie und Beta-1-Blockade. Zuckschwerdt, München-Bern-Wien (1984)

191. KIESEWETTER, H., JUNG, F., SPITZER, S., WENZEL, E.: Die Fließeigen-schaften des Blutes und ihre klinische Bedeutung beim arteriellen Gefäßpatienten. Internist 30, Heft 7, 420-428 (1989)

192. KIESEWETTER, H., JUNG, F., SPITZER, S., WENZEL, E.: Therapeutische Plasmapherese zur Steigerung der Fließfähigkeit des Blutes. Ztschr. für Natur und Ganzheitsmedizin 32, Heft 3, 14-17 (1990)

193. KIESEWETTER, H., JUNG, F., WENZEL, E.: Hämorheologie. Münchn. med. Wschr., 127, 113-114 (1985)

194. KIESEWETTER, H., LAZAR, H., RADKTE, H., THIELEN, W.: Hämatokrit-bestimmung durch Impedanzmessung. Biomed. Tech. 27, 171-175 (1982)

195. KIESEWETTER, H., RADTKE, H., JUNG, F.: Determination of yield point: Methods and Review. Biorheology 19, 363-374 (1982)

196. KIESEWETTER, H., RADTKE, H., SCHNEIDER, R., MUSSLER, K., SCHEFFLER, A., SCHMID-SCHÖNBEIN, H.: Das Mini-Erythrozyten-Aggregometer: Ein neues Gerät zur schnellen Quantifizierung des Ausmaßes der Erythrozytenaggregation. Biomed. Tech. 27, 209-213 (1982)

197. KIESEWETTER, H., SPITZER, S., JUNG, F., BIRK, A., WALDHAUSEN, P., BACH, R., SCHIEFFER, H., WENZEL, E.: Die Plasmaviskosität als neuer Risikofaktor in der Angiologie. Epidemiologische Daten der Aachen-Studie und das Ergebnis einer Studie zur Beutel-plasmapherese bei erhöhter Plasmaviskosität. Ztschr. für Natur und Ganzheitsmedizin 30, Heft 4, 124-130 (1989)

198. KIYOHARA, Y., FUJISHIMA, M., ISHITSUKA, T., TAMAKI, K., SADOSHIMA, S., OMAE, T.: Effects of Hematocrit on Brain Metabolism in Fxperimentally Induced Cerebral Ischemia in Spontenously Hyper-tensive Rats (SHR). Stroke 16, 835-840 (1985)

199. KIYOHARA, Y., UEDA, K., HASUO, Y., FUJII, I., YANAI, T., WADA, J., KAWANO, H., SHIKATA, T., OMAE, T., FUJISHIMA, M.: Hematocrit as a riskfactor of cerebral infarction: Long-term prospective population survey in a japanese rural community. Stroke 17, 687-692 (1986)

200. KLEINE, O.T.: Interferenz von Infusionslösungen mit der Biuret-reaktion in einem vollmechanisierten und manuellen System. Med. Welt 30, 102-107 (1979)

201. KLEINHAUER, E.: Hämatologie, Springer-Verlag, Berlin-Heidelberg-New York (1985)

202. KLITZMAN, B., DULING, B. R.: Microvascular hematocrit and red cell flow in resting and contracting striated muscle. Am. J. Physiol. 237, (1979)

203. KÖHLER, H.: Zur Pharmakokinetik von HÄS. Habilitationsschrift, Universität Mainz (1977)

204. KÖHLER, H., KIRCH, W., HORSTMANN, H.J.: Die Bildung hoch-molekularer Komplexe aus Serumamylase und kolloidalen Plasma-ersatzmitteln. Anaesthesist 26, 623-625 (1977)

205. KÖHLER, H., KIRCH, W., ROLOFF, B., WEIHRAUCH, T. R., PRELLWITZ, W., HÖFFLER, D.: Beeinflussung der Serumamylase durch kolloidale Volumenersatzmittel. 82. Tagung der Deutschen Gesellschaft für Innere Medizin, Wiesbaden (1976)

206. KÖHLER, H., ZSCHIEDRICH, R., CLASEN, A., LINFANTE, A., GRAMM, H.: Blutvolumen, kolloidosmotischer Druck und Nierenfunktion von

Probanden nach Infusion mittelmolekularer 10% Hydroxyäthylstäke 200/0,5 und 10% Dextran 40. Anaesthesist 31, 61-67 (1982)

207. KÖLTRINGER, P., EBER, O.: Hämorheologische Parameter und Mikrozirkulation. in: Hydroxyäthylstärke: therapeutische Hämodilution und Volumenersatz. Suppl. 2. Wiener Schockgespräche (1988)

208. KÖRBER, N., GESCH, M., KIESEWETTER, H., REIM, M., SCHMID-SCHÖNBEIN, H.: Fernsehfluoreszenzangiographie der Retina. Neue technische Aspekte. Albrecht v. Graefes Arch. klin. exp. Ophthal. 213 65-70 (1980)

209. KÖRBER, N., GESCH, M., KIESEWETTER, H., ANGELKORT, B.: Effect of hemodilution on retinal blood flow - television fluorescein angiographic measurements. Clin. Hemorheology (1981)

210. KÖRBER, N., KIESEWETTER, H., JUNG, F., BLUME, M., GERHARDS, M.: Hydroxyäthylstärke-Lösung bei Patienten mit Fundus aterioskleroticus und Zerebralsklerose. Fort. Med. 103, 775-777 (1985)

211. KÖRBER, N., NÜSSER, D., PAULMANN, H., WOLF, S.: Erfahrungen mit einer hämorheologisch konzipierten Therapie bei arteriellen und venösen Gefäßprozessen der Retina. Med. Welt 37, 1543-1546 (1987)

212. KOIDE, T., WIELOCH, J., SIESJO, B.K.: Chronic dexamethasone pretreatment aggravates ischemic brain damage by inducing hyperglycemia. J. Cereb. Blood Flow Metab. 5 (Supplement 1), 251-252 (1985)

213. KOLLER, M., HAENNY, P., HESS, K., WENIGER, D., ZANGGER, P.: Adjusted Hypervolamic Hemodilution in Acute Ischemic Stroke. Stroke 21, 1429-1434 (1990)

214. KORBMACHER, G., RINGELSTEIN, E.B.: Risk and Benefit of Anticoagulation in Patients with Acute Hemisperic Infarctions: Preliminary Results of a Prospective Study. in: Poeck, K., Ringelstein, E.B., Hacke, W. (eds.). New Trends in Diagnosis and Management of stroke. Springer Verlag, Berlin-Heidelberg (1987)

215. KOROSUE, ISHIDA, K., MATSUOKA, H., NAGAO, T., TAMAKI, N., MATSUMOTO, S.: Clinical, Hemodynamic and Hemorheological Effects of Isovolemic Hemodilution in Acute Cerebral Infarction. Neurosurgery 23, 148-153 (1988)

216. KRAFT, D., LAUBENTHAL, H., SCHIMETTA, W., SCHEINER, O.: Immunologische Aspekte der Hydroxyäthylstärke (HES) - Nebenwirkungen. in: Peter, K., Schimetta, W., Bergmann, H., Gerlach, E., Meßmer, K., Steinbereithner, K. (eds). Hydroxyäthylstärke (HES), Aktuelle Theorie und Praxis. Beiträge zur Anaesthesiologie und Intensivmedizin 26, Verlag Wilhelm Maudrich, Wien-München-Bern, 57-62 (1988)

217. KRAMER, H.J.: Bluthochdruck bei älteren Menschen. in: Grotemeyer,

K.H., Brune, G.G. (eds.). Hirinfarkt. Pathophysiologie, Diagnostik, Therapie und Prophylaxe. Arcis Verlag, 26-30 (1988)

218. KRAUSE, D.: Physikalische Therapie peripherer arterieller Durchblutungsstörungen im Stadium II nach Fontaine. Ther. Ggw. 11, 117 (1978)

219. KREUTZ, F.H.: in: Roka, L. (ed.). Otpimierung der Diagnostik. Springer Verlag, Berlin-Heidelberg-New York, 149-163 (1972)

220. KREYSZIG, E.: Statistische Methoden und ihre Anwendung. Vandenhoeck & Ruprecht Verlag, Göttingen (1979)

221. KROEMER, H., HAASS, A., MÜLLER, K., JÄGER, H., WAGNER, E.M., HEIMBURG, P., KLOTZ, U.: Haemodilution Therapy in Ischaemic Stroke: Plasma Concentrations and Plasma Viscosity During Long-Term Infusion of Dextran 40 or Hydroxyethyl Starch 200/0,5. Eur. J. Clin. Pharmacol. 31, 705-710 (1987)

222. KROGH, A: Studies on the physiology of capillaries. II. The reactions of local stimuli of the blood-vessels in the skin and web of the frog. J. Physiol. 55, 412-422 (1921)

223. VON KUMMER, R.: Hämodilution bei zerebraler Ischämie: Therapieversuch ohne gesichertes pathophysiologisches Konzept. Nervenarzt 60, 523-527 (1989)

224. VON KUMMER, R., SCHARF, J., BACK, T., REICH, H., MACHENS, G., WILDEMANN, B.: Autoregulatory Capacity and the Effect of Isovolemic Hemodilution on Local Cerebral Blood Flow. Stroke 19, 594-597 (1988)

225. KÜHNLE, H.F., VON DAHL, K. SCHMIDT, F.H.: Die Bestimmung von Lactat und β-Hydroxybutyrat in kleinen Plasmamengen. J. Clin. Chem. Clin. Biochem. 15, 171 (1977)

226. LANDGRAF, H., EHRLY, A.M.: in: Heilmann, L; Beez, M. (eds.). Neuere klinische Aspekte zur Hämodilution. Schattauer Verlag. Stuttgart-New York, 115-124 (1987)

227. LANDGRAF, H., EHRLY, A.M., SAEGER-LORENZ, K., VOGEL, C.: Untersuchung über den Einfluß einer Infusion von mittelmolekularer Hydroxyäthylstärke (HAES-steril® 10%) auf die Fließeigenschaften des Blutes gesunder Probanden. Infusionstherapie 4, 200-204 (1981)

228. LANDGRAF, H., RUPPEL, C., SAEGER-LORENZ, K., VOGEL, C., EHRLY, A. M.: Verbesserung der Fließfähigkeiten des Blutes von Patienten mit peripherer AVK durch niedermolekulare Hydroxyäthylstärke. Infusionstherapie 9, 202-206 (1982)

229. LANDON, J., FAWCETT, J.K., WYNN, V.: Blood pyruvate concentration measured by a specific method in control subjects. J. Clin. Path. 15, 579-584 (1962)

230. LA RUE, L., ALTER, M., MIN LAI, S., FRIDAY, G., SOBEL, E., LEVITT, L.,

MC COY, R., ISACK, T.: Acute stroke, hematocrit and blood pressure. Stroke 18, 565-569 (1987)

231. LAUBENTHAL, H.: Anaphylaktoide/anaphylaktische Reaktionen bei Infusion kolloidaler Plasmaersatzlösungen. in: Peter, K., Schimetta, W., Bergmann, H., Gerlach, E., Meßmer, K., Steinbereithner, K. (eds). Hydroxyäthylstärke (HES), Aktuelle Theorie und Praxis. Beiträge zur Anaesthesiologie und Intensivmedizin 26, Verlag Wilhelm Maudrich, Wien-München-Bern, 63-73 (1988)

232. LAUBENTHAL, H., PETER, K., MESSMER, K.: Unverträglichkeitsreaktionen auf kolloidale Plasmaersatzlösungen. Anästh. Intensivmed. 23, 26-33 (1982)

233. LEONHARDT, H., ARNTZ, H. R.: Zusammenhänge zwischen kardiovaskulären Risikofaktoren und der Blutviskosität unter besonderer Berücksichtigung der Hyperlipoproteinämien. Rheol. Acta 16, 368 (1977)

234. LESCHKE, M.; MOTZ, W., STRAUER, B.E.: Hämorheologisch-therapeutische Anwendungsmöglichkeiten bei der koronaren Herzerkrankung. Wiener Med. Wochenschr., 17-24 (1986)

235. LILEY, A.W.: Clinical and laboratory significance and variations in maternal plasma volume in pregnancy. Internat. J. Gynaec. Obstet. 8, 358-364 (1970)

236. LINKESCH, W.: Physiologie und Pathophysiologie des Eisenstoffwechsels, Wiener Med. Wochenschr. 3/4, 59 (1984)

237. LIPOWSKY, H.: Dertiminations of microvascular blood flow. The Physiologist 25, 357-363 (1982)

238. LIPOWSKY, H., FIRRELL, J.: Microvascular hemodynamics during systemic hemodilution and hemoconcentration. The American Physiological Society, New York, H 908-923 (1986)

239. LIST, W.F.: Vergleichende Blutgasuntersuchungen von Kapillarblut aus Ohrläppchen und Finger mit arteriellem Blut unter Anwendung der Astrupmethode. Z. Prakt. Anästh. Wiederbeleb. 2, 345-355 (1967)

240. LITTMANN, H.: Zur Bestimmung der wahren Größe eines Objekts auf dem Hintergrund des gesunden Auges. Klin. Mbl. Augenheilk. 180, 286-289 (1982)

241. LOEW, P.G., THEWS, G.: Die Altersabhängigheit des arteriellen Sauerstoffdruckes bei der berufstätigen Bevölkerung. Klin. Wochenschr. 40, 1093-1100 (1962)

242. LÖLLGEN, H.: Sauerstofftransport bei kritisch Kranken. Intensivmedizin im Dialog, 5-7 (1989)

243. LÖLLGEN, H., ULMER, H.V.: Ergometrie-Empfehlungen zur Durchführung und Bewertung ergometrischer Untersuchungen. Klin. Wochenschr. 63, 651-677 (1985)

244. LOWE, G.D.O., JAAP, A.J., FORBES, C.D.: Relation of atrial fibrillation and high haematocrit to mortality in acute stroke. Lancet I, 784-786 (1983)

245. LUTZ, H.: Plasmaersatzmittel. Thieme Verlag, Stuttgart-New York (1986)

246. LYDEN, P.D., ALVING, L.I., ZIVIN, J.A., ROTHROCK, J.F.: Hemodilution with low-molecular-weight hydroxyethyls starch after experimental focal cerebral ischemia in rabbits. Stroke 19, 223-227 (1988)

247. MAAS, A.H.J., VEEFKIND, A.H., VAN DEN CAMP, R., TEUNISSEN, A.J., WINCKERS, E.K.A., JANSEN, A.P.: Evaluation of ampouled tonometered puffer solutions as quality control system for pH, $pCO_2$ and $pO_2$ measurements. J. Clin. Chem. Clin. Biochem. 15, 174-180 (1977)

248. MACINTYRE, E., MACKIE, I., HO, D., TINKER, J., BULLEN, C., MACHIN, S.J.: The haemostatic effects of hydroxyethyl starch (HES) used as a volume expander. Intensive Care Med. 11, 300-303 (1985)

249. MARSHALL, J.: The Role of Hemodilution in the Management of Cerebral Ischemia. in: Hartmann, A., Kuschinsky, W. (eds.). Cerebral Ischemia and Hemorheology. Spriner Verlag. Berlin Heidelberg, 411-415 (1987)

250. MAST, H., MARX, P.: Neurological deterioation under hemodilution in cerebral ischemia. Clin. Hemorheology 9, 498 (1989)

251. MATTHEWS, W.B., OXBURY, J.M., GRAININGER, K.M.R.: A blind controlled trial of Dextran 40 in the treatment of ischemic stroke. Brain 99, 193-206 (1976)

252. MATTLE, H., MUMENTHALER, M.: Diagnose, Therapie und Prävention zerebrovaskulärer Erkrankungen. 1.Teil: Klinik und Diagnose. Schweiz. med. Wschr. 119, 613-629 (1989)

253. MATTLE, H., MUMENTHALER, M.: Diagnose, Therapie und Prävention zerebrovaskulärer Erkrankungen. 2.Teil: Therapie und Prävention. Schweiz. med. Wschr. 119, 656-670 (1989)

254. MAU, G.: Hemoglobin changes during pregnancy and growth disturbances in the neonate. J. Perinat. Med. 5, 172-177 (1977)

255. MEIER-BAUMGARTNER, H.P.: Das Bobath-Konzept. Z. Gerontol. 20, 377-380 (1987)

256. MESSINEZY, M., PEARSON, T.C., PROCHAZKA, A., WETHERLY-MEIN, G.: Treatment of primary proliferative polycythaemia by venesection and lopw dose busulphan: retrospective study from one centre. Brit. J. Haematol. 61, 657-666 (1985)

257. MESSMER, K. SUNDER-PLASSMANN, L., KLÖVEKORN, W.P., HOLPER, K.: Circulatory Significance of Hemodilution: Rheological Changes and Limitations. Adv. Microcirc. 4, 1-77 (1972)

258. MESSMER, K., SUNDER-PLASSMANN, L., VON HESLER, F., ENDRICH, B.:

Hemodilution in peripheral occlusive disease: A hemorheological approach. Clin. Hemorheology 2, 721-731 (1982)

259. METCALF, W., PAPDOPOULOS, A., TUFARO, R., BARTH, A.: Clinical physiologic study of hydroxyethyl starch. Surgery, Gynecology, Obstetrics 131, 255 (1970)

260. METZLER DE HÖHMANN, U., WEIGELIN, E.: Fibrinolyse und Antikoagulantientherapie bei retinalen Venenverschlüssen. Medizinische Verlags-Gmbh Marburg/Lahn, 1-79 (1977)

261. MILLAR-CRAIG, M.W., BISHOP, C.N., RAFTERY, E.B.: Circadian variation of blood-pressure. Lancet 15, 795-797 (1978)

262. MIRHASHEMI, S., MESSMER, K., ARFORS, K.E., INTAGLIETTA, M.: Microcirculatory effects of normovolemic hemodilution in skeletal muscle. Int. J. Microcirc. Clin. Exp. 6, 359-369 (1987)

263. MOHR, J.P.: American Trial of Nimodipine in Acute Ischemic Stroke. 2nd Internatinal Symposium on Nimodipine. Acute Indications, Miami Beach, Florida, 38-42 (1990)

264. MÜLLER, N., POPOV-CENIC, S., KLADETZKY, R.G., HACK, G., LANG, U., SAFER, A., RAHLFS, V.W.: Hydroxyäthylstärke und ihr Einfluß auf die intra - sowie postoperative Haemostase. Infusionstherapie 3, 305-309 (1976)

265. MÜLLER-BÜHL, U., DIEHM, C., SIEBEN, U.: Prävalenz und Risikofaktoren von peripherer arterieller Verschlußkrankheit und koronarer Herzkrankheit. Vasa Suppl. 4, Huber-Verlag, Bern (1987)

266. MÜLLER-BÜHL, U., COMBERG, H.U., DIEHM, C.: Hämodilutionstherapie der arteriellen Verschlußkrnkheit mit Hydroxyäthylstärke 200/0,5. Münch. Med. Wschr. 124, 241-243 (1982)

267. MÜLLER-MATTHESIUS, R.: Amylase-Bestimmung mit p-Nitrophenyl-maltosiden. Internist 23, 575-578 (1982)

268. MÜLLER-PLATHE, O.: Säure-Basen-Haushalt und Blutgase. Thieme Verlag, Stuttgart-New York (1982)

269. MURPHY, J.F., O`RIORDAN, J., NEWCOMBE, R.G., COLES, E.C., PEARSON, J.F.: Relation of Haemoglobin Levels in First and Second Trimester to Outcome of Pregnancy. Lancet II, 992-995 (1986)

270. NAEYE, R.L., TAFARI, N.: Risk Factors in Pregnancy and Diseases of the Fetus and Newborn. Williams & Wilkins, Baltimore-London (1985)

271. NARDINI, M., ROSSI, G., MARTINI, A., BONO, G., BRAMBILLA, G.,M CANDELISE, L., DE ZANCHE, IADECOLA, C., INZITARI, D., MARIANI, F., FIESCHI, C.: Italian Study of Cerebral Reversible Ischemic Attacks. Eur. Neurol. 22 (Supplement 1), 83-88 (1983)

272. NEEDERGARD, M.. Mechanisms of brain damage in focal cerebral ischemia. Acta Neurol. scand. 77, 81-101 (1988)

273. NEUHOF, H., WOLF, H.: Oxyygen uptake during hemodilution. Biblthca.

haemat. 41, 66-75 (1975)

274. NEWHOUSE, V.L., LECONG, P.L., FURGASON, E.S., HO, C.T.: On Increasing The Range Of Pulsed Doppler System For Blood Flow Measurement. Ultrasound in Med. & Biol. 6, 233-237 (1980)

275. NEWHOUSE, V.L., NATHAN, R.S., HERTZLER, L.W.: A Proposed Standard Target For Ultrasound Doppler Gain Calibration. Ultrasound in Med. & Biol. 8, 313-316 (1982)

276. NEWSHOLME, E.A., START, C.: Regulation des Stoffwechsels. Chemie Verlag, Weinheim an der Bergstraße-Deerfield Beach (Florida)- Basel (1977)

277. NISWANDER, K.R., GORDON, M.: The Women and their Pregnancies. W.B. saunders Comp., Philadelphia-London-Toronto (1972)

278. NOBBE, F.: Akute cerebrale Ischämie: Symptomatik, Sofortmaß- nahmen, Diagnostik und Therapie. Klinikarzt 13, 941-947 (1984)

279. NOLL, F.: in: Bergemeyer, H.U. (ed.). Methoden der enzymatischen Analyse. Chemie Verlag, Weinheim an der Bergstraße, 1521-1526 (1974)

280. NÜCKEL, M., SINGER, I., KAPS, M., HORNIG, C., DORNDORF, W.: Wie häufig kann man mit einer Indikation zur Thrombolyse rechnen? Abstractband 7. Arbeitstreffen der Arbeitsgemeinschaft "Neuro- logische Intensivmedizin" München 80 (1990)

281. OLSEN, T.S.: Regional cerebral blood flow after occlusion of the middle cerebral artery. Acta Neurol. scand. 73, 321-337 (1986)

282. OLSEN, T.S.: Regional cerebral blood flow after stroke. in: Haaß, A. (ed.). Hemodilution in Stroke. Springer Verlag, Berlin Heidelberg, in press (1991)

283. OLSEN, T.S., LARSEN, B., HERNING, M., BECH SKRIVER, E., LASSEN, N.A.: Blood flow and vascular reactivity in collaterally perfused brain tissue. Evidence of an ischemic penumbra in patients with acute stroke. Stroke 14, 332-341 (1983)

284. OSTENDORF, P.: Therapie mit Antikoagulantien und Thrombozyten- aggregationshemmern bei extracraniellen Gefäßstenosen und Gefäßverschlüssen. Internist 20, 539-546 (1979)

285. OZAITA, G., CALANDRE, L., PEINADO, E., RODRIGUEZ-ANTIGÜEDAD, A., BERMEJO, F.: Hematocrit and clinical outcome in acute cerebral infarction. Stroke 18, 1166-1168 (1987)

286. PAULINI, K., SONNTAG, W.: Veränderungen des RES der Ratte nach parenteraler Gabe von Dextran 40 und Hydroxyäthylstärke (Mw 40.000). Chemische, licht- und elektronenmikroskopische Unter- suchung. Infusionstherapie 3, 294-299 (1976)

287. PEARCE, J.M.S., CHANDRASEKERA, C.P., LADUSANS, E.J.: Lacunar infarcts in polycythaemia with raised packed cell volumes. Br. Med. J. 287, 935-936 (1983)

288. PEARSON, T.C., WETHERLEY-MEIN, G.: Vascular occlusive episodes and venous haematocrit in primary prolifertive polycythaemia. Lancet 2, 1219-1222 (1978)

289. PENTOXIFYLLINE STUDY GROUP: Pentoxifylline (PTX) in acute ischemic stroke. Stroke 18, 298 (1987)

290. PETER, K., GANDER, H.P., LUTZ, H., NOLD, W., STOSIEK, E.: Die Beeinflussung der Blutgerinnung durch Hydroxyäthylstärke; Anästhesist 24, 219 (1975)

291. PFEIFER, U., KULT, J., FÖRSTER, H.: Aszites als Komplikation hepatischer Speicherung von Hydroxyäthylstärke (HES) bei Langzeitdialyse. Klin. Wochenschr. 62, 862-866 (1984)

292. PINDUR, G., HAASS, A., TREIB, J., MIYASHITA, C., KOEHLER, M., SEYFERT, U.T., WENZEL, E.: Changes in haemostasis during hydroxyethyl starch (HES) treatment. J. Clin. Exp. Hematol. 58, 106 (1989)

293. PITTS, R.F.: Physiologie der Niere und der Körperflüssigkeiten. Schattauer Verlag, Stuttgart-New York (1972)

294. POECK, K.; HACKE, W.: Akuter ischämischer zerebraler Gefäßinsult. Voraussetzungen für Studien über die Wirksamkeit aktiver Enzyme. Dtsch. Ärzteblatt 86, Heft 1/2, 33-34 (1989)

295. POLLOCK, S., TSITSOPOULOS, P., HARRISON, M.J.G.: The Effect of Haematocrit on Cerebral Perfusion and Clinical Status Following Carotid Occlusion in the Gerbil. Stroke 13, 167-170 (1982)

296. POPOV-CENIC, S., MÜLLER, N., KLADETZKY, R.G., HACK, G., LANG, U., SAFER, A., RAHLFS, V.W.: Durch Prämedikation, Narkose und Operation bedingte Änderungen des Gerinnungs- und Fibrinolysesystems und der Thrombozyten: Einfluß von Dextran und Hydroxyäthylstärke (HÄS) während und nach Operation. Anaesthesist 26, 77-84 (1977)

297. POWERS, W.J., RAICHLE, M.E.: Positron Emission Tomography and its Application to the Study of the Study of Cerebrovascular Disease in Man. Stroke 16, 361-376 (1985)

298. RANFT, J., HEIDRICH, H., PETERS, A., TRAMPISCH, H.: Laser-Doppler Examinations in persons with healthy vasculature and in patients with peripheral arterial occlusive disease. Angiology 37, 818-827 (1986)

299. RAPOPORI, S.M.: Medizinische Biochemie. VEB Verlag Volk und Gesundheit, Berlin, 362 (1966)

300. REED, A.H., CANNON, D.C., WINKELMAN, J.W., BHASIN, Y.P., HENRY, R.J., PILEGGI, V.J.: Estimation of Normal Ranges from a Controlled Sample Survey. I. Sex-and Age-Related Influence on the SMA 12/60 Screening Group of Tests. Clin. Chem. 18, 57-66 (1972)

301. VON RESTORFF, W., HÖFLING, B., HOLTZ, J., BASSENGE, E.: Effect of

increased blood fluidity through hemodilution on general circulation at rest and during exercise in dogs. Pflügers Archiv 357, 25-34 (1975)

302. RIEGER, H.: Induziert Blutverdünnung (Hämodilution) als neues Konzept der Therapie peripherer Durchblutungsstörungen. Internist 23, 375-382 (1982)

303. RIEGER, H., REINICKE, B.: Ergebnisse spezieller Behandlungsmethoden bei ischämischen Gewebsläsionen. Internist 25, 434 (1984)

304. RING, J., MESSMER, K.: Anaphylaktoide Reaktionen nach Infusion kolloidaler Volumenersatzmittel. Internist prax. 16, 579 (1976)

305. RING, J., MESSMER, K.: Incidence and severity of anaphylactoid reactions to colloid volume substitutions. Lancet I, 466 (1977)

306. RING, J., RICHTER, W.: Wirkungsmechanismus unerwünschter Reaktionen von HAES und Humanalbumin. Allergologie 3, 79 (1980)

307. RINGELSTEIN, E.B., KOSCHORKE, S., HOLLING, A., THRON, A., LAMBERTZ, H., MINALE, C.: Computed Tomographic Patterns of Proven Embolic Brain Infarctions. Annals of Neurology 26, 759-765 (1989)

308. RINGELSTEIN, E.B., MAUCKNER, A., SCHNEIDER, R., STURM, W., DOERING, W., WOLF, S., MAURIN, N., WILLMES, K., SCHLENKER, M., BRÜCKMANN, H., ESCHENFELDER, V.: Effects of enzymatic blood defibrination in subcortical arteriosclerotic encephalopathy. J. Neurol. Neurosurg. Psychiat. 51, 1051-1057 (1988)

309. RINGELSTEIN, E.B., ZEUMER, H., SCHNEIDER, R.: Der Beitrag der zerebralen Computertomographie zur Differentialtypologie und Differentialtherapie des ischämischen Großhirninfarktes. Fortschr. Neurol. Psychiat. 53, 315-336 (1985)

310. ROGGENKAMP, H.G., JUNG, F., KIESEWETTER, H.: Ein Gerät zur elektrischen Messung der Verformbarkeit von Erythrozyten. Biomed. Tech. 28, 100-104 (1982)

311. RUDOFSKY, G.: Postoperativer Verlauf von hämodynamischen und hämorheologischen Parametern. in: Kiesewetter, H., Ehrly, M., Jung, F.: Hämorheologische Meßmethoden. Münch. Wiss. Publ., 255-266 (1985)

312. RUDOFSKY, G., BROCK, F.E., NOBBE, F.: Beeinflussung der reaktiven Hyperämie durch die isovolämische Hämodilution bei Patienten mit arterieller Verschlußkrankheit. VASA 8, 320-323 (1979)

313. RUDOFSKY, G.; MEYER, P.; STROHMEYER, H.U.: Effect of Haemodilution on Resting Blood Flow and Reactive Hyperaemia in Lower Limbs. Bibl. haemat. No. 47, 157-164 (1981)

314. SACHS, L.: Angewandte Statistik. Springer Verlag, Berlin-Heidelberg-New York (1984)

315. SAKAI, F., IGARASHI, H., SUZUKI, S., TAZAKI, Y.: Cerebral blood flow and cerebral hematocrit in patients with cerebral ischemia

measured by single-photon emission computed tomography. Acta Neurol. Scand. Suppl. 127, 9-13 (1989)

316. SCANDINAVIAN STROKE STUDY GROUP: Multicenter Trial of Hemodilution in Acute Ischemic Stroke. Stroke 18, 691-699 (1987)

317. SCANDINAVIAN STROKE STUDY GROUP: Multicenter Trial of Hemodilution in Acute Ischemic Stroke. Results of subgroup analyses. Stroke 19, 464-471 (1988)

318. SCHARF, J., VON KUMMER, R., BACK, T., REICH, H., MACHENS, G., WILDEMANN, B.: Haemodilution with dextran 40 and hydroxyethyl starch and its effect on cerebral microcirculation. J. Neurol. 236, 164-167 (1989)

319. SCHEFFLER, P.: Klinische Aussagekraft nicht-invasiver, arterieller Blutflußmessungen mit einem rechnergestützten Ultraschall-verfahren. Habilitationsschrift, Universität des Saarlandes (1987)

320. SCHEFFLER, P., HELLSTERN, P., WEISS, H., SCHNEIDER, A., WENZEL, E.: Die hämodynamische Beeinflußbarkeit der cerebralen Durchblutung bei Gefäßgesunden und bei Patienten mit Arteriosklerose. Dtsch.-Jap. Kongress für Angiologie. Demeter Verlag, Stuttgart, 249-256 (1985)

321. SCHMID-SCHÖNBEIN, H.: Blood rheology and cardiac microcirculation: Is there a place for hemodilution in coronary insufficiency? In: Tillmanns, H., Kübler, W., Zebe, H. (eds.). Microcirculation of the Heart. Springer Verlag, Berlin-Heidelberg-New York, 325 (1982)

322. SCHMID-SCHÖNBEIN, H.: Physiologie und Pathophysiologie der Mikrozirkulation aus rheologischer Sicht. In: Trübestein, G.: Art. Verschlußkrankheit und tiefe Venenthrombose. Thieme-Verlag, Stuttgart-New York (1984)

323. SCHMID-SCHÖNBEIN, H., ENGLER, R.L.: No-Reflow in the Micro-circulation. The Granulocyte Tragedy. in: Hartmann, A., Kuschinsky, W. (eds.). Cerebral Ischemia and Hemorheology. Springer-Verlag, Berlin Heidelberg New York, 464-471 (1987)

324. SCHMID-SCHÖNBEIN, H.: Macrorheology and Microrheology of Blood in Cerebrovascular Insufficiency. Eur. Neurol. 22, 2-22 (1983)

325. SCHMIDT, F.H.: Die enzymatische Bestimmung von Glukose und Fruktose nebeneinander. Klin. Wochenschr. 39, 1244-1248 (1961)

326. SCHNEIDER, R.: Hämodilution beim ischämischen Hirninfarkt. Deutsche Gesellschaft für Angiologie, Demeter Verlag, 3 (1989)

327. SCHNEIDER, R., KIESEWETTER, H.: Parenterale Pentoxifyllin-Applikation beim ischämischen Insult. Dsch. med. Wochenschr. 44, 1674-1677 (1982)

328. SCHOOP, W.: Bewegungstherapie bei peripheren Durchblutungs-störungen. Med. Welt 10, 502-506 (1964)

329. SCHRÖCKSADEL, W., GABL, F.: Die Diagnostik des gestörten Eisen-

stoffwechsels, WMW 3/4, 63 (1984)

330. SCHWAB, J., SCHRAMM, A., BLÜM, A., GOLLER, B.: Therapie des apoplektischen Insults beim alten Menschen. Z. f. Geriatrie u. Rehab. 2, 151-152 (1989)

331. SCHWAB, W., TRITSCHLER, W., KESSLER, A.C., BABLOK, W.: Neue enzymatische Lactatbestimmung: Methodische Aspekte und Probengewinnung. J. Clin. Chem. Clin. Biochem. 17, 65-70 (1979)

332. SCULLY, R.E., MCNEELY, B.U., GALDABINI, J.J.: Normal Reference Laboratory Values. New Engl. J. Med. 302, 37-48 (1980)

333. SEAMAN, G.V.F., ENGEL, R., SWANK, R.L., HISSEN, W.: Circadian periodicity in some physiological parameters of circulating blood. Nature 4999, 833-835 (1965)

334. SHARE, L.: In: Greep, R.O., Astwood, E.B. (eds.). Handbook of Physiology. The Williams & Wilkins Stratton, Baltimore, 25-55 (1974)

335. SIEGENTHALER, W., KAUFMANN, W., HORNBOSTEL, H., WALLER, H.-D.: Lehrbuch der inneren Medizin. Thieme-Verlag, Stuttgart-New York (1987)

336. SIEDEL, H.; SCHLUMBERGER, G.; KLOSE, S.; ZIEGENHORN, J.; WAHLEFELD, A.W.: Improved reagent for the enzymatic determination of serum cholesterol. J. Clin. Chem. Biochem. 19, 838 (1981)

337. SIEMKOWICZ, E.: The effect of glucose upon restitution after transient cerebral ischemia. A Summary. Acta Neurol. Scand. 71, 417-427 (1985)

338. SIGGAARD-ANDERSEN, O.: The Acid-Base Status of the Blood. Munksgaard-Verlag, Kopenhagen, 2-20 (1974)

339. SIGGAARD-ANDERSEN, O., ENGEL, K., JÖRGENSEN, K., ASTRUP, P.: A micromethod for determination of pH, carbondioxide tension, base excess and standard bicarbonate in capillary blood. Scand. J. Clin. Lab. Invest. 12, 172-176 (1960)

340. SIGGAARD-ANDERSEN, O., JÖRGENSEN, K., NAEREA, N.: Spectrophotometric determination of oxygen saturation in capillary blood. Scand. J. Clin. Lab. Invest. 14, 298 (1962)

341. SIMON, J., JUNG, F., HOLBACH, T., MROWIETZ, C., JASCHKE, H., KIESEWETTER, H.: Mikrobandscheibenoperationen. Krankenhausarzt 59, 814-821 (1986)

342. SIRTL, C., JESCH, F.: in: Peter, K., Schimetta, W., Bergmann, H., Hübner, G., Gerlach, E., Meßmer, K., Steinbereithner, K. (eds.). Hydroxyäthylstärke (HES), Aktuelle Theorie und Praxis. Beiträge zur Anaesthesiologie und Intensivmedizin 26, Verlag Wilhelm Maudrich, Wien-München-Bern, 74-97 (1988)

343. SIRTL, C., LAUBENTHAL, H., DIETRICH, H.J., HÜGLER, P., PETER, K.: Nebenwirkungen von künstlichen kolloidalen Plasmaersatzmitteln

unter besonderer Berücksichtigung von Hydroxyäthylstärke (HES). in: Penzer, H., Pauser, G., Bergmann, H., Schimetta, W. (eds).: Hydroxyäthylstärke (HES) Lungen - Volumen - Flüssigkeit. Beiträge zur Anaesthesiologie und Intensivmedizin 31, Verlag Wilhelm Maudrich, Wien-München-Bern, 35 - 53 (1990)

344. SOMMERMAYER, K., CECH, F., SCHMIDT, B., WEIDLER, B.: Klinisch verwendete Hydroxyäthylstärke: Physikalisch-Chemische Charakterisierung. Krankenhauspharmazie 8, 271-278 (1987)

345. SORLIE, P.D., GARCIA-PALMIERI, M., COSTAS, R., HAVLIK, R.: Hematocrit and risk of coronary heart disease: The Puerto Rico Heart Health Program. Am. Heart J. 101, 456-461 (1981)

346. SPUDIS, E.V., DE LA TORRE, E., PIKULA, L.: Management of completed stroke with Dextran 40. Stroke 4, 895-897 (1973)

347. STACHER, A.: Klinik und Therapie des Eisenmangels. Wiener Med. Wochenschr. 3/4, 76 (1984)

348. STAEDT, U., SCHWARZ, M., BAYERL, J.R., TORNOW, K., HEENE, D.L.: Hämodilution bei akuter zerebraler Ischämie. Med. Welt 37, 695-699 (1986)

349. STATISTISCHES BUNDESAMT: Statistisches Jahrbuch 1990 für die Bundesrepublik Deutschland. Verlag W. Kohlhammer, Stuttgart-Mainz, in press (1990)

350. STEINER, T.J.: Naftidrofuryl in the treatment of recent stroke. Results of a controlled clinical trial. Vasa, Suppl. 24, 44-47 (1988)

351. STRAND, T., ASPLUND, S., ERIKSSON, E., HÄGG, E., LITHNER, P., WESTRER, P.: A randomized controlled clinical trial of hemodilution therapy in acute ischemic stroke. Stroke 15, 980-989 (1984)

352. STRAUER, B.E.: Hypertensive Herzkrankheit. Therapiewoche 34, 1-14 (1984)

353. STRAUSS, R.G.: Review of the effects of hydroxyethyl starch on the blood coagulation system. Transfusion 21, 299-303 (1981)

354. STRAUSS, R.G., STANSFIELD, C., HENRIKSEN, R.A., VILLHAUER, P.J.: Pentastarch may cause fewer effects of hydroxyethyl on coagulation than hetastarch. Transfusion 28, 257-260 (1988)

355. STRAUSS, R.G., STUMP, D.C., HENRIKSEN, R.A.: Hydroxyethyl starch accentuates von Willebrand`s disease. Transfusion 25, 235-237 (1985)

356. STUMP, D.C., STRAUSS, R.G., HENRIKSEN, R.A., PETERSEN, R.E., SAUNDERS, R.: Effects of hydroxyethyl starch on the blood coagulation, particulary factor VIII. Transfusion 25, 349-354 (1985)

357. SUNDER-PLASSMANN, L., VON HESLER, F., ENDRICH, B., MESSMER, K.: Improvement of Collateral Circulation in Chronic Vascular Occlusive Disease of the Lower Extremity. Biblthca. haemat. 47,

43-53  (1981)

358. SUNDER-PLASSMANN, L., KLÖVEKORN, W.P.,   MESSMER, K.: Blutviskosität und Hämodynamik bei Anwendung kolloidaler Volumenersatzmittel. Anaesthesist 20,  172-180  (1971)

359. SUNDT JR., T.M., WALTZ, A.G.: Hemodilution and anticoagulation.
Effects on the microvasculature and microcirculation of the
cerebral cortex after arterial occlusion. Neurol. 17, 230-238 (1967)

360. SUNDT JR., T.M., WALTZ, A.G., SAYRE, G.: Experimental cerebral
infarction: Modification by treatment with Haemodiluting,  Haemo-
concentration and Dehydrating Agents. J. Neurosurg. 26, 46-56
(1967)

361. SYMINGTON, B.: Hetastarch and Bleeding Complications. Annals of
Internal Medicine 105, 627-629 (1986)

362. TAUCHERT, M.: Atypische Koronarerkrankung. In: Kardiologie, (Hrsg.)
V. Hombach, Schattauer Verlag, 137-148 (1984)

363. TENLAND, T.: Laser Doppler flow metry. Methods and microvascular
applications. Linköping Studies in Science and Technology
Dissertations No. 83 (1982)

364. THOMAS, L.: Eiweiß-Elektrophorese. Urban & Schwarzenberg-
Verlag, München-Wien-Baltimore (1981)

365. THOMPSON, W.L.: Hydroxyethylstarch. in: W. Hennessen (ed.).
Developments in Biological Standardization. Karger-Verlag, Basel,
259 (1981)

366. TODD, M.M., TOMMASINO, C., MOORE, S.: Cerebral effects of
isovolemic hemodilution with a hypertonic saline solution. J.
Neurosurg. 63, 944-948 (1985)

367. TOGHI, H., YAMANOUCHI, H., MURAKAMI, M., KAMEYAMA, M.:
Importance of hematocrit as a risk factor in cerebral infarction.
stroke 9, 369-374 (1978)

368. TOZER, B.A.: The calculation of maximum permissible exposure
levels for laser radiation. J. Phys. E. Sci. Instrum. 12, 922-926
(1979)

369. TRAMPISCH, H.J.: Statistische Basis für kontrollierte klinische
Studien bei peripherer arterieller Verschlußkrankheit. Angio Archiv
13, 9-13 (1980)

370. TRANMER, B., IACOBACCI, R., KINDT, G.: Colloid Volume Expansion and
Brain Edema. in: Hoff, J., Betz, A. (eds.). Intracranial Pressure VII.
Springer-Verlag, Berlin Heidelberg, 992-994 (1989)

371. TRANMER, B., KELLER, T., NAGATA, K., KINDT, G., ADEY, G.: Blood
volume expansion with hetastarch in acute ischaemic stroke: the
effects on local cerebral blood flow and computer mapped EEG.
Neurol. Res. 8, 177-181 (1986)

372. TU, Y., HEROS, R.C., KARAKOSTAS, D., LISZCZAK, T., HYODO, A.,

CANDIA, G., ZERVAS, N., LAGREE, K.: Isovolemic hemodilution in experimental focal cerebral ischemia. J. Neurosurg. 69, 82-91 (1988)

373. ÜBERLA, K.: in: von Eichstätt, K.W., Gross, F. (eds.). Arzneimittel-prüfung. Fischer Verlag, Stuttgart, 137-145 (1975)

374. VARA-THORBECK, R., GUERRERO-FERNANDEZ-MARCOTE, J.A.: Hemo-dynamic response of elderly patients undergoing major surgery under moderate normovolemic hemodilution. Eur. surg. Res. 17, 372-376 (1985)

375. VASS, K., TOMIDA, S., HOSSMANN, K., NOWAK JR., T., KLATZO, I.: Mikrovascular disturbances and edema formation after repetitive ischemia of gerbil brain. acta Neuropathol. 75, 288-294 (1988)

376. VAUPEL, P.: Der gegenwärtige Stand der Milzphysiologie. Rheinl. Pfälz. Ärztbl. 27, 735-745 (1974)

377. VAUPEL, P.: in: Tillmann, W., Ehrly, A.M. (eds.). Hämorheologie und Hämatologie. Münch. Wiss. Publikationen, München, 14-28 (1986)

378. VOSSEN, W.: Die Bestimmung des Sauerstoffgehaltes aus Sauer-stoffpartialdruck und Sauerstoffsättigung für die klinische Routine. Dissertationsschrift, Universität Düsseldorf (1977)

379. WADE, P.: Transport of oxygen to the brain in patients with elevated haematocrit values before and after venesection. Brain 106, 513-523 (1983)

380. WADE, P., DU BOULAY, G., MARSHALL, J., PEARSON, T.C., ROSS RUSSELL, R., SHIRLEY, A., SYMON, L., WETHERLEY-MEIN, G., ZILKHA, E.: Cerebral blood flow, haematocrit and viscosity in subjects with a high oxygen affinity haemoglobin variant. Acta Neurol. Scand. 61, 210-215 (1980)

381. WADE, P., TAYLOR, D., BARNETT, H., HACHINSKY, V.: Hemoglobin concentration and prognosis in symptomatic obstructive cerebro-vascular disease. Stroke 18, 68-71 (1987)

382. WAGNER, K.H., WAGNER-HERING, E.: L (+) - Lactat im intermediären Stoffwechsel. Physikalische Medizin und Rehabilitation 10, 123-130 (1969)

383. WALDHAUSEN, P., KIESEWETTER, H., LEIPNITZ, G., KOSCIELNY, J., JUNG, F., BAMBAUER, R., VON BLOHN, G.: Durch Hydroxyäthylstärke induzierte passagere Niereninsuffizienz bei vorbestehender glomerulärer Schädigung. Acta Medica Austriaca (AMA), Jg. 18/1991, Sonderheft 1, 52-55 (1991)

384. WALKER, A.E., ROBINS, M., WEINFELD, F.D.: Clinical findings. Stroke 12 (Suppl. I: I/13-I/24), 13 (1981)

385. WALLENFELS, K., FÖLDI, H., NIERMANN, H., BENDER, H., LINDER, D.: The enzymic synthesis, by transglucosylation of a homologous series of glycosidically substitued maltooligosaccharides, and their

use as amylase substrates. Carbohydr. Res. 61, 359-368 (1978)

386. WEICHSELBAUM, T.E.: An Accurate and Rapid Method for the Determination of Proteins in Small Amounts of Blood Serum and Plasma. Amer. J. Clin. Pathol. 16, 40-45 (1946)

387. WEIDINGER, P., BACHL, N.: 5 Jahre Wiener Erfahrungen mit ambulanten Claudicatio-Gruppen. In: Konservative Therapie peripherer und zerebraler arterieller Durchblutungsstörungen, (Hrsg.) H. Kiesewetter, F. Jung, Ermer Verlag, 21-36 (1987)

388. WEIDINGER, P., BECSI, C., WEHOFER, D.: Hämodilution bei peripherer AVK: Vergleich hypervolämische Hämodilution und isovolämische Beutelplasmapherese. Haemostaseologie 8, 53 (1988)

389. WEIDINGER, P., BECSI, C., WEHOFER, D.: Die Hämodilution als neuer Wog in der konservativen Therapie bei der peripheren arteriellen Verschlußkrankheit - Vergleich zwischen Beutelplasmapherese und hypervolämischer Hämodilution. Med. Welt, in press (1990)

390. WEISSKOPF, V., MUELLER, C., WEIDLER, B., BALZER, K., FANOULAS, G., FIDORA, K.: Erfahrungen mit der conjunktivalen Sauerstoffpartialdruckmessung im Rahmen rekonstruktiver Operationen an den extrakraniellen Hirngefäßen. Angio 9, 237-246 (1987)

391. WETH,G.: Kann eine Acutbehandlung des Schlaganfalls Paresen sofort zurückbilden? Z. f. Geriatrie u. Rehab. 2, 310-314 (1989)

392. WILHELM, H.J., JUNG, F., KIESEWETTER, H., RECKTENWALD, C.: On Haemodilution Therapy for Patients with Sudden Loss of Hearing. Klin. Wochenschr. 64, 1058 (1986)

393. WILLISON, J., DU BOULAY, G., PAUL, E., RUSSELL, R., THOMAS, D., MARSHALL, J., PEARSON, T., SYMON, L., WETHERLEY-MEIN, G.: Effect of high haematocrit on alertness. Lancet 846-848 (1980)

394. WINTROBE, M.M.: Clinical Hematology. Lea & Febiger, Philadelphia (1981)

395. WISE, R., BERNARDI, S., FRACKOWIAK, R., LEGG, N., JONES, T.: Serial observations on the pathophysiology of acute stroke. Brain 106, 197-222 (1983)

396. WOLF, S., AREND, O., BERTRAM, B., SCHULTE, K., KAUFHOLD, F., TEPING, C., REIM, M.: Hämodilution bei Patienten mit Zentralvenenthrombose der Retina: Eine placebokontrollierte randomisierte Studie. Fortsch. Ophthal., in press (1990)

397. WOLF, S.; HOBERG, A.; BERTRAM, B.; JUNG, F., KIESEWETTER, H., REIM, M.: Videofluoreszenzangiographische Verlaufsbeobachtung bei Patienten mit retinalen Arterienverschlüssen. Klin. Mbl. Augenhlk. 195, 154-160 (1989)

398. WOLF, S., HOBERG, A., BERTRAM, B.; TEPING, C., REIM, M.: Haemodilution therapy in retinal artery occlusion. In: Ophthalmology today, (eds.) Ferraz, L.N., Oliveira, D., Elsevier Science Publishers, Amsterdam, 531-533 (1988)

399. WOLF, S., JUNG, F., KIESEWETTER, K., KÖRBER, N., REIM, M.: Video-fluorescein angiography: Method and clinical application. Graefes Arch. Clin. Exp. Ophthalmol. 227, 145-151 (1989)

400. WOOD, J.H., FLEISCHER, A.: Observations During Hypervolemic Hemodilution of Patients with Acute Focal Cerebral Ischemia. JAMA 248, 2999-3014 (1982)

401. WOOD, J.H., SIMEONE, F., FINK, E., GOLDEN, M.: Hypervolemic hemodilution in experimental focal cerebral ischemia. J. Neurosurg. 59, 500-505 (1983)

402. WOOD, J.H., SIMEONE, F., REUBEN, E., SNYDER, L.: Experimental Hypervolemic Hemodilution: Physiological Correlations of Cortical Blood Flow, Cardiac Output and Intracranial Pressure with Fresh Blood Viscosity and Plasma Volume. J. Neurosurg. 14, 709-723 (1984)

403. WORLD HEALTH ORGANISATION: Who Expert Committee on arterial Hypertension, Technical Report Series. NO. 628, Genf (1978)

404. WU, K.K.; HOAK, J.C.: A new method for the quantitative detection of platelet aggregates in patients with arterial insufficiency. Lancet, II, 924 (1974)

405. YATES, C.J.P.; BERRENT, P.A., ANDREWS, V.; DORMANDY, J.A.: Increase in leg blood flow by normovolemic hemodilution in intermittent Clautication. Lancet I, 166 (1979)

406. YETT, H., SKILLMAN, J., SALZMAN, E.: The hazards of aspirin plus heparin. N. Engl. J. Med. 1092 (1978)

407. YOSHIDA,M., YAMASHITA, T., MATSUO, J., KISHIKAWA, T.: Enzymic degradation of hydroxyethyl starch. Die Stärke 25, 373 - 378 (1973)

408. ZANDER, R.: Sauerstofftransportvermögen von Blutersatzflüssig-keiten im Vergleich mit anderen Infusionslösungen. Klin. Wochenschr. 56, 567-573 (1978)

409. ZANDER, R.: Zur Beteiligung potentieller Blutersatzlösungen mit Sauerstoffträgereigenschaften und deren Einsatzmöglichkeiten. Infusionstherapie 8, 274-286 (1981)

410. ZEUMER, H.: Fibrinolyse hirnversorgender Arterien beim akuten ischämischen Insult. Vortrag auf dem Kongreß "Neue Strategien in der Behandlung des akuten ischämischen Insultes", Homburg-Saar (1987)

411. ZONDERVAN, H.A.: Blood viscosity in complicated pregnancy. Thesis, Amsterdam (1988)

412. ZUMKLEY, H.: Klinik des Wasser -, Elektrolyt - und Säure - Basen - Haushaltes. Thieme-Verlag, Stuttgart-New York, 102-105 (1977)

# Danksagung

Unser besonderer Dank gilt der Fresenius AG Bad Homburg für die Unterstützung bei der Erstellung des Buches.